37℃的母爱

我的母乳喂养书

王玥菲 沈辉◎著

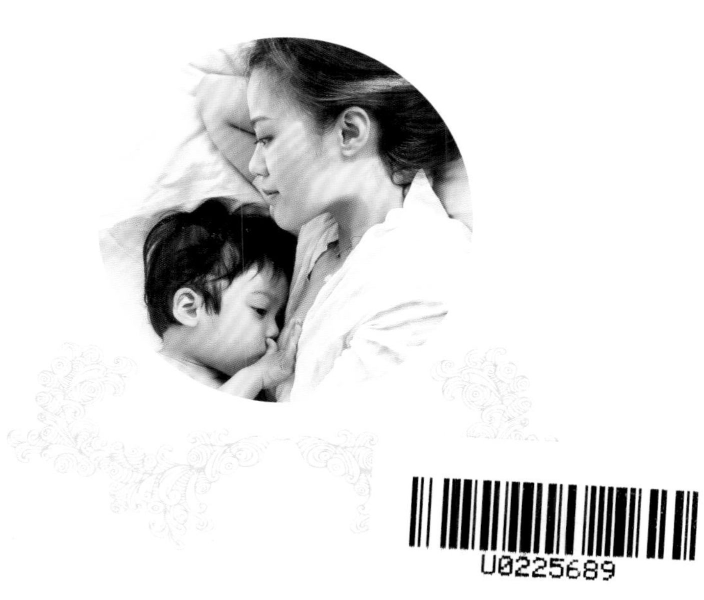

中国妇女出版社

图书在版编目（CIP）数据

37°C 的母爱 ：我的母乳喂养书 / 王玥菲，沈辉著
. -- 北京 ：中国妇女出版社，2018.1
ISBN 978-7-5127-1554-7

Ⅰ. ①3… Ⅱ. ①王… ②沈… Ⅲ. ①母乳喂养—基本知识 Ⅳ. ①R174

中国版本图书馆 CIP 数据核字（2017）第 282336 号

37℃的母爱——我的母乳喂养书

作　　者：王玥菲 沈辉 著
责任编辑：魏　可
责任印刷：王卫东
出版发行：中国妇女出版社
地　　址：北京市东城区史家胡同甲 24 号　邮政编码：100010
电　　话：（010）65133160（发行部）　65133161（邮购）
网　　址：www.womenbooks.cn
法律顾问：北京天达共和律师事务所
经　　销：各地新华书店
印　　刷：北京博图彩色印刷有限公司
开　　本：185×235　1/12
印　　张：18.5
字　　数：270 千
版　　次：2018 年 1 月第 1 版
印　　次：2018 年 3 月第 2 次
书　　号：ISBN 978-7-5127-1554-7
定　　价：49.80 元

序

母乳喂养是一种理念，也是一种生活方式，做好母乳喂养需要理论的支持和技巧的掌握。

对于新妈妈来说，母乳喂养可以降低其乳腺疾病的发生，更有利于产后子宫恢复，还有利于新妈妈产后体形恢复。对于新生儿来说，母乳是妈妈给予他最好的礼物。母乳的成分能够充分满足6个月之内宝宝生长发育的需求。母乳亲喂可以降低新生儿的死亡率，增加宝宝的抵抗力，增进妈妈与孩子之间的感情，有利于宝宝的口腔发育，促进其智力发育。

来自美国儿科学会的数据显示：纯母乳喂养大于3个月的宝宝，患中耳炎的概率降低50%，纯母乳喂养至6个月，呼吸道合胞体病毒细支气管炎重程度降低74%，重感冒和咽喉感染降低63%，特异性皮炎降低42%。

然而从2010~2013《中国居民营养与健康状况监测》中可以看到，中国妈妈产后6个月内纯母乳喂养率仅为20.8%。只有1/5的宝宝接受了这本应得到的嘉奖！其余4/5的宝宝或是与之擦肩而过，或是较少地得到喂养。这是一个社会问题，也是一个需要大众冷静思考的问题。

母乳这么好，而我们的母乳喂养率为何如此之低？在我做过的一组调查中显示，新妈妈们担心喂母乳会“发胖”，担心喂母乳“累”，担心“疼痛”，担心影响睡眠，担心乳房下垂，担心母乳的营养成分不足，理由就是喂完母乳宝宝睡1个多小时就醒，而喂奶粉可以睡得时间更长。能批评指责妈妈们吗？不！它恰恰说明我们这些母乳喂养工作者给予妈妈们的支持不足。

一位产后3个月的妈妈由于喂养过程中总是出现乳房问题不得已选择了药物停乳，停乳当天她就后悔万分，第二天她简直要崩溃。原因是她发现她和宝宝一下子就产生了距离感，宝宝不能再像先前那样在她怀中尽情地享受吃奶的快乐，而她也不能再从亲喂中得到与宝宝独特的亲密接触，她哭着对我说：“我要复喂，我要坚持。”有了坚定的信念再加上科学的指导，在药物作用消失后，她又回到亲喂的行列，看着宝宝在她的怀中满足地吸吮着乳房，小手还紧紧地抓着她的衣服好像怕她再一次逃跑时，她流下了喜悦和欣慰的泪水。从此她没有再退缩，这一喂就喂到自然离乳。

王玥菲是一个坚定的母乳喂养实践者，她结合中国的母乳喂养现状，把世界最新的母乳喂养理念呈现给各位读者朋友，书中还分享了大量新妈妈的喂养经。你可以借鉴他人的经验，避免在喂养路上走弯路。这本书还是两个隔代人对你坚持母乳喂养的支持和鼓励。

无论是备孕、孕期还是产后的新妈妈都能够从此书中得到启迪，让37℃的母爱伴随你和宝宝成长，让亲喂成为你美好的回忆。希望这本书也可以为我的同行提供一些理论和实践方面的支持，使你的母乳喂养指导工作更加顺利。

此书出版之际，我要感谢提供案例和照片的朋友们，是你们的无私分享让此书更加生动与丰满。感谢倪浩婷、李兰、谢菲、魏可等同仁，有你们的大力协助和支持，此书才能如此顺利地面世！

沈辉

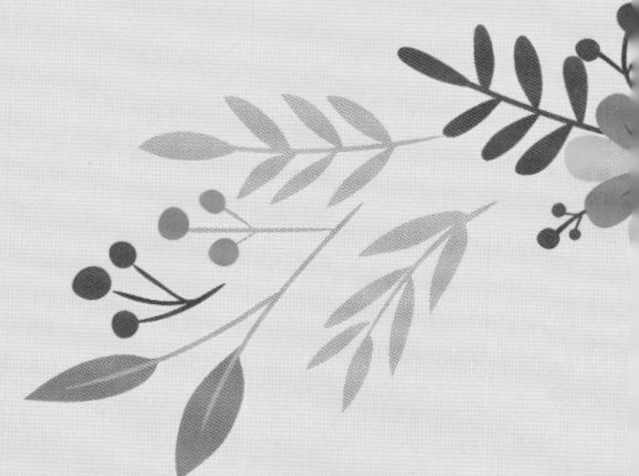

CONTENTS
目录

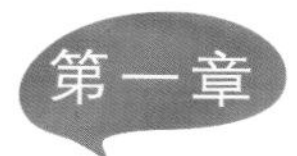

喂养婴儿的正确打开方式是母乳喂养

第二章 母乳喂养的正确打开方式是产前学习

第三章 从知道到做到，你需要实践

第四章 奶够不够，看什么

喂养婴儿的正确打开方式是母乳喂养

第一节 母乳喂养才是标准

"没有奶"是一个误会

人类是这个地球上最高等的哺乳动物，人类的母乳喂养历史从物种诞生之初就已经存在。乳汁对哺乳动物的意义至关重要。从生物进化的角度来说，哺乳动物没有足够的乳汁哺育幼崽，后代将无法正常生长，更可能没有能力繁殖后代。19 世纪前，人类使用其他哺乳动物的乳汁喂养人类婴儿时，死亡率惊人。19 世纪初，英国伦敦人工喂养的周岁婴儿，存活率仅有 1/8。进化并没有给予其他哺乳动物的乳汁替代人乳的能力，在未进入现代文明的远古时期，待那些"乳汁不足"的雌性哺乳动物死去，她们"乳汁不足"的基因就会被进化淘汰得所剩无几。

那剩下的是什么样的基因？是正常的、能够分泌出满足婴儿需要的乳汁的基因。因为只有这样，才能保证人类的传承获得最佳的效果。在医学上，真正由于乳腺组织发育不良，生理上无法产出足够乳汁的妈妈，在女性当中比例不足 3%。然而，当今社会里，认为自己"没有奶""母乳不足"的妈妈或者"家人认为母乳不足"的妈妈情况高达 80% 以上，在支持母乳喂养的网络论坛里，咨询最多的问题是"产后前三天没奶怎么办""奶不够怎么办"。如此相悖的结论，到底是哪里出了差错？进入现代社会，人们的生活条件越来越好，营养越来越丰富，产假里的妈妈也并无繁重体力劳动和工作压力，为何奶却越来越不足了？

这是一个误会！

过去，分娩通常发生在家里，妈妈分娩之后，宝宝就被放在妈妈的身边哺乳，妈妈和宝宝总是在一起（除了古代贵族或富户有奶妈喂养的习俗），一切自然而然发生。进入现代社会以后，分娩开始在医院进行，医院根据自身的制度，来给妈妈和宝宝进行护理。

曾经，产后的宝宝被放在喂养中心集中管理，而妈妈在病房休息，母婴分离，因此，妈妈们并不清楚，医护人员也并不清楚，产后是需要喂奶也是有奶可喂的。直到第三天，妈妈感觉乳房胀满、疼痛，才认为是"下奶"了，才开始哺乳。因此，"产后第三天才下奶"这个观念，长久而普遍地存在于 20 世纪 70 年代至 90 年代生过宝宝的妈妈的脑海中，而这些妈妈，如今已经变成了姥姥或奶奶，以及月嫂和育儿嫂，她们坚定地相信"产后前三天是没有奶的"这个错误的"事实"，并深刻地影响着1970~1990出生，逐渐成为新手妈妈的年轻一代女性。20世纪90年代以后，我们国家开始实施爱婴医院政策，产后妈妈和宝宝被放在一起做皮肤接触，并实施"三早"，产后即刻开始喂奶的观点才慢慢地被越来越多的人接受，一切似乎在朝着好的方向去转变。

然而，母乳喂养遇到了自诞生以来最大的对手——配方奶粉。

母乳喂养输给了谁

母乳喂养是人类的本能，是哺乳动物繁衍生息过程中一项重要的生物学活动，直接关系到种族的健康素质。20世纪40年代以前，全世界的家庭成员中，女性长辈大多都是母乳喂养的践行者和家庭母乳喂养传承的领路人，母乳喂养率至少90%。随着工业化的进程，妈妈们纷纷外出工作，家庭形式由大家庭转向小型化家庭，妈妈们接收到整个家族女性长辈在母乳喂养当中榜样行为的影响越来越少。随着医学的进步，住院分娩的妈妈越来越多，产科制度对母乳喂养也有了很大的冲击，母乳喂养率逐步下降。而这并没有走到低谷，真正给予母乳喂养一记重创的，是母乳代用品的市场化发展。

20世纪70年代末，配方奶市场占有率飞速发展，工业发达的国家母乳喂养率降到了谷底，据瑞典、美国等国统计，当时的母乳喂养率仅为20%，发展中国家也紧随其后。世界性的母乳喂养率下降，造成了婴儿死亡率的上升，死于消化系统、呼吸系统、营养不良性疾病的婴儿逐年增加，全世界每年大约有150万的婴儿死于这些疾病，这引起了国际医学界以及社会公众的关注，他们呼吁为了人类生存、婴儿健康，需要保护母乳喂养。

配方奶公司花大量的市场费用进入医疗卫生保健机构，展开各种"向母乳致敬"的大型路演，大量派发免费样品，开展各种孕妇教育活动，赞助各种营养研究项目、学术会议，至于大众广告，则早已深入人心。

大量的配方奶广告充斥着各个媒体，配方奶喂养变成了比母乳喂养更为常见的喂养方式，甚至成为喂养标准。大量的新手父母，把配方奶喂养的宝宝的表现当作正常表现，母乳喂养的宝宝表现稍有不同，便因此放弃。配方奶公司并不会声称全部或者部分代替母乳，反而会常常把"母乳喂养是最好的"挂在嘴边。

而随着配方奶的广告越来越普遍，中国的母乳喂养率一路下滑，据国家卫生计生委2014

年公布的数据显示，我国母乳喂养率 16 年间下降了近 40%，2008 年发布的 0 ~ 6 个月婴儿纯母乳喂养率为 27.8%，其中城市为 15.8%，远低于国际平均水平。2013 年国家疾控中心所做的营养与慢病调查监测数据显示，中国纯母乳喂养率仅为 20.8%。2001 年中国母乳代用品市场销售额总价值为 1 亿美元左右，到 2012 年时，中国母乳代用品市场销售额总价值已经到了 35 亿美元。中国宝宝吃掉了全球近 1/3 的奶粉。据中国奶业协会发布的消息称，2017 年中国婴幼儿配方奶粉市场将达到 863 亿的规模，比 2012 年翻了接近 4 倍。

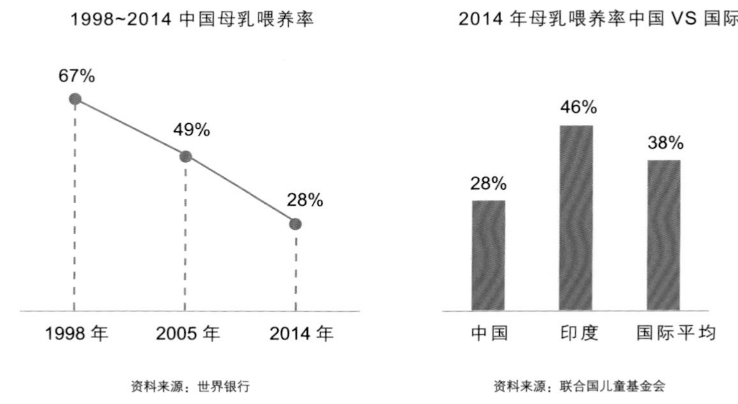

配方奶的问题在 2008 年三鹿奶粉丑闻中被凸显出来，但这并未使得母乳喂养率有所提升，反而引发了疯狂的海外代购配方奶粉的热潮。随后的爱婴医院复核，则禁止在医疗机构当中推荐配方奶粉品牌，但是这远远不够，配方奶粉深入人心的广告让新手父母将其作为待产包当中必不可少的一部分，却并不了解其中大量的风险。母乳喂养知识和榜样的缺失，妈妈们对“母乳不足”的恐慌导致还是依赖配方奶。尽管世界卫生组织等全球各权威机构，以及我国卫生计生委都推荐婴儿在 6 个月内纯母乳喂养，但来自一些促进母乳喂养的社会服务机构的数据显示，6 个月内婴儿完全没有接受过配方奶的“纯”母乳喂养率，几乎不到 1%。

除了配方奶的销售额的迅猛增长，反观另外一方面，民间各种的催奶偏方秘方、开奶按摩、各种催奶疗法等，都在用各种方式提供帮助，但与此同时，母乳喂养的相关知识，例如乳汁分泌的科学原理、母乳喂养婴儿的生理特点和表现、生长发育的规律等，并没有被广泛学习和推广，因此长久以来对母乳喂养的帮助，都着眼于对妈妈的饮食、乳房等进行“治疗”和“催乳”等方法，把乳汁够不够完全寄托在乳房上，而对宝宝的表现没有任何评估。当妈妈出现乳房问题的时候，仅仅对乳房进行一系列的按摩，却不对原因进行查找，无法真正预防下一次的问题发生，而妈妈带着未解决的问题持续喂养，会让情况变得越来越糟糕，最终过早地放弃了母乳喂养。

与此同时，很多对乳房进行的暴力按摩，增加了乳腺炎和乳房脓肿的发生率。在我国，乳腺脓肿穿刺以及切开的数量要远高于欧美国家，与文化传统当中乳汁淤积以后错误地热敷、经人过度大力地按摩有很大的关系。当妈妈出现乳腺炎甚至脓肿以后，错误的处理又进一步增加了母乳喂养的困难。根据 2014 年母乳喂养医学会（Academy of Breastfeeding Medicine）的乳腺炎指南，乳腺炎的首要管理方案是有效地进行乳汁移除，因此，坚持哺乳是非常有效的帮助乳腺炎恢复的方法，而这一点被广泛忽略。

随着科技的发展，与母乳喂养相关的辅助器具也随之而变得种类繁多，例如吸奶器、安抚奶嘴、奶瓶等。吸奶器为母婴分离的妈妈维持奶量以及产后返回职场提供了很大的便利，但是，有越来越多的妈妈依赖吸奶器，产后早期频繁使用吸奶器将乳汁排出甚至排空，人为造成乳量过大，为后续出现乳汁淤积、乳腺炎等埋下了隐患。另一方面，吸出的乳汁喂养必然是使用奶瓶等其他替代方法进行，由于奶瓶喂养本身的特点，宝宝容易被过度喂养以及造成乳头混淆、皲裂，又反过来增加了乳房亲自喂养的难度，这也是母乳喂养失败的风险因素。

另外，母乳喂养的环境当中，总是充斥着反对的声音，哺乳期的妈妈有各种饮食、运动、生活的禁忌，也会有生病等特殊情况，如有偏差，便会面临暂停哺乳甚至断奶的“劝告”。担忧母乳的营养不足，以及和养育相关的生长发育的问题，很多都会被认为是乳汁，或者是母乳不足的问题，甚至很多断奶的建议是来自医护人员，这让母乳喂养的妈妈压力非常大。

2016 年顶级医学杂志《柳叶刀》发布的母乳喂养研究报告，是全球母乳喂养研究最权威的报告，证实了母乳喂养确实无可替代。坚持母乳喂养是母亲的责任，而推广和保护母乳喂养是全社会的责任。全社会都应该为母乳喂养提供支持的力量和环境，都应该为保护母乳喂养伸出双手。

第二节 神奇的乳汁

人类乳汁当中的成分首先在数量上占据了绝对优势，一份来自加拿大的母乳与配方奶成分比较的研究值得每一对新手父母认真了解。

母乳与配方奶的成分比较

母乳一直是配方奶模仿的对象，配方奶添加什么物质，只不过是说明母乳当中早就有了，也说明配方奶中原来是缺乏很多婴儿生长发育必需的成分的。

把人和其他哺乳动物相比较，我们会发现有很多不同，例如生活在寒冷气候中的海象，4天才吃一次妈妈的奶，海象乳汁里含有大量的脂肪，可以帮助小海象御寒。而小牛出生后就会站立，会行走奔跑，只要47天体重就能达到出生体重的2倍，牛奶中有大量的蛋白质和脂肪。但我们看看人类的宝宝，出生后不会站立，更不会奔跑，人类的体重也不需要快速增加，肌肉、骨骼不需要快速发育以适应生存，所以人类婴儿的体重增加也远远落后于小牛，母乳中蛋白质和脂肪的含量并不如牛奶含量高。但是，人类婴儿发育最快的器官是大脑，而恰恰在母乳中，乳糖的含量是所有动物奶中含量最高的。乳糖可以分解为葡萄糖和半乳糖，直接对大脑和神经系统的发育做出贡献。所以乳汁是很奇特的，单单看广告里宣传的某种“成分”有多好，也是没意义的，因为光有成分，没有考虑各种成分之间的配比和相互促进，实际上也达不到应该有的效果。

母乳的主要成分和特点

水分

母乳中88%都是水，无论是生活在炎热干燥的非洲的妈妈也好，还是生活在寒冷潮湿的爱斯基摩人妈妈，母乳都能够满足宝宝对水的需求。包括世界卫生组织在内的全球各大权威机构均推荐6个月内的婴儿纯母乳喂养，不需要额外添加水。我们习惯把宝宝舌苔偏黄、眼角有眼屎、嘴唇干裂等现象归结于缺水，从而普遍给宝宝喂水，其实，只要妈妈多喂奶，宝宝自然也会得到足够的水分，宝宝出现的很多情况与环境干燥以及其他生理状况有关，并非缺水。

❀ 脂肪

母乳中的脂肪含量受到很多因素的影响，个体差异很大，与饮食、喂养频率都有关系。一般说来，后奶当中的脂肪含量比前奶高，这也是为什么妈妈们发现自己的后奶比较浓稠、颜色白的缘故。母乳当中的脂肪颗粒小，还有脂肪酶帮助消化脂肪。母乳里的DHA（二十二碳六烯酸）、AA（花生四烯酸）是宝宝中枢神经系统和视神经发育所必需的成分。由于母乳当中含有比配方奶更高浓度的脂肪酸盐，母乳喂养宝宝的大便呈浅金黄色，较稀，轻微呈酸味，和配方奶喂养宝宝的大便有很大区别。

❀ 蛋白质

母乳中的蛋白质以乳清蛋白为主，初乳中的乳清蛋白占比高达90%，随着婴儿消化吸收能力的增加，乳清蛋白比例慢慢下降。乳清蛋白极易吸收，大部分具备生物活性功能，帮助初生宝宝抵御疾病，也使得宝宝的大便稀、次数多，而这是正常的。牛奶当中酪蛋白占比80%，配方奶尽管做了比例调整，也和母乳当中的配比差异巨大，这也是为什么喝配方奶粉容易“上火”，其实是因为酪蛋白不容易被消化，给宝宝增加了胃肠道的负担。

有一些观点认为，宝宝的大便次数多，属于“母乳性腹泻”，这个说法没有完全理解母乳喂养婴儿的特点。随着宝宝慢慢长大，乳汁成分也在适应宝宝的生长，乳清蛋白比例降低，酪蛋白比例升高，宝宝的大便逐渐变得黏稠，呈糊状，甚至几天拉一次，这都是母乳喂养婴儿的常见表现，虽然间隔拉长，但大便还是呈糊状，并不是便秘，被称作“攒肚子”。

❀ 碳水化合物

母乳中的碳水化合物主要是乳糖，乳糖含量和妈妈的饮食关系不大。乳糖有利于大脑发育，改善宝宝的肠道环境，促进钙的吸收，还可以促进肠道中乳酸杆菌的生长，在大肠中发酵成乳酸，使宝宝的大便呈酸性，并增加宝宝对胃肠道感染的抵抗力。如果宝宝的大便次数很多，偏绿，呈泡沫状，还有胀气状况出现，需要考虑是不是喂养时频繁换乳房，宝宝吃了前奶过多的乳糖，代谢时胀气出现了这样的表现。

矿物质

准妈妈在孕期身体就开始储备矿物质，到了产后，通过精密的调控机制，矿物质分泌进入乳汁。乳汁当中比较重要的矿物质有铁、钙、钠、锌、镁等。

铁：参与血红蛋白的构成，携带氧气，宝宝如果缺铁，会导致贫血、免疫力降低，影响骨骼发育。母乳当中铁含量虽然并不高，但吸收率是牛乳的5倍，因为母乳中的乳糖和维生素C含量丰富，促进铁的吸收，而配方奶当中的铁吸收率很低。对于早产儿来说，铁的储备不足，母乳喂养对于早产儿铁的吸收尤其重要。

钙：母乳当中的钙磷比恰当，酪蛋白含量较低，脂肪不易与钙结合，还有乳糖促进钙的吸收，所以母乳当中钙的吸收远高于牛乳，是钙的良好来源。纯母乳喂养的宝宝，补充维生素D可以促进钙的吸收，不需要额外补钙。但宝宝汗多、枕秃、出牙晚、肋缘外翻、夜醒频繁以及其他暂时找不到原因的问题，还是都被认为是“缺钙”，这确实需要知识的更新和普及。

锌：母乳当中的锌含量虽然不高，但是吸收利用率很高。

维生素

新妈妈产后营养状况通常都比较好，极少有营养不良的情况，因此母乳当中的水溶性维生素十分丰富，通常都能够满足宝宝的需要，也无须额外补充。如果妈妈长期完全素食，孕期也没有蛋类和奶类的摄入，就需要注意补充维生素B_{12}。

乳汁当中的脂溶性维生素含量受到饮食的影响较小，主要有赖于妈妈体内的储存。母乳是维生素A的良好来源，根据世界卫生组织的调查，全球有2.54亿学龄前儿童存在维生素A缺乏，非洲和东南亚地区的发展中国家更为严重，因此，为了预防宝宝夜盲症和眼干燥病，以及其他与维生素A缺乏相关的疾病，促进母乳喂养对于宝宝获得足够的维生素A十分重要，尤其是延长母乳喂养的时间，即便是部分母乳喂养，也会为宝宝提供非常重要的维生素A来源。中国被认为是维生素A临床亚缺乏的国家，如果妈妈本身缺乏维生素A储存，那么宝宝可能也会受到影响。

在人类进化的漫长过程中，获取维生素D的主要途径是利用太阳光把皮肤当中的胆固醇转变而成。后来，我们住进了房子里晒太阳少了，而今的空气污染又隔离了阳光，皮肤合成维生素D就受到了很大程度的影响。所以，母乳喂养的宝宝每天需要补充400国际单位的维生素D，这也是美国儿科学会、中国营养学会推荐的额外补充剂量。在国外还有一些研究发现，妈妈每天服用6400国际单位的维生素D，可以满足宝宝对维生素D的需求。

母乳当中还含有丰富的维生素E，这是一种重要的抗氧化剂，含量比牛奶的含量要高。为了预防新生儿维生素K缺乏，宝宝出生以后就在医院肌注维生素K了，母乳喂养的妈妈不需要担心宝宝会缺乏维生素K。

生物活性成分

大于13种
生长因子
68种
细胞因子
各种类型
脂肪酸
大量
淋巴细胞
大于200种
寡聚糖/
益生菌
415种
活性细胞
母乳

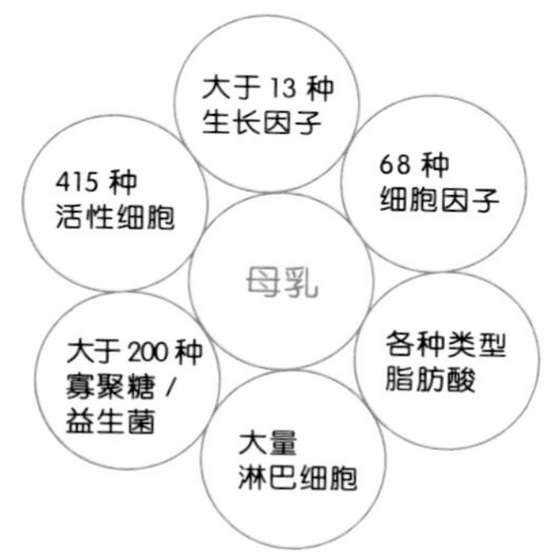

母乳不仅给宝宝提供营养，也不仅仅是食物，同时也具备更为重要的免疫功能：乳汁当中丰富的免疫物质弥补了宝宝自身的不足，同时也促进了免疫系统的成长。这些种类丰富的活性因子是配方奶完全无法模拟的，并从各个层面发挥保护宝宝并促进免疫系统成熟的作用。

活细胞

母乳当中有各种活细胞，它们具备很强的活力，可以吞噬包裹入侵的病原体，分泌细胞因子，在胃肠道发挥免疫作用。母乳当中还有干细胞，可以分化为具有各种不同功能的成熟细胞，科学家们正在探索这些干细胞是不是可以用来治疗新生儿的疾病。

分泌型免疫球蛋白A（SIgA）

新生宝宝对呼吸道、消化道等病原体的抵抗力主要来源于乳汁当中的分泌型免疫球蛋白A（SIgA）。它的功能非常强大，可以识别入侵到细胞里的病原体，然后清除它们，或者抢先把这些敌人的资源抢占，让它们没有能力进入身体。SIgA很神奇，胃酸消化不了它，酶分解不了它，它就这么到达肠道发挥作用，抵抗很多的细菌和病毒，例如轮状病毒、引起感冒的各种病毒等。大量研究也证实，母乳喂养的宝宝患中耳炎、新生儿败血症、过敏等疾病的发生率明显较低，也要功归于母乳中的大量分泌型免疫球蛋白A。

乳铁蛋白

乳铁蛋白最喜欢铁，并且是掠夺细菌生长需要的铁，从而让肠道细菌没法生长，它还可以刺激肠道黏膜细胞生长，增强肠道的吸收能力，可以抑制细胞癌变，抗病毒、抗真菌，通过这些达到保护宝宝健康的目的。近年来随着科技的发展，有一些配方奶宣称加入了乳铁蛋白，并售出高价，但外源添加的乳铁蛋白是不是和乳汁中活性的乳铁蛋白达到同样的吸收和保护效应，还很难说，因为我们之前说了，母乳的保护是一个“团队”在作战，成分之间是互相促进和配合的，仅有一种成分，想要达到联合效应是比较困难的。

当宝宝长大了，学会坐、学会爬，接触了更大的世界以后，会接触更多的病原体，溶菌酶就成为母乳当中最重要的保护伞。溶菌酶在母乳中含量为牛奶的3000倍，而且最神奇的是，在初乳中最高，6个月后又开始增加浓度，哪怕是3岁以后，如果把乳汁放到显微镜下，你会发现乳汁周围的细菌还是没法生长。所以，宝宝吃的母乳越多，时间越长，保护越大，即使是混合喂养，也好过完全不喂。

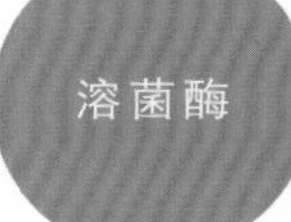

低聚糖

母乳中有大量低聚糖，比其他哺乳动物的乳汁高10～100倍。它们也会识别病原体，阻止对人体的伤害。低聚糖还可以作为益生元，促使益生菌(如双歧杆菌、乳酸杆菌)的生长。低聚糖分解后可以提高肠道内渗透压，刺激肠蠕动，使肠道内容物吸取肠道内水分，结构变得松软，让宝宝的大便不干燥。母乳喂养的宝宝大便偏稀、次数和水分多，偏酸味，与乳汁当中很多种成分都有关系。

益生菌

宝宝吸吮妈妈的乳房时，妈妈皮肤上的细菌进入宝宝的肠道，繁殖的过程中消耗氧气，为不需要氧的厌氧益生菌准备好生存环境。另外，母乳中的益生菌到达宝宝的结肠并迅速繁殖，附着在肠黏膜上保护肠道不受有害菌的侵袭，增强免疫功能。许多人体所需的营养素如B族维生素等是由益生菌在肠道内合成的，它们的存在还可以大大提高钙、铁、锌的吸收率。

益生菌是目前市场上很火的一类产品，市面上益生菌制剂的效果常常被夸大，但是最好且最丰富的益生菌就在妈妈的乳汁里面。

到这里，我们可以看到，乳汁当中的成分非常繁多，作用也非常复杂，母乳喂养不可替代，它是人类婴儿生命之初最重要的食物和依恋来源。乳汁具有物种特异性，人类乳汁更是如此，它具有很多的特点，需要为我们新手父母们熟知。

母乳的真相

母乳的颜色

母乳的颜色其实并不是大家熟知的“白色”，初乳和成熟乳本身就存在颜色上的差异。初乳可能是透明的黏稠的清亮液体，也可能是偏黄色的，与初乳当中含量丰富的β-胡萝卜素有关，甚至因为产后早期乳清蛋白的含量很高，有一些妈妈的乳汁偏非常浅的蓝色。初乳量少但是符合宝宝需求，产后过几天，乳汁的量大幅度增加，颜色也慢慢地变成我们常见的白色。有一些妈妈在产后早期看见灰黄色的乳汁，便认为自己的奶是“灰奶”，没有营养。这也是一个长久以来的误会，初乳不仅不会没营养，反而比成熟乳含有更高浓度的脂肪和蛋白质，还有更多的免疫球蛋白，滴滴珍贵。

乳汁的颜色还与喂养的阶段有关，刚开始喂奶时乳汁的颜色和喂奶完成时再从乳房里挤出来的乳汁颜色会有差异，这就是“前奶”和“后奶”的颜色区别，前奶颜色较清，看起来比较“稀”，但并不是没有营养，而是含有丰富的蛋白质和乳糖，替宝宝“解渴”。而当宝宝吃完前奶以后，乳房变得比较柔软，妈妈们也会发现乳汁变得乳白、浓稠，这是后奶，含有较高的脂肪，因此颜色较白，为宝宝“解饿”。因此，奶的颜色是不是乳白，看起来是不是浓稠，并不能说明营养好不好，“清水奶”这个说法是不准确的。

乳汁的颜色还和妈妈的饮食、吃药等有关系。妈妈吃一些黄色的食物，例如杧果、南瓜、胡萝卜等，乳汁也许会偏黄，吃一些海藻类食物、复合维生素片，也许会变绿色，甚至一些有色素的饮料都可能使乳汁颜色变化。妈妈哺乳时，通常不会留心自己的乳汁是否有颜色变化，但宝宝的舌苔可能会给妈妈一些提示，奶白色的舌苔是宝宝常有的情况，当你发现宝宝的舌苔变成黄色甚至偏绿色，也许是和你的饮食有关。但需要放心的是，这通常不会伤害宝宝。

个别妈妈产后第一次喂奶时，发现乳汁竟然呈现橘色或者粉色，甚至带有血色，但没有疼痛，这是乳腺导管当中的血，就像长期没用的自来水管，突然打开会有铁锈一样，这有个有趣的名字叫作“锈管综合征”。不过这样的奶并不会伤害宝宝，妈妈可以持续哺乳，但同时也有必要进行进一步的乳管镜检查，排除疾病。

当妈妈患乳腺炎时，可能会发现自己的乳汁偏黄色、黄绿色，呈乳酪状，这不是说奶坏了，不要担心。即使妈妈发热了，频繁有效地让宝宝把奶吃出去，也是促进恢复的好办法。

乳汁成分的稳定性和变化性

乳汁的成分处在一个相对稳定的区间，不同的妈妈的乳汁成分本身就不一样，但差异在一定的范围内，并且这都是正常的奶。影响乳汁成分的因素很多，比如宝宝是不是早产，也就是说，早产儿妈妈的乳汁和足月儿妈妈的乳汁的成分有区别。宝宝出生 1 个月，还是 1 岁，妈妈 1 小时喂一次还是 6 小时喂一次，乳房是胀满的还是软软的，也就是充盈的程度等，都会使乳汁的成分有一定程度的变化。因此，我们不能用流水线上的产品参数来衡量乳汁是否达到“标准”，健康正常的妈妈乳汁最适合她的宝宝成长，并随着宝宝生长的不同阶段有所调整，甚至在宝宝生病的时候增加抗体的数量，这都是无法衡量的，也不需要统一的含量标准。

人们常常认为，妈妈在哺乳期要多吃肉，必须吃荤食，否则乳汁就会没有营养，不如配方奶，但实际上国内外很多研究表明，乳汁里面的成分受母亲饮食的影响有限。如果妈妈自己都很缺乏水、矿物质和蛋白质的时候，那就会影响乳汁的分泌量，然而乳汁的成分是匹配的。一般说来，妈妈只要不是中度以上营养不良，只要能够满足基本的营养需求，保持足够的水分摄入，哪怕是完全不吃肉或炒菜不放油，乳汁中的蛋白质、乳糖和钙等营养素的数量变化都不大，乳汁的量也会保持基本稳定状态。母乳中的活性物质、免疫成分、细胞数量、矿物质，受到身体内严密的调控机制支配，通常情况下不受饮食的影响。

乳汁的成分相对容易受到饮食影响的是脂肪和水溶性维生素，就算是脂肪，影响的也只是种类而不是总量。但是，妈妈需要饮食均衡，保证自己的身体健康，如果妈妈严格素食（拒绝一切蛋、肉、奶类），需要额外补充维生素 B_{12}。如果仅仅是某一次膳食的改变，对母乳中脂肪成分的影响不会很大。有报道人乳中的脂肪酸约有 30% 来自乳母膳食，其余 70% 来自体内储存脂肪的动员和乳腺自身的合成。由于不同国家和地区的饮食习惯和膳食结构不同，母乳中脂肪成分本身就会有较大的差别。

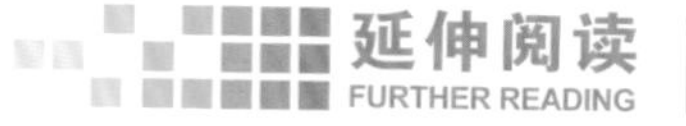

不科学的母乳检测

乳汁当中的成分超过 400 种，还有很多是当下未能检测出来的，所以，我们对乳汁的了解仅仅局限于一个很小的范围。随着母乳喂养越来越受到重视，社会上出现了很多的母乳成分检测服务，所检测的成分主要有蛋白质、脂肪、碳水化合物、维生素和矿物质几类。很多妈妈做完乳汁成分检测，发现自己的乳汁竟然“不合格”，从而后悔进行母乳喂养，甚至放弃。这是非常可惜的。

首先，所谓乳汁成分的“标准”，本身就是来源于目前对于妈妈乳汁做分析的数字，这些成分范围并不能够要求其他妈妈的乳汁成分也必须保持在这个范围，否则就是“不合格”。因为两个身体同样健康的妈妈，本身乳汁当中同样的成分差距就很巨大，很多成分“标准”提供了并不科学的数字，导致了原本健康的有着正常乳汁的妈妈感到极大的恐慌和压力。

其次，影响乳汁成分的因素非常多，早产儿妈妈的乳汁与足月儿妈妈的不同，1 个月宝宝的妈妈和 1 岁宝宝的妈妈乳汁当然不同，妈妈的前奶含有的脂肪量相对就少。某一次检查脂肪含量“不合格”，并不等于妈妈的乳汁不合格，这样的评价是非常不客观的。

除此之外，宝宝的生长发育也受到很多因素的影响，吃同一个妈妈奶的宝宝，身高体重都有可能不同，妈妈保持均衡饮食状态即可，不必盲目怀疑自己的乳汁。不同的检测机构、方法得出来的结果也不同，妈妈可以用来参考并改善自己的饮食状态，关注自身健康，但如果刻板遵照“数字”而放弃母乳喂养，就太得不偿失了。

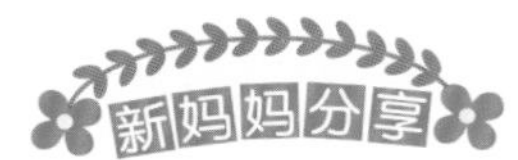

母乳是妈妈的爱

我特别愿意将我的母乳喂养经历分享给大家，鼓励她们坚持母乳喂养。

首先，我想强调的是心态，这一点非常重要。俗话说母子连心，我认为母乳是妈妈和宝宝情感连接的重要媒介，也是妈妈送给宝宝出生后的第一份最珍贵的礼物。我小时候没有吃过一滴母乳，因为我妈妈生我之后出现一次腹泻，然后没有一滴奶水。我身边几乎所有当了妈妈的朋友都这么跟我说，女儿在母乳方面会遗传母亲，然后强烈地要求我 一定要准备充足的奶粉。但是我并不这么认为，我觉得泌乳素的分泌跟心理因素息息相关。我自己本身是学心理学的，在这方面拥有比较强大的内心。我坚信我自己可以和我母亲体质不一样，会有充足的奶水。在孩子刚生下来的时候，由于是剖宫产，我在第二天拔了尿管就开始下地活动。开始奶并不是很多，但是我的知识储备和我的内心储备做得很充分，我知道除了坚信我自己有奶，就是让孩子多吸吮。

最初两个月，我的奶水并不是最多的，和我同时生孩子的同事，她每次可以吸出200毫升奶水，而我只可以吸出80毫升，但是我一直坚持母乳亲喂。在我看来，没有什么比把小宝宝抱在怀里吃奶的时候，温柔注视她并跟她轻轻对话更令人幸福的了。

第二就是营养。千万不要以为营养就是喝多么油腻的汤水，这是特别严重的误区。尤其在最开始的时候，一定要以清淡的汤水为主，煲汤的材料最好是通络的食材。月子里以及前三个月，我基本保证每天会喝一两顿小米粥、1次米酒，丝瓜汤和以金针菇为食材的菜汤是比较多饮用的。油腻的汤水可能会引发乳腺炎，并且还会让妈妈本身吸收太多脂肪而变胖。我记得大概是5个月的时候，我感觉奶水似乎有些减少，这个时候我才开始偶尔喝点排骨汤或者猪蹄汤，频率最多一周一次。每个人对食物的敏感度不太一样，如果你觉得偶尔吃了什么会让奶量增加，就一定要记下这种食物，可以多多食用。

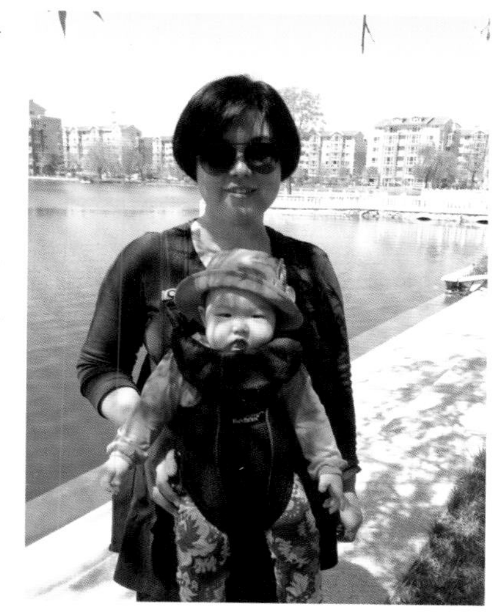
高璐

第三就是坚持。很多妈妈因为奶量开始变少就决定给孩子添加奶粉，我个人并不完全认同，还是应该根据具体情况而定。每个人体质不同，奶水的分泌量和质量也都不同。很多妈妈认为喂奶对自己消耗过大，我的体会是培养孩子好的作息时间非常重要。我女儿6个月开始基本不吃夜奶，由于我在女儿5个半月时开始恢复上班，一般一天的母乳时间是这样安排的：早上醒来喂一次，然后我上班。中午我会开车回家亲喂，这里要说的是我的单位和家里的距离是单程20公里，我尝试给孩子吃吸出来的奶，但还是觉得没有自己亲喂新鲜并且可以促进亲子交流，所以我选择了中午利用休息时间和哺乳期的1小时喂奶时间来亲喂。吃过午饭上班之前再喂一次，哄睡。下午下班以后回家喂一次，晚上睡觉前喂一次。这样持续坚持到孩子一周岁。一岁以后各种辅食充分添加，孩子的营养来源不完全依靠母乳，这时我将中午的母乳减掉，只是早上起床一次，下午回家一次，晚上睡前一次。

第四是自然离乳。在女儿2岁4个月的时候，恰逢春节，我们一家去欧洲度假。回到北京，我们开始倒时差。孩子连续三天每晚总是不情愿吃奶睡觉，开始我只是认为她在倒时差，第四天，她拒绝吃奶和睡觉，折腾了一会儿，坐起来跟我说："妈妈，我长大了，不吃nainai了。"然后就自己躺下睡觉了，这时候我才明白，吃奶睡觉的习惯在慢慢被她自己改变着。从那天开始，她就不吃奶了。态度无比坚决，说不吃就不吃了，甚至都不摸一下，完全没有任何对乳房的依恋。而对于我来说，奶水的分泌早已达到供需平衡，她不吃奶，我就不分泌奶水，自然而然恢复到正常状态，除了心里有小小的失落之外。

很多老人都说奶喂太久没有营养，这种观点我并不赞同。母乳除了无可替代的营养之外，还是母子之间情感交流的最佳媒介，至于时间较长是否会让孩子缺少营养一说，我觉得从6个月开始逐步加入辅食，做到食物搭配营养均衡才是养育者应该着重思考的问题。无论如何，希望每个妈妈都有充足的奶水，每个宝宝都有足够丰富的"粮食库"。

高璐

第三节 吃奶的宝宝长什么样

不吃奶，风险很大

母乳喂养应该是一件很自然的事，就像每一个人都要吃饭一样的稀松平常，但又是至关重要的，就像一个人不会放弃吃饭而去吃动物油、植物油、蛋白粉、碳水化合物以及维生素片来维持生存。

可是，正是因为这件事情如此稀松平常，以至于人们忘记了它有多么的重要。就像空气，我们从不为此付出金钱与劳动，它就在那里。只有当我们置身于雾霾，需要付出很大的代价重获纯净的空气时，我们才会明白空气有多么重要。

然而对于配方奶，待遇大不一样。全球所有的配方奶公司，从来只是高唱“母乳喂养好”的赞歌，只字不提人工喂养的代价和危害。可是不提不等于危害不存在。非母乳喂养的宝宝存在各种健康方面的风险，从轻微的婴儿腹泻到严重的癌症、婴儿猝死综合征、糖尿病等，上升的婴儿死亡率也与此相关。有无数研究显示很多短期或长期的婴儿健康问题来源于配方奶喂养。WHO 建议纯母乳喂养 6 个月，继续母乳喂养至 2 岁甚至更长时间，这是自然而然的事情，就像吃饭一样的平常。

《国际母乳代用品销售守则》要求所有父母都必须了解由于不必要或不恰当使用婴儿配方奶所带来的健康风险。加拿大 INFACT 机构提供了相关文献，向我们展示了广泛的研究，证明母乳喂养的重要性以及与配方奶喂养相关的风险。

不进行喂养母乳对于婴儿和儿童：

1. 增加患哮喘的风险。
2. 增加患过敏的风险。
3. 延缓了认知的发展。
4. 增加患急性呼吸系统疾病的风险。
5. 增加了患牙齿错位咬合的风险。
6. 增加了因使用受污染的配方奶粉而染病的风险。
7. 增加了营养缺乏的风险。
8. 增加了患儿童癌症的风险。
9. 增加了患慢性疾病的风险。
10. 增加了患糖尿病的风险。
11. 增加了患心血管病的风险。
12. 增加了肥胖的风险。
13. 增加了胃肠感染的风险。
14. 增加了死亡的风险。
15. 增加了患中耳炎和耳朵感染的风险。
16. 增加了由于环境污染而引起副作用的风险。

不进行喂养母乳对于母亲：

1. 增加了患乳腺癌的风险。
2. 增加了超重的风险。
3. 增加了患卵巢癌和子宫内膜癌的风险。
4. 增加了患骨质疏松症的风险。
5. 减少了后代自然间隔。
6. 增加了患风湿性关节炎的风险。
7. 增加了紧张和忧虑的风险。
8. 增加了患母性糖尿病的风险。

喂养方式有讲究

选择不喂养母乳需要评估。但进行母乳喂养，怎么吃会有不同吗？答案是肯定的。乳房喂养与奶瓶喂养，在吮吸方式上差别非常大。我们来看两张图：

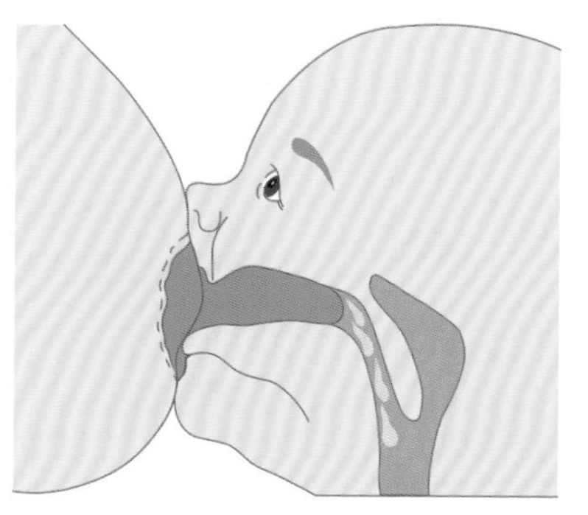

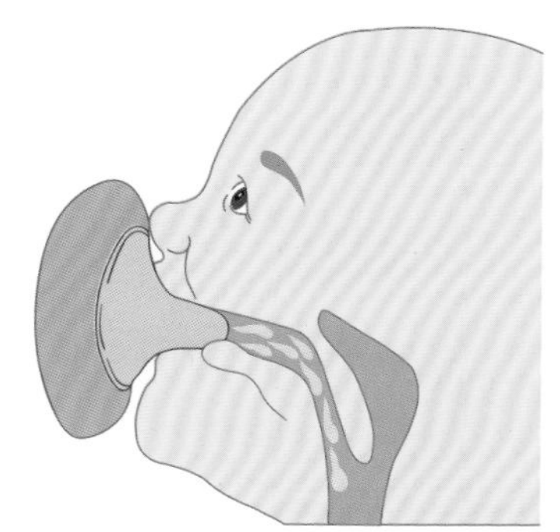

当宝宝吮吸妈妈乳房的时候，需要将嘴张大，尽可能多地含住大部分乳晕，全部含住乳头，然后吸吮、吞咽、呼吸三者配合，从妈妈的乳房里获得乳汁，在这个过程中，宝宝的舌头处在妈妈乳头下方，深入包裹并给予乳晕压力，乳晕被拉成一个长长的奶嘴，确保乳汁顺利流出。

而吃奶嘴的宝宝，并不是张大嘴巴将奶嘴深入含接，而是嘟着嘴含得很浅，宝宝在奶瓶上吃奶非常轻松，只需要很小的力气，奶瓶中的负压就能将奶源源不断地送到嘴里，而且，一旦持续负压存在，奶液流速会一直匀速且比较大，为了避免被呛到，宝宝本能地会将舌头顶住奶嘴孔减慢流速，同时尽量大口吞咽，完全没有时间停下来，也往往没有机会去满足自己的“吸吮”需求，等到宝宝再也不能吞下更多时，他已经摄入了超过胃容量很多的奶量，宝宝因为吃奶瓶而过度喂养的情况普遍存在。

在奶瓶喂养的过程中，还有很多的区别。从下面这张表格，我们可以加深印象。

乳房喂养	奶瓶喂养
每分钟吸的次数多。 要吃奶就努力吸，不吃奶轻轻吸。	每分钟吸的次数少。 只要吸都有奶，不吃也得吃——容易过饱。
呼气时间短，吸气时间长。	呼气时间长，吸气时间短——容易憋气、缺氧、甚至心动过缓。
嘴巴张开幅度大，下巴紧贴乳房，下巴活动范围宽。	嘴巴张开幅度小，紧咬奶嘴，下巴活动范围窄——骨骼肌肉得不到充分锻炼
舌头位于乳头下方，包裹乳房，可能有吞咽声，一般吸气没有声音。	舌头处于奶嘴底部，向上并向前推，类似活塞一样控制流量。吸气后发“吱吱”响。
时间不一定，短至几分钟，长至 30 分钟。	吃得特别快，一般在 5~10 分钟。
吸吮、吞咽、呼吸的节奏很协调，宝宝自己控制。	根据奶瓶和奶嘴类型不同，吞咽规律各不相同，节奏不协调，由喂养者控制，宝宝无法反抗。

除此之外，妈妈的乳房进入宝宝口腔以后，会随着宝宝舌头的运动变宽变平，形成一个长长的包括全部乳头和部分乳晕的“大奶嘴”。乳房的形状和柔软度有助于把宝宝的硬腭塑形成圆弧状的“U”形结构，有助于牙齿排列整齐，最大限度地降低咬合不正（常见的是地包天）的概率。

很多混合喂养的妈妈还会发现，给宝宝用奶瓶喂的量越来越大，自己的母乳始终跟不上，最终全部放弃母乳喂养。其实，并不是宝宝的胃口变大了，而是用奶瓶过度喂养了。近年来的研究发现，用奶瓶喂养增加了婴儿肥胖、中耳炎甚至幽门狭窄的风险。

婴儿不是大胃王

宝宝有多大的胃，妈妈就产多少奶。新生儿的胃容量在头两天非常小，一个出生时重 3 千克的新生宝宝，第一天的胃容量大约 6 毫升，第二天大约 12 毫升，第三天 22 毫升 ~27 毫升。妈妈的初乳分泌总量第一天为 25 毫升 -56 毫升，第二天总量 113 毫升 ~185 毫升。头几天，宝宝吸得越频繁，妈妈产奶越多越快，到第三天就可以迅速增加到 500 毫升，但这是平均数，范围在 395 毫升 ~868 毫升。这可以使宝宝的体重迅速回升，妈妈也会感觉到乳房胀满，奶量大大超过宝宝的需求。到满月时，宝宝的饭量个体差异仍然很大，妈妈不要拿平均数字来衡量自己的奶量。

A
5 毫升 ~7 毫升
= 第 1 天
B
22 毫升 ~27 毫升
= 第 3 天
C
60 毫升 ~81 毫升
= 第 10 天

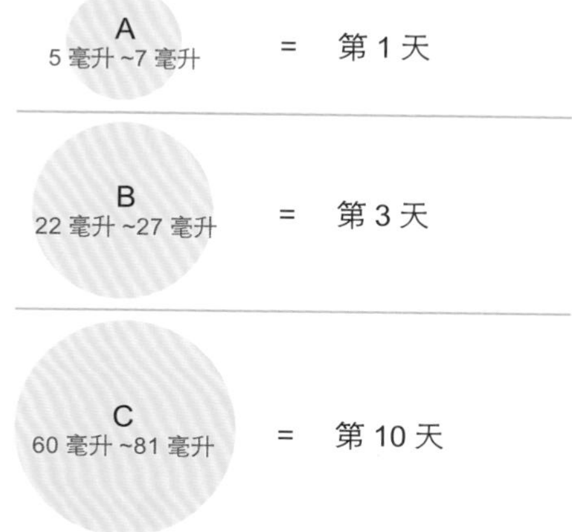

婴儿的胃容量变化

从 1 个月到 6 个月，纯母乳亲喂的情况下，宝宝每天的奶量是相对稳定的，并没有大幅度增加。很多妈妈在宝宝满月时，觉得自己的乳汁刚好够宝宝吃，担心随着宝宝逐渐长大，食量越来越大，自己的奶量不够，这是没有必要的。宝宝的奶量从满月到6个月并没有急剧增加，但消化吸收率却提高了。宝宝的饭量各有不同，甚至有的相差接近3倍，生长发育也正常，所以奶量没有可比性。妈妈不必一味追求乳汁多，满足宝宝需求就好。

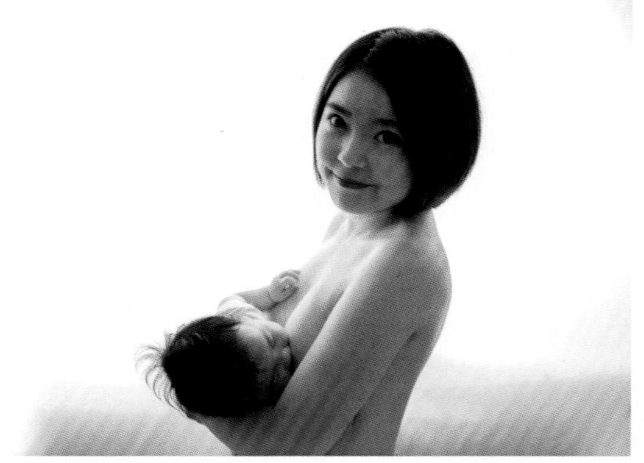
图 / 知妈堂会员：马文潇

每个妈妈的乳房大小不同，宝宝也并不是每次吃奶都会将乳房排空，要根据宝宝的食欲来进行喂养，不要因为“觉得”乳房“空了”就不喂了。当乳房胀满的时候，脂肪含量最低，乳房被吸得很软的时候，脂肪含量很高，因此，当宝宝反复几次吃奶把乳房吃得很软的时候，如果正好赶上黄昏闹个不停，仿佛“还没吃饱”，也不要放弃用乳房亲喂而额外加一瓶配方奶，这时候的乳房提供了高能量低体积的脂肪，既能让宝宝吃饱，又正好保护宝宝不被撑到。

母乳喂养都是“按需”，一般情况下，不去限制时间和频率。宝宝们每天的吃奶状态都有非常大的变化。有13%的宝宝每次都吃两边乳房，有30%的宝宝每次只吃一边，绝大多数的宝宝是吃完一边再吃另外一边，再循环吃。

宝宝吃母乳浪费的力气比吃配方奶小很多，而且随着宝宝长大而更少。有一些妈妈会发现，5个月大的宝宝食量没有原来那么大了，担心宝宝会吃不饱，但实际上，宝宝的需求虽然没有增加，乳汁的利用率却提高了。有一些推荐意见认为某个月龄的宝宝必须摄入多少毫升的奶，有的妈妈就担心乳房没有刻度，怕宝宝吃不饱，甚至把乳汁吸出来参照推荐量去喂，常常因为吸出来的乳汁“不足”而添加配方奶，甚至因为宝宝不接受奶瓶而强行断奶。其实并不需要这样做，因为这样的推荐大多数是基于配方奶喂养的宝宝，而且消化吸收的个体差异很大，宝宝是否吃够了应该根据大小便和生长发育去评判，而不是简单地根据吃了多少奶或者饭。

说到利用率，就不得不强调乳汁在胃当中的半排空时间，宝宝消化乳汁的速度比配方奶快得多，乳汁平均的胃半排空时间（48分钟）比配方奶（78分钟）大幅度减少。乳汁好消化，宝宝吃完母乳之后，如果一个多小时后又需要，不能简单地认为是“没吃饱”，而配方奶不好消化，宝宝吃完之后睡得长，看起来“顶饿”，实际上是增加了肠胃负担，消化系统压力重重。人类宝宝的喂养方式，是真正意义上的“少食多餐”。

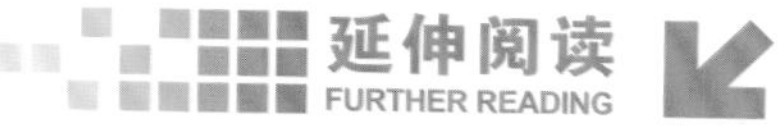

小婴儿是“直肠子”

有一些妈妈发现自己的宝宝总是边吃边拉，每次哺乳都会拉出好大一泡大便，简直是“直肠子”！这是非常好的现象，新生儿的肠道发育还没有成熟，吃奶时肠道以及肛门括约肌受到刺激，宝宝就排便，这并不是消化不良，妈妈可以放心，待宝宝慢慢长大，排便次数将会减少。很多宝宝拉完大便又开始寻找乳头，妈妈们要分清楚，这并不是因为“拉光了”又饿了，实际上宝宝的胃当中有足够的食物，这次拉的不过是上次吃的而已，排出大便意味着宝宝又有能力开始消化这次吃的了，这是可喜的现象。频繁的肠蠕动可能给宝宝带来不适，所以需要好好安抚宝宝，顺应需求继续哺乳，而不是盲目担心“奶不够”。

一言不合就找奶

刚出生的宝宝会有一系列的原始反射，这是宝宝与生俱来的本能，对生存有非常重大的意义，其中与进食相关的最重要的是寻乳反射和吸吮反射。这两种反射出现在宝宝出生后的前几个月里，经常让新手爸爸妈妈误认为是宝宝“没吃饱”。

寻乳反射，又叫作觅食反射。新手爸爸妈妈常常会观察到宝宝把舌头伸出嘴巴，舔着嘴唇，把脸和嘴巴转向妈妈的乳头。有的妈妈会惊讶地发现，如果是其他人抱着宝宝，宝宝就能安静，如果是妈妈抱，宝宝就会转脑袋找妈妈的乳头。这体现了宝宝出生以后就具备了完整而复杂的神经反射，而这个反射能够确保宝宝有能力给出觅食的信号，让妈妈看到，从而保证获得喂养。这样的原始反射也能够被一些刺激引发，例如用手指轻轻碰碰宝宝的脸颊、嘴巴周围，甚至触碰鼻子，宝宝也会张开嘴，转过头寻找乳房，甚至在一次喂养完成以后再用手刺激宝宝，仍然能够表现出这样的反射，这并不等于宝宝饥饿或者是还没吃饱。这个原始反射会在婴儿出生3~4个月以后消失。

进入宝宝嘴里的东西，宝宝都会吸，有时候宝宝会吸吮拳头甚至嘴碰到的所有东西。在刚出生的前几个月，宝宝有很强烈的吸吮需求，吸吮乳房是最好的满足方法，乳房当中的乳汁流速不是匀速的，而是先慢速，然后随乳汁大量喷发而快速，接下来再慢速，需要宝宝持续吸吮，以此循环，到最后获得足够的乳汁。宝宝可能吸吮乳房的时间比较长，直接获得乳汁的“营养性”吸吮获得了满足，刺激乳汁快速流出或者满足吸吮需求的“非营养性”吸吮也获得了满足。

新手爸爸妈妈需要分辨清楚的是，宝宝寻找乳房，可能是因为饿了，但也有可能是需要安抚，最好的安抚是妈妈的拥抱和吸吮乳房。很多妈妈只要宝宝哭泣就让他吸吮乳房，总是能安抚一小会儿，但很可能宝宝并不是因为要吃奶而哭。当宝宝吃得太多，或者肚子胀气不舒服、想要入睡等其他情况下，除了用哭来告诉妈妈，也只能用吸吮来安抚自己，吸吮会刺激妈妈乳房的乳汁分泌，宝宝也会吃到奶，表面上看起来宝宝是一言不合就“找奶”，而实际上，他可能并不饿。

哭是宝宝的语言，是在和爸爸妈妈进行沟通，我们要去发现宝宝哭泣当中的需求，针对性地满足宝宝。新手父母确实在很多时候无法辨别宝宝需要什么，在排除了是不是小便、大便、热了、冷了、困了、生病了等情况以后，如果还是无法找到原因，爸爸妈妈可以静下心来陪伴宝宝，用各种不同的怀抱方法去安抚，妈妈也可以适当用乳房满足宝宝的吸吮需求。有的宝宝确实在不同的时期需要吸吮的时间和模式都不同，这时候我们需要客观地把握宝宝是否摄入足够。

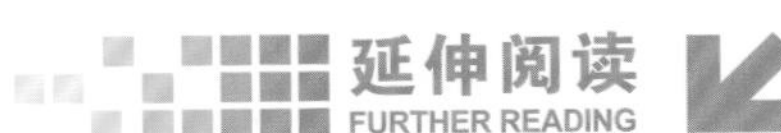

我可以给宝宝用安抚奶嘴吗

关于安抚奶嘴的使用，目前争议比较大，联合国儿童基金会（UNICEF）和世界卫生组织（WHO）发布的爱婴医院条例8明确说明：“不要给予母乳喂养的婴儿安抚奶嘴或者人工奶嘴。”美国儿科学会也强调必须在母乳喂养的宝宝一个月大以后，确保母乳喂养的技术被熟练掌握之后再使用，新生儿期只限定一些特定的医学情况下使用安抚奶嘴，包括缓解疼痛、作为安慰物或增强早产儿口腔功能的工具。

除去以上特定的医学情况，正常的宝宝使用安抚奶嘴可能需要更多地权衡。6 个月纯母乳喂养的时间，足以让宝宝经由吮吸的动作促进唇与舌头附近的触觉，宝宝可以获得口欲的满足。

有一些说法认为，安抚奶嘴可以让宝宝养成闭口的习惯，促使他学着用鼻呼吸，但事实上，吸吮乳房时就是用鼻子呼吸，如果用嘴巴呼吸，就吃不到奶了。还有的说法认为，如果没有安抚奶嘴，很多宝宝会通过吮指来达到目的，很容易因为手指不净而生病，或者将手指吸吮脱皮。宝宝稍大一点儿如果还有这样的习惯，可能会影响其牙床发育。其实，在早产儿当中，确实有使用安抚奶嘴的医疗情况，即作为增强口腔运动机能治疗程序的一部分。但对于大多数的健康宝宝，吸吮手指是正常的生理发育过程，吃手的宝宝也不比吃安抚奶嘴的宝宝更容易生病。影响牙床的发育，更多的是因为依赖。如果只是偶尔吃手指，或者使用安抚奶嘴，不必过度担心。

由于宝宝与生俱来的非条件反射、吮吸反射会随着时间的推移逐渐消失，如果父母过度让宝宝使用奶嘴，无疑是在强化这一反射，久而久之会形成依赖，部分宝宝难以戒掉。长期地使用会影响宝宝上下颌骨的发育，导致上下牙齿咬合不正。宝宝还需要妈妈的安抚，如果安抚奶嘴过度替代妈妈，妈妈要注意留心和宝宝的亲子互动。安抚奶嘴并不比手指更加干净，相反，增加了患鹅口疮和其他感染例如中耳炎的概率，延迟或者改变了语言功能的发育。

综上所述，安抚奶嘴的使用需要新手父母自己权衡利弊，合理使用。

边吃边睡边成长

我的宝宝总是睡不好，每次好不容易哄睡着了，总是会出现两手乱动的情况，还经常把自己吵醒，这是不是被吓到了呢？我们家已经保持非常安静了。这样的情况需要看医生吗？我该怎样让宝宝睡得更好？

从胎儿期到 3 岁前，是人的一生当中睡眠需求最大的阶段，也是大脑发育最快速的阶段，婴儿时期的睡眠模式与发育、记忆、免疫系统等密切相关。在我们的印象当中，宝宝就是安安静静地在那里睡觉，但事实上，所谓“婴儿般的睡眠”，并不是安静的睡眠。

宝宝的浅睡眠占比很大，而成人的浅睡眠占比很小，很多成年人常常说自己睡得很“死”，可是小婴儿不会，小婴儿睡眠很浅，容易醒过来，这是正常的。宝宝的睡眠周期短，一个周期50~60分钟，因此新生儿睡觉“睡不长”也是个很大的特点。当宝宝睡1小时就醒来时，爸爸妈妈们首先要想到的是，如何帮助宝宝进入下一个睡眠周期，而不是直接给宝宝贴“睡眠问题”的标签。

很多妈妈都觉得自己的宝宝睡得不好，因为总是不踏实，那么“睡不踏实”就是睡不好吗？其实并非如此，妈妈们担心的是宝宝的浅睡眠。

浅睡眠又称活跃睡眠，是相对深睡眠而言的，这个时候的宝宝有很多可爱的表现，例如眼皮颤动、呼吸变得快、不规则，还会发出各种声音，比如呼噜声，甚至还会有简短的哭声，很多宝宝会拳打脚踢、微笑、皱眉头，甚至会吮吸，会睁开眼睛。而这是宝宝正常的睡眠状况，不是因为饿，也不一定需要马上喂。认为宝宝醒了，立即抱起来哄，有时候反而会打扰宝宝的睡眠，我们应该观察一下，再做决定。

浅睡眠对宝宝来说非常重要，首先，它是大脑快速发育、神经元加速连接的过程，也就是浅睡眠促进宝宝大脑的发育，同时，浅睡眠还是人类进化过程中安全的自我保护，会降低猝死的危险性。从安全睡眠的角度来讲，不建议为了让宝宝“睡得长”而人为给宝宝吃下太多的配方奶，这对宝宝肠胃来讲同样也是负担，且破坏了警醒的睡眠模式，大大增加了风险。

在宝宝的睡眠过程中，突然出现手脚的动作，双臂猛然张开又迅速收紧，脚蹬，这不是被吓着了，是从浅睡眠到深睡眠过程中的良性现象，常常被称为“睡眠惊跳”。可能是外界的刺激干扰了宝宝大脑皮层的抑制活动。有很多因素都会导致宝宝出现睡眠惊跳，例如环境刺激，宝宝刚从医院回到家，外出玩耍，或者有客人探访，宝宝兴奋过度。如果宝宝只是哼哼唧唧，并不直接醒过来，过一阵后还能入睡，爸爸妈妈们大可不必太焦虑，也不需要过度干预。睡眠惊跳会随着宝宝神经系统发育的进一步完善而慢慢消失。如果这样的动作影响了宝宝睡眠，爸爸妈妈可以尝试将宝宝用轻薄的毛巾或者包被“裹”起来。

包裹宝宝的毛巾或者包被一定要很轻薄、透气，包裹宝宝时，注意“裹臂不裹腿”，将宝宝的两只手臂放在胸前裹起来，就像被妈妈紧紧地搂在怀里一样。而宝宝的臀部、双腿是不要任何束缚的，自然蜷曲如青蛙状，并且可以自由活动。澳大利亚墨尔本的皇家儿童医院提供了安全包裹宝宝的两种方法：钻石法和方形法。包裹好以后的宝宝如下图所示（腿部不用包裹）：

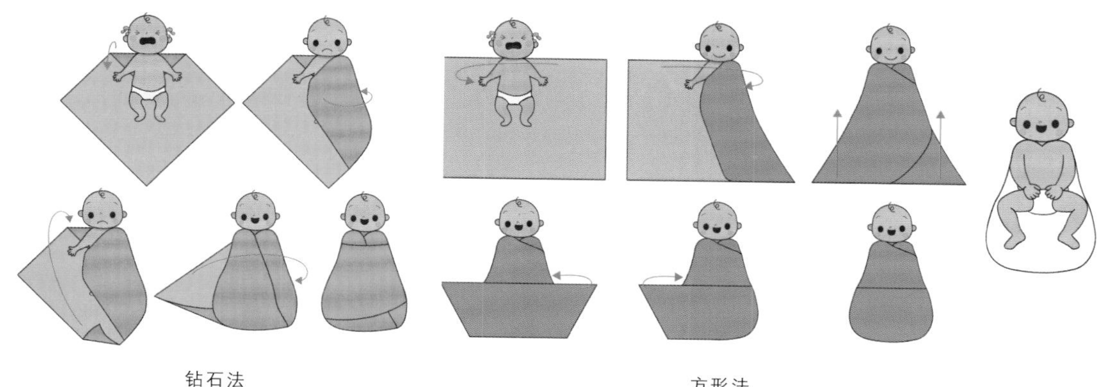
钻石法　　方形法

新生宝宝睡眠受喂养的影响很大，宝宝的睡眠是跟吃有关系的，吃着入睡，睡醒又吃，两个行为密切相关。远古时期的人类，睡眠也是片段化的，并没有像如今人们日出而作、日落而息这么规律。而且宝宝还没有学会自己入睡，需要家人的帮忙，例如喂奶或者抱哄，这都是很正常的情况。

每个宝宝的睡眠模式和时间长短都是不一样的，从2015年美国国家睡眠基金会发布的睡眠时长可以看出，出生后的3个月，睡得少的宝宝可能每天睡11~13小时，睡得多的宝宝可达18~19小时，这样一比较，即使是正常睡眠，合理的上限和下限之间时长相差可达8个小时之多，妈妈们不用去和别人家宝宝比较睡眠时间，这没有可比性。

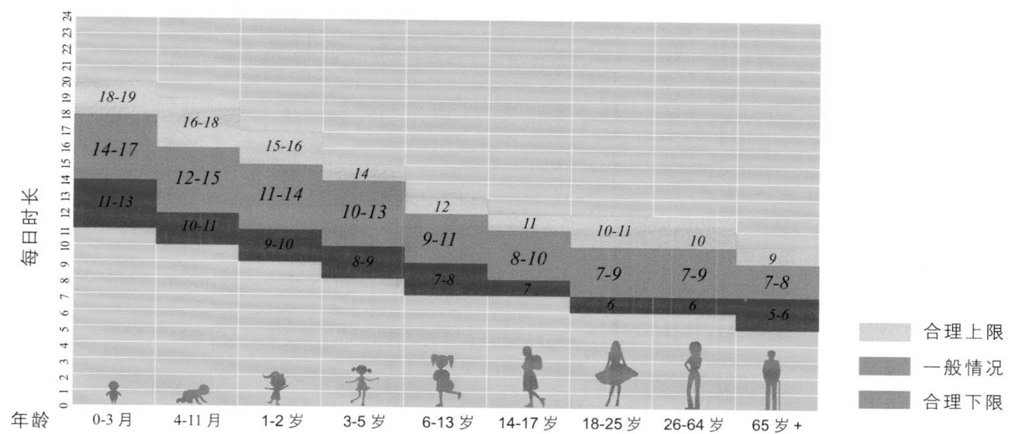

注：睡眠时长在合理上限、下限之间都是正常状态，计算睡眠时长，应包括所有浅睡眠状态。

很多妈妈可能听说，宝宝吃饱了就应该睡3~4个小时。还有一些观点认为，宝宝3个月的时候应该睡整觉，不应该有夜奶，否则就需要训练。这些观点是不切实际的，可能会给新手父母造成很大的困惑，确实有一些宝宝吃饱后可以睡3~4个小时，确实有些宝宝很小就睡很长时间，但不等于所有宝宝必须达到这个要求，达不到更不能说明一定是“异常”，而往往与家人养育方式有关。宝宝什么时候必须“睡整觉”，夜间能不能吃奶，全球所有的权威机构都没有统一规定，都要根据每个宝宝的具体情况来看。

我的宝宝总是很难哄，时常要抱在怀里很久才能入睡，而且总是睡不踏实，如何能让宝宝睡得好一些呢？怎么抱更让妈妈省力一些？

在妈妈肚子里的时候，宝宝的作息规律是受到妈妈影响的，出生以后，要独立完成自身昼夜节律的调整，除了需要爸爸妈妈的养育，也需要3~5个月的时间。我们不能认为婴儿从出生那一刻就可以被“训练”，从而达到一觉到天亮的效果，在宝宝的生理心理都没有发育成熟之前，各种训练可能都是徒劳的，反而可能造成一定的问题。宝宝在2岁以内睡整觉，连续睡眠5个小时以上就非常理想了，我们不能要求宝宝一定要从晚上8点睡到早上8点。就算是成年人，夜间也不是没有醒过来的时候，只不过我们可以翻个身，卷着被子自己入睡，而宝宝尤其是刚出生没多久的小宝宝，还没有学会自己入睡，需要让妈妈帮助入睡而已。诚然，如果宝宝的睡眠让父母满意，这当然是好事，但是我们不能以某个标准来要求自己的宝宝，每一个宝宝都是独一无二的。

出生后的宝宝虽然要适应一个人在妈妈子宫外的生活，但对妈妈温暖的子宫还是无比留恋的，模拟在妈妈肚子里的感觉，是帮助宝宝快速入睡的方法。

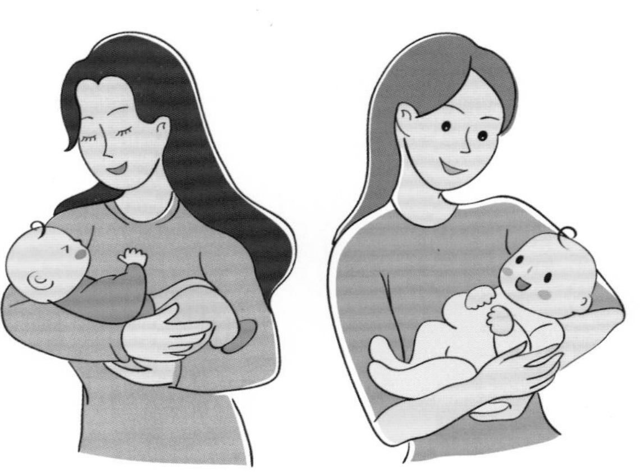

这是一个好的抱抱：

特点一：弓起了小身体，好像窝在妈妈肚子里，抱姿较高，低头可以亲吻，可以用脸贴宝宝，这样的抱姿会比较有安全感。

特点二：宝宝的脸朝斜上方躺，有一定角

度倾斜，承受宝宝头部和身体重量的部位更多是在上臂，而不是前臂和手肘处，手用来托住宝宝的臀部，并支撑大腿，另一只手臂能够更灵活拍到宝宝后背，给予稳定的节奏，是哄睡时安抚效果很好的位置。宝宝的头部如果处于前臂或者手肘，抱着宝宝可能会觉得很累。

妈妈在抱哄的时候，需要有节奏地拍哄，并持续不间断。尽可能减少宝宝头部以及身体的过度颠簸。将宝宝放在床上的时候也不要马上离开他的身体，否则宝宝会非常敏感地发现妈妈离开自己了，从而很快地醒过来，甚至妈妈就无法将宝宝放下了。哄睡和将宝宝放下都需要不断尝试和练习，妈妈可能需要试很多次才能成功。但只要有耐心，新手父母总是能找到宝宝的需求，并成功给予宝宝需要的帮助。

半躺式的蛙抱，也是安抚宝宝的好抱姿，如果妈妈需要休息，爸爸温暖的胸膛也是宝宝入睡的港湾，虽然并不建议让宝宝趴在床上睡觉，避免堵塞呼吸道的危险。趴在爸爸妈妈的胸前入睡，听着有力的心跳，是安抚哭闹宝宝的好办法。因为宝宝的身体是半倾斜的，宝宝除了感受皮肤的接触，更获得了足够的安全感。

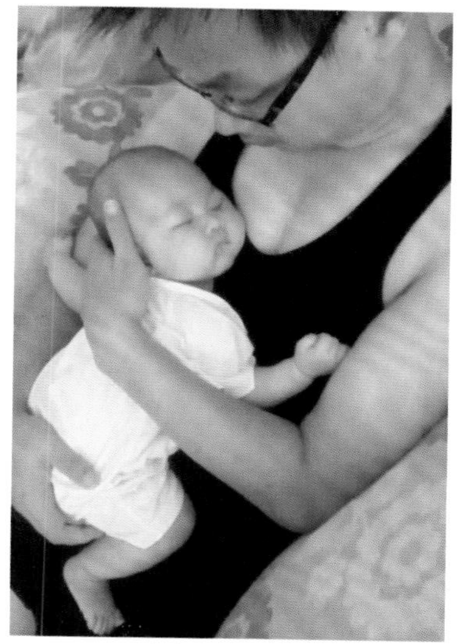

幽幽和她的爸爸

夜间哺乳

夜间哺乳一直是一个比较有争议的话题。要不要夜间满足宝宝需求哺乳，各个专家、权威机构、组织的意见都不一样。很多妈妈都非常困惑，也非常疲惫，要不要喂夜奶，怎么喂夜奶，成为哺乳妈妈普遍面临的问题。

在没有干扰的情况下，3 个月内的宝宝还处在睡眠的持续调整中，我们可能无法预测和要求宝宝的夜醒必须在多少次以内。如果夜醒次数频繁，需要从环境、安抚和喂养方式上去找原因。随着宝宝渐渐长大，夜醒次数可能会慢慢减少，也有可能在某个月龄段因为某些原因，例如大运动发育、妈妈上班等情况频繁夜醒，原因复杂，个体差异大。很多宝宝每次夜间醒过来，需要吃几口妈妈的奶再睡，但是如果采取拍哄的办法，则会大哭大闹，甚至闹腾一个多小时，抱哄完全无效，最后还是以吃结束，实实在在影响到母乳喂养和妈妈的睡眠。

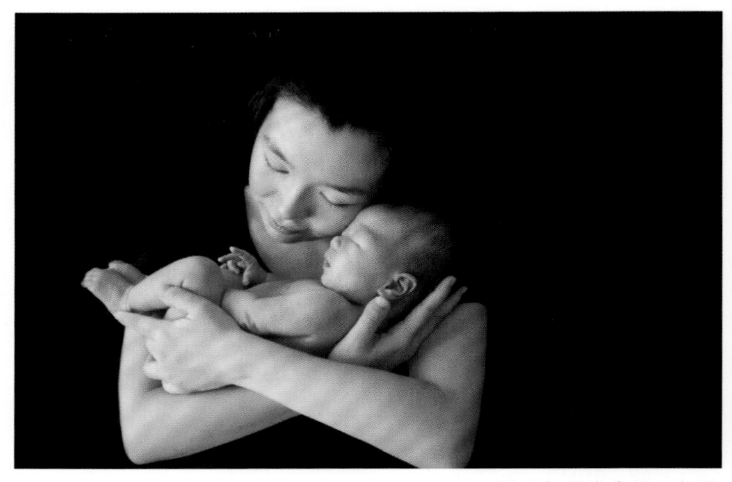

图 / 知妈堂会员：祁蕊

反对给宝宝喂夜奶的意见通常认为，夜奶会影响宝宝生长发育，让宝宝患龋齿，甚至让宝宝上瘾，依赖吃夜奶，应该到一定年龄断掉夜奶。至于什么时候断掉，则是众说纷纭。

夜奶和夜醒是两个不同的概念，需要分开来看。小月龄的宝宝通常在夜间有进食的需求，也就是因为需要进食而醒过来，这样的夜醒目的很明确，就是需要哺乳，妈妈们通常也能及时回应宝宝的需求。对于小婴儿来说，夜醒时即刻得到妈妈的响应并能吸吮乳房，是最能满足他们的身心需求的。在理想情况下，随着宝宝月龄的增加，胃容量增加了，对于乳汁的消化吸收利用率都增加了，宝宝的哺乳间隔可能会自然拉长，夜间睡眠时间也会增加，醒过来的次数会减少，夜奶的次数自然而然会减少。

但在实际情况下，夜间睡眠并非总是处在理想状态，也就是说，除了夜间需要进食，宝宝会有各种各样的原因在夜间醒过来。室内温度高，空气干燥，灯光太亮，蚊虫叮咬，做梦惊吓，各个生长发育阶段大脑皮层处于活跃状态，穿盖过多，这些常常是主要的原因。当成人夜间正常穿盖时，很多妈妈会发现宝宝依旧满身大汗，汗液的刺激会让宝宝后脑勺左右摇晃，也容易醒过来，而这样的夜醒与饥饿没有关系。婴儿有很强的吸吮的需求，当他们有需求时，会自己寻找安抚，最典型的安抚方式，即是吸吮妈妈的乳房。部分宝宝可以接受安抚奶嘴，大部分的宝宝还是最喜欢前者，于是，拍哄也好，抱起也好，对很多宝宝来讲，并不能获得足够的安抚，他们要的还是吸吮。因此到了最后，妈妈们往往感觉到，让宝宝睡觉的最终解决方案还是喂奶。宝宝有时候闹了一场，会认真吸吮，真的吃到奶，而大多数的时候，只是哼唧几下，很快就睡着了。

关于夜醒，爸爸妈妈们还需要大致了解一下宝宝的睡眠特点，一般说来，宝宝晚上第一次入睡会有一个比较长的睡眠时段，然后从凌晨以后，睡眠时段越来越短，因此前半夜“天使”，后半夜“恶魔”，比较符合宝宝的睡眠规律，这种夜醒并不是不正常。如果宝宝醒过来可以借助吃奶很快入睡，这简直太好了，爸爸妈妈们不需要担忧。但如果宝宝前半夜就1小时一醒，或者夜里吃一个多小时才睡，又或者半夜醒过来之后，玩一两个小时之后再睡，这样的夜醒，显然需要家人综合判断情况，来进行调整。

有人提出，夜奶会让宝宝患龋齿，因此夜间不能喂奶。这个问题的争议从20世纪70年代末就开始出现，但是越来越多的研究证据表明母乳中含有人类特有的复杂的低聚糖混合物，与大多数哺乳动物不同，这一特性能够抑制细菌在上皮表面的黏附，起到初步的预防感染作用，从而降低龋齿的发生。母乳当中的糖大部分是乳糖，致龋率非常低，但是宝宝口腔当中如果还存在其他的糖类，那么龋齿的发生率会大大增加，例如蔗糖，这也是配方奶和其他食物当中主要的糖。加拿大牙科学会发布的“关于母乳喂养和低龄儿童龋齿的政策声明”表示支持母乳喂养，母乳喂养已被公认为一种有效的预防性健康手段。建议每一个宝宝都需要保持口腔的日常清洁护理，这是预防龋齿的主要措施。如果口腔环境不佳，即使不喂母乳，同样容易出现龋齿。妈妈在宝宝每晚入睡前，给他完全彻底清洁口腔，夜间只喂母乳，出现龋齿的风险是非常小的。

夜间宝宝因为各种原因醒过来，吸吮妈妈乳房安抚只是帮助宝宝入睡的一种方法，小月龄的宝宝会常常使用这样的方法，大月龄的宝宝会有其他的方法，妈妈们可以根据宝宝的需求，从单一使用哺乳方式让宝宝入睡，到采用其他方法，例如拍哄、讲故事、陪睡等，慢慢改变宝宝的习惯。哺乳让宝宝入睡并不是毒品，宝宝喜欢这种方式，也不等于离不开它。就像宝宝需要妈妈的拥抱，早期妈妈的亲密和拥抱，会使得宝宝获得足够的安全感。宝宝在慢慢长大的过程中，就不再需要妈妈那么多的拥抱。到宝宝长大以后，绝大多数的父母都会发现，如果给予宝宝充分的耐心和包容，以及亲密的陪伴，宝宝在一夜之间就不再“依赖”夜奶了。

黄昏闹、猛长期和厌奶期

很多不同月龄的宝宝突然之间就开始不停地吃奶，含上乳头过不了多久又丢开，然后又持续找，烦躁不安，哭闹，难以安抚，这到底是怎么回事呢？

产后头几周手忙脚乱的日子过去以后，母乳喂养的宝宝常常在下午或者傍晚甚至是夜间醒来，哭闹不安，还不停找奶吃，这种突然的哭闹和有时候难以安抚的阶段，我们常常形容为“黄昏闹”，因为大多数时候发生在黄昏，但有的宝宝也会半夜闹。

新手妈妈会感到焦虑和无助。妈妈和家人的第一反应可能就是“母乳不足”，因为这时候宝宝频繁地吸吮乳房，乳汁早就被排得“空空的”。其实宝宝已经摄入了足够的奶，频繁地醒来和喂养都是这个阶段中很正常的事。

我们也把这个阶段称作“猛长期”，顾名思义，就是宝宝突然进入一个迅猛的生长阶段，尤其是表现在频繁吃奶上。宝宝的成长不是线性的，而是跳跃性的，而且宝宝会经历很多个猛长期。同样，每个宝宝都不同，任何时候都有可能会出现猛长期。

猛长期的特点：

1. 比平常更频繁地吃奶，甚至不到一个小时一次，吃的时候并不安稳，烦躁不安，不断寻找乳房，含上然后又放开，表现得十分“愤怒”。

2. 夜醒增加，频繁醒来吃奶，食量也增加，妈妈可能发现乳房比之前吃得更软。

有的宝宝会有 2~3 天的时间持续烦躁、多吃，有的宝宝持续的时间更长，甚至一两周。如果说世界上只有一个规则有助于妈妈微笑着陪伴宝宝度过猛长期，那就是“看宝宝，别看钟”，不要去想给宝宝喂了多久的奶，乳房是不是胀满，是不是不够了，是不是夜醒太多了，是不是不正常。不用去想，宝宝需要，就喂。所有猛长期内宝宝给出的信号，都是在告诉妈妈的身体“多产点奶”！如果妈妈及时对宝宝的要求做出回应，身体就能很敏感地对这些信号做出反应，从而产出更多的奶。“按需哺乳”就是最好的响应方式，这个阶段，妈妈需要很好地休息，照顾好自己的身体和情绪，以帮助自己平稳地度过这个阶段。

宝宝摄入的奶量在猛长期会突然增长，这是为了满足生长发育的需要，但这只是阶段性的，很快宝宝就将度过这个阶段，进入一个相对“天使”的平静时期，睡眠的时间也长了。在奶量需求增加的这个阶段，妈妈们不用焦虑奶是不是不够了，是不是需要添加配方奶粉了，身体自然会帮助妈妈增加奶量，这反而是追奶的好时机。

有一些宝宝尤其是在三四个月以后，吃奶不专心。一旦有人经过，或者有外界的声音干扰，立即回头东张西望，甚至对人呵呵笑。妈妈给乳房也不吃，甚至可以好几个小时不吃奶，妈妈总是担心宝宝吃不饱。宝宝这是厌奶期吗?

随着宝宝的生长发育，消化吸收能力在不断提高，吃同样的乳汁需要的吸吮时间减少，吸收同样乳汁消耗的能量降低，利用效率在增加，所以很多宝宝可能 3~10 分钟就吃完奶了，甚至还可以好几个小时不吃，并不像小的时候吃一次奶需要比较长的时间，还过不了多久就要再吃。这样的情况并不是厌奶，而是正常的现象。

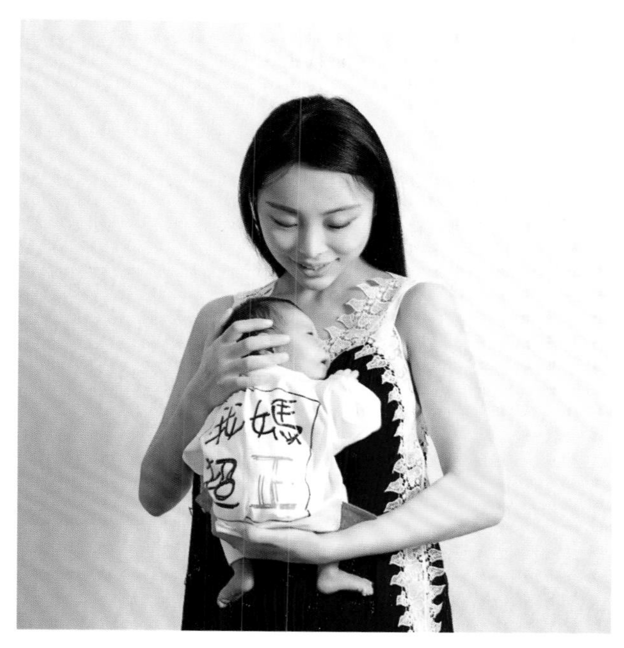

图 / 知妈堂会员：王可

有一些宝宝的厌奶跟养育方式有关。每个宝宝的食欲和进食量相差比较大，而且并不是每一顿都固定。某些宝宝可能某天因为某些原因吃得少了些，妈妈就着急了，生怕宝宝吃不饱，这一次吃得少，就过一会儿再喂，下一次感觉吃得也不多，就等着再过一会儿再喂，眼光都放在奶量上面，少吃一点儿可能就非常焦虑，生怕宝宝营养不良。而宝宝常常被迫吃奶，在妈妈怀里吃奶原本是一件最幸福的事情，到头来成了强迫，会真的变成主观意识上的厌奶。这样的厌奶怎么办呢？答案很简单，让宝宝知道饿。按照宝宝真正需要“吃奶”的时候让他吸吮乳房，不吃不需要逼迫，宝宝会知道需要多少奶量。

有一些宝宝小月龄的时候奶量非常大，有的是因为用奶瓶吃引起的，有的是妈妈只要一看到宝宝哼唧就立即让他吸吮乳房。宝宝摄入了过多的奶，到了大月龄之后，逐渐可以控制自己的进食，就开始“抵抗”过多的摄入，造成表面上的“厌奶”，而宝宝的生长发育并没有问题。

还有一些比较常见的误区，例如很多宝宝清醒的时候坚决不吃，困了迷糊了就吃。所以很多爸爸妈妈就趁着这个时候喂“迷糊”奶，甚至把母乳吸出来用奶瓶喂，把奶嘴开大一点让宝宝多吃，但往往不会去寻找背后的原因。宝宝为什么清醒的时候不肯吃奶？说明宝宝的厌奶可能是情绪原因造成，自己其实还是知道饿的，但清醒的时候有某种情绪，让宝宝宁肯暂时饿着也不要吃奶。所以，如果妈妈不去解决宝宝的困惑，眼睛只盯着奶量，很可能改变不了宝宝厌奶的情绪。还有些家人在宝宝不吃奶的时候，就大量喂辅食，也可能会使情况越来越糟。我们总觉得宝宝什么都不懂，但宝宝很聪明，真的什么都知道。

如果是真正情绪上的厌奶，有几条最基本的原则可供爸爸妈妈们参考：

1. 顺应宝宝的需求，拉长喂奶间隔。

随着宝宝的生长发育，喂养间隔会自然拉开，如果宝宝不吃，就不要强迫，至少 1 小时以后再试，不吃不给。宝宝不会自己“绝食”。

2. 观察宝宝的需求，不要特意去喂“迷糊奶”。

如果宝宝想睡觉了，主动来找奶，那就喂奶，因为这是宝宝正常而自然的需求，“按需”一直是需要的。如果宝宝想睡的时候没有找奶，拍拍哄哄就睡了，那就不要喂奶，等宝宝醒了，更清楚自己饿了的时候再吃，等宝宝确实饿了来主动吃奶。

3. 增加活动量，丰富日常生活。

很多所谓的“厌奶”宝宝，其实只是因为缺乏消耗（无论是体力消耗还是脑力消耗），消耗太少就不需要多吃。这样的宝宝往往日常生活不够丰富，平时的游戏不符合当前月龄，或者宝宝没有活跃地参与。改善是多方面的，需要爸爸妈妈一一调整。多让宝宝运动和消耗，宝宝自然会有饥饿感，本能就会促使宝宝吃母乳。

有很少数的宝宝厌奶可能和严重的胃食管反流有关，因为喉咙食道被胃酸灼伤，所以吃奶不舒服。严重胃食管反流的表现主要是过于频繁地吐奶、哭闹、不适，甚至导致摄入不足体重降低，少量多次喂奶，可能会有帮助，必要的时候需要就医治疗。

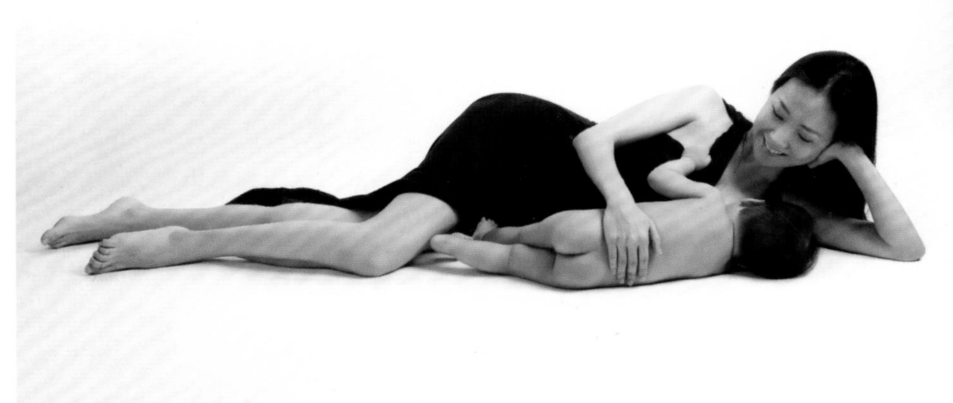

图 / 知妈堂会员：张竹

母乳喂养的正确打开方式是产前学习

第一节　除了买买买，你还需要做什么

对于准妈妈们来说，怀孕之后最大的功课便是为宝宝准备出生后的日常用品，甚至花很多时间与精力去网购她们认为放心的奶粉，乐此不疲。但大家常常忽略的是，任何一项职业都需要进行岗前培训，做父母是终身职业，岂能无证上岗？这个证不是一张张购物单据，而是为了了解你的新生宝宝所进行的学习。

喂奶是本能，技巧需学习

哺乳动物天生就会喂奶，可人也是社会性的动物，哺乳这件事情受到方方面面的影响。获得重要家庭成员的配合与支持，会极大地促进纯母乳喂养以及母乳喂养的持续时间，而在大多数的妈妈身边，宝宝爸爸、家庭中的女性长辈、同辈中年长的妈妈，以及月嫂、育儿嫂等关于母乳喂养的认知，冲击着妈妈对哺乳这件事情的坚持，甚至成为最大的障碍。在孕期进行产后哺乳相关知识的学习远比产后出现问题时进行补救更有意义，同时，父亲在整个过程中的参与直接关系到产后对于哺乳母亲的有效支持。中国的家庭当中有长辈帮忙照顾宝宝的传统，新手父母需要与长辈就养育这件事情上提升家庭关系处理的技巧。而孕期和长辈的沟通方式和效果，也决定了产后处理问题的效果，在面对一个新生命的到来时，每一个家庭成员都需要花时间适应和平稳度过，在孕期，提前了解产后的生活显得至关重要。

无论来自什么样的社会、家庭和文化背景的新手父母，都需要理解纯母乳喂养对宝宝的成长和发育的重要性，以及不进行母乳喂养对母婴双方的风险和不利因素。哺乳期的文化传统和禁忌需要被科学看待，同时，准父母需要在孕期学习关于泌乳原理以及哺乳、育儿相关的循证知识，做出最适合婴儿喂养的知情选择。

随着互联网信息的发展，我们关于产后喂养方面的信息几乎都是来自互联网，而很多信息没有任何监督，大多数情况下无法保证可靠性。新手父母需要用批判性思维去对待这些信息，在学习的基础上独立思考。许多关于母乳喂养的建议都可能是未更新的知识，或者并不适合自己。寻找具有循证来源的信息更为明智。以下列出适合爸爸妈妈们查阅和参考的比较权威的母乳喂养知识来源：

世界卫生组织关于母乳喂养的网站：
www.who.int/topics/breastfeeding
国际母乳会官方网站：
www.llli.org
美国儿科学会旗下科普网站母乳喂养相关内容：
https://www.healthychildren.org
中国香港母乳育婴协会网站（中文）：
http://www.breastfeeding.org.hk
中国台湾母乳协会网站（中文）：
http://www.breastfeeding.org.tw
国际母乳会中国网站（中文）：
www.muruhui.org

以及以下科学实用的母乳喂养资讯网站：
http://kellymom.com/（英文）
http://www.breastfeedinginc.ca/（英文）
http://buruguwen.org/（中文）

此外，还可以参考很多母乳喂养支持组织和机构的线上或线下课程。不过，妈妈们获取的母乳喂养知识教育材料不能来自配方奶公司以及其他违反母乳代用品销售守则的制造商，也不能出现母乳代用品、奶瓶或者奶嘴的商标与广告。如果存在这样的情况，需要考虑其知识来源是否可靠。由配方奶公司组织的“母乳喂养讲座”以及附赠的免费产品是违规的，不可能真正地促进母乳喂养。在整个孕期，准妈妈需要合理安排时间来学习，很多内容需要在分娩前获得足够有效的理解。

孕早期的学习

孕早期，你可以向身边的亲友了解成为父母后的生活变化与感受，计划和安排当宝宝到来后的生活。夫妻一起参与产前的母乳喂养课程，并邀请其他主要照料宝宝的家庭成员参与课程，获得知识并达成共识，在育儿问题上提前沟通和统一方法。纯母乳喂养6个月是婴儿最佳的养育方式，然后合理添加辅食，并持续哺乳到2岁及2岁以上，在此之后，按照母亲和婴儿的需求而持续。同时，了解配方奶喂养的风险，以及母乳喂养在各方面的优势。另外，在产前与家人沟通与文化相关的习俗，改变固有的印象和观念。

准妈妈们在孕期就要学着了解宝宝，你需要掌握宝宝的正常生理特点，尤其是吃母乳宝宝的特点，避免将配方奶喂养的状况当作“标准”去衡量吃母乳宝宝的表现，得出不恰当的结论，从而认为母乳出了问题，甚至断奶。对母乳不足的担忧根深蒂固，而母乳喂养就是一场信心战，有信心才能做到，信心不是建立在一无所知的盲目上，而是建立在孕期充分地对哺乳知识系统学习的基础上。而这些功课，从孕早期就要开始做了，孕期功课越充足，越能影响家庭成员，也能够获得足够的沟通机会和达成一致。

孕中期的学习

这个时候，你可以从身边的亲友中寻找一个已经有过成功母乳喂养经历的妈妈，作为你的榜样，去听听她的孕期学习，以及产后喂养经历，从中找寻自己可以做的，以及可以获取信息的渠道。

持续积极地参加你身边的孕妇课堂，并带上你的先生和你的家人，在孕中期母乳喂养课堂上，你需要学习到的知识有很多，例如：理解和掌握母乳喂养的基本要素（3B原则，即妈妈的乳房、宝宝，以及母婴链接，三者缺一不可），产后24小时母婴同室、皮肤接触以及纯母乳喂养的重要性，奶量和宝宝需求的关系，什么是真正的“按需”喂养，读懂宝宝发出来的饥饿和满足的信号，为什么乳头会痛及怎么避免，为什么宝宝吃了奶嘴会不吃妈妈乳房，应该怎么办，这些我们都要提前了解。

孕晚期的学习

在准备待产包的同时，母乳喂养知识和技巧的学习还要进一步深入，这应成为不可或缺的组成部分。在这个阶段，你需要了解的信息也很丰富，例如：乳房里的奶是如何产生的，产后你的奶由少到多的过程是怎么发生的，你需要做什么。给健康的宝宝喂糖水、配方奶粉等为什么对你和宝宝都不利。产后“三早”是什么及如何实现，如果有意外状况发生，应该怎么补救。

如果有条件，准妈妈在孕期就要反复观看常用的母乳喂养姿势和含接的视频，还可以使用道具进行演练。从最经典的半躺式哺乳到最普遍的摇篮式、交叉环抱式，以及需要辅助工具的橄榄球式，各种哺乳姿势都可以“提前实习”。尽量去加深印象，并与家人沟通好。

你还可以打听一下你生产的医院是否会做产后早期皮肤接触（无论用什么样的方式分娩），并想办法和医生沟通去实现，因为皮肤接触是“三早”的重要表现形式，我们国家卫生计生委的爱婴医院复核标准当中，要求“90% 的新生儿在出生后 1 小时内进行母婴皮肤接触并进行早吸吮，并要求不少于 30 分钟”。

乳头扁平或者凹陷，乳房以前做过手术，整个孕期乳房尺寸有没有变化，头胎喂得特别痛苦特别失败，有心理阴影了，这些都可能影响到妈妈哺乳，你可以寻找专业人员帮忙。另外，家庭因素尤其需要提前考虑，例如母性长辈或者宝宝的其他照顾者并没有喂过奶，或者并不支持喂奶。

即使上面的困难你都有，也不能代表你这一次分娩后不能喂奶，做好最充分的准备是准妈妈在这个阶段最需要考虑的事。如果你担心，就有必要寻求受过专业泌乳咨询训练的儿科、产科医生或者哺乳顾问的帮助，进行产前咨询，制定一个产后的跟进措施，这对于问题的预防和解决是非常有帮助的。

另一方面，准妈妈需要充分学习与宝宝生长发育相关的母乳喂养问题和解决方案，以备产后出现问题时应对。尤其是如何科学看待宝宝的生长发育，是新手父母普遍面临的难题。

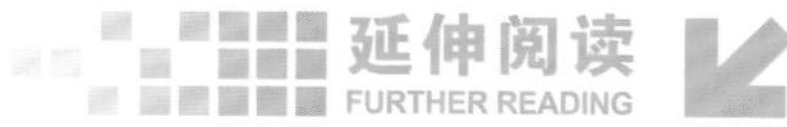

母乳学习小测试

国家卫生计生委关于爱婴医院复核标准当中有一条：医护人员要将有关母乳喂养的好处及方法告诉所有的孕产妇，通过多种形式向孕妇传播母乳喂养的知识和技能。100% 的妈妈接受过母乳喂养的宣教，80% 以上的妈妈能够正确回答以下 9 个问题中的 7 个。我们来测试一下，你会回答几个?

（1）母乳喂养的好处是什么?

（2）什么是纯母乳喂养? 6 个月内纯母乳喂养和继续母乳喂养到 2 岁或以上有什么重要性?

（3）分娩后皮肤早接触、早开奶的重要性在哪里?

（4）24 小时母婴同室的重要性是什么?

（5）喂奶的姿势和婴儿含接姿势有什么要点需要注意?

（6）为什么要按需哺乳?

（7）如何判断你的宝宝获得了足够的奶?

（8）特殊情况如艾滋病、病毒性肝炎等传染性疾病的患者怎样进行母乳喂养?

（9）妈妈上班后如何坚持母乳喂养?

如果这些问题你还没有掌握，你可以在本书当中找到答案。

哺乳之路需要啦啦队

社会支持

乳房有两个功能，首先是哺育婴儿，其次是作为性器官在激发性欲过程中发挥重要的作用。

进入现代以后，乳房真正传承其进化意义的哺育功能，却被压制在隐蔽的角落，不得见光。在美国，直到 20 世纪 70 时代，不少妈妈还因为在公共场合哺乳而被逮捕，被驱逐出公园、博物馆、购物中心以及百货商场。直到 1993 年和 1994 年，佛罗里达州和纽约州政府才允许女性公开哺乳。

1991 年，世界母乳喂养行动联盟（WABA）成立，致力于保护、促进和支持母乳喂养工作，并在 1992 年发起了首个“世界母乳喂养周”，即每年的 8 月 1 日到 8 月 7 日。在此期间母乳喂养的妈妈举办的哺乳“快闪”，是争取公开哺乳权利的最佳代言。2005 年发起于新西兰的妈妈同时哺乳（Big Latchon）而今已经成为全球性的项目。歧视无处不在，全球女性争取公开哺乳权利的斗争也一直在持续。

在中国，一群妈妈搂着宝宝在冬日的阳光下，大院子里，一边哺乳一边晒太阳，是多少年来普普通通的场景，随着城市化的发展，越来越多的妈妈不再哺乳，母乳代用品的兴起让人们一说到生宝宝就想到“赚奶粉钱”。母乳喂养变成需要拿出很多“好处”来说服大家做的事。为数不多留给妈妈哺乳的空间，绝大多数还是以奶瓶为标志的，一个三五岁的宝宝咬着奶瓶喝奶粉可能司空见惯，然而一个三五岁的宝宝被妈妈抱着吃奶，却会带来非议，这使得进行母乳喂养的妈妈要获得社会支持尤其艰难。

2015 年，某公益组织发微博指责一名年轻妈妈在北京地铁哺乳是“公共场所裸露性器官”，这条微博迅速成为网络热点，并引来上万次的转发，也遭到了谴责。哺乳是婴儿正常的需求，就像人们在公共场合吃饭一样正常，满足婴儿的需求被认为是裸露性器官这个看法给了很多哺乳妈妈压力，她们被建议使用哺乳巾遮盖，或者避免出门，或者在公共场所使用配方奶喂养。哺乳的妈妈们也迫切需要设立于公共场合的哺乳空间，方便哺乳和挤奶。

这是一个世界性的难题。很多国家的解决方案是设置专门的哺乳室。在加拿大，各商家都会预备一个房间作为母婴室，几乎所有的女性公共洗手间里都配备了专门给婴儿换尿布的空间。我国的商场也慢慢有了哺乳室，方便妈妈们哺乳和带宝宝外出。2013 年，联合国儿童基金会启动倡导在公共场所和办公场所设立母乳喂养室的“母爱 10 平方”活动，支持在产假结束后重返工作岗位的女性员工。

我国 2012 年颁布的《女职工劳动保护特别规定》第 9 条提到，到婴儿 1 岁前，哺乳期女性每天有 1 个小时哺乳假，当新妈妈返回职场，理应获得对哺乳的支持。职场妈妈的哺乳权利，也应受到保护和支持。

家庭支持

在全球很多文化中，家庭中的女性长辈对婴儿的养育有着至关重要的话语权。与欧美国家以夫妻关系为中心的家庭构架不同的是，在中国亲子关系成为连接很多家庭成员的纽带，这体现在新手父母与自己父母相处的状态，这样的状态也影响着母乳喂养本身——甚至起决定性作用。很多家庭中的女性长辈自身的哺乳经历已经不可参考，母乳喂养的榜样缺失，她们可能无法提供实质性的帮助，固有的老旧观念还可能成为阻碍。孕期以家庭为单位的学习是获取家庭内部支持的好方法，父亲尤其需要成为支持的重要力量。

耶鲁大学曾有研究表明：由男性带大的宝宝智商高，他们在学校里的成绩往往更好，将来走向社会也更容易成功。这项调查持续了12年，是从婴儿到十几岁进行跟踪调查所得出的结果。其实，父亲的参与远远不止从婴儿期才开始，更应该往前追溯到备孕期。父亲不可或缺，贡献也绝不仅仅只是一半的DNA，而是从宝宝出生前到长大后的漫长时间里，所有围绕在宝宝身边的环境。母乳喂养，当然是生命早期的一个无法简单衡量的生长环境，营造这样一个氛围，爸爸功不可没。

近年有一档非常受欢迎的真人秀《爸爸去哪儿》，也让新一代父母们看到了父亲在宝宝成长过程中不可替代的作用。越来越多的爸爸参与到从孕期到产后这个过程，有很多研究都得出结论，父亲的支持能够很大程度地提升纯母乳喂养率和母乳喂养的持续时间。尤其是在家庭环境中，父亲育儿话语权的缺失让妈妈很难面对来自外界的压力。因此，新手父母需要在孕期的共同学习中达成对喂养的统一意见，了解母乳喂养的方方面面，才能够在当前并不理想的母乳喂养大环境中坚持下来。母乳喂养不是一个人的努力，你需要找到一个强有力的同盟。当条件不具备时，你可能需要提前培养这个战友的战斗力。

医护人员支持

在产前或产后，母乳喂养会在很大程度上被医疗保健专业人士的观点与支持所影响。医护人员的鼓励和教育，会显著提升母乳喂养的起始率、纯母乳喂养率，以及母乳喂养的持续时间。分娩后，医院的政策与常规管理也极大地影响母乳喂养的成功。

在WHO促进母乳喂养成功的十条措施当中，包括了住院期间的重要支持。

一、有书面的母乳喂养政策并常规地传达到所有保健人员。

二、对所有工作人员进行必要的技术培训使其能实施这一项政策。

三、要把母乳喂养的好处及管理方法告诉所有的孕妇。

四、帮助妈妈在产后半小时内开始哺乳。

五、指导妈妈如何喂奶，以及在母婴分离的情况下如何保持泌乳。

六、除母乳外禁止给新生儿任何食物和饮料，除非有医学指征。

七、实行母婴同室，让妈妈和宝宝一天 24 小时在一起。

八、鼓励按需哺乳。

九、不给母乳喂养的婴儿吸橡皮奶头或使用安抚奶嘴。

十、促进母乳喂养支持组织的建立，并将出院的妈妈转给这些组织。

了解了这些基本措施，在产后第一时间你就可以请医护人员帮助你进行哺乳，如果你觉得自己还不会，担心自己做不好，你需要求助并要求和宝宝 24 小时不分离。如果你的宝宝因为一些特殊的问题需要和你分开，你也要向医护人员求教用手挤奶或者使用吸奶器的方法（这些都是不痛的），包括如何储存母乳，如何给宝宝送奶等注意事项。医院的医护人员理应具备母乳喂养支持的理念和技能，能够对母乳喂养进行合理的评估，首先管理好哺乳，其次选择挤奶添加，在母乳库无法使用的时候，在确有指征的情况下合理添加配方奶，而不是不做任何评估一味要求添加奶粉，更不应以“避免黄疸或低血糖”“避免脑瘫”等理由“预防性统一喂奶粉”。

妈妈们需要被鼓励按需哺乳，不要为母乳喂养设定时间。中国的妈妈有坐月子的习俗，产后有的妈妈会花不菲的价格去月子中心休养，即使在月子中心，也注意不要破坏 24 小时母婴同室。按时喂养，3~4 小时喂养一次，夜间吸出乳汁用瓶喂，这些措施都会使妈妈不得不额外添加奶粉，宝宝吃饱后，乳房吸吮大大减少，妈妈的乳汁就减产了，无法做到纯母乳喂养。产后一些暴力按揉乳房的措施会让乳房受到严重损伤，甚至直接造成乳腺脓肿，最后不得不断奶。

妈妈们需要在住院期间得到母乳喂养正确知识的宣教，产后掌握正确的哺乳方法，合理判断宝宝的摄入。如果出现乳房问题，让经受泌乳知识培训的专业乳腺科医生去处理，避免不科学的干预带来严重后果。我们必须要了解，身体本身具备产奶的能力，你的乳汁并不是“催”出来的。

用筹备婚礼的心去筹备分娩

分娩是女性一生中非常重要的一件事，很多女性在很多年后还能记得分娩中的点点滴滴，她们的感受和体会，她们是否被温柔对待，对她们的人生有重要影响。

分娩是正常的生理过程，生命在孕育的过程中，每个妈妈都需要被充分尊重，以自然、温柔、适合自己的方式生产，那么，生命的奇妙联结就会自然产生。这样的经验会赋予母亲强大的力量，她会更有信心迎接宝宝来到这个充满爱的世界，在养育的路上更为自信，并让整个家庭联结更为紧密。

孕期长达 9 个自然月，有足够的时间可供准妈妈和准爸爸以及家庭成员去学习和调整，以及计划和准备如何为人父母。我们都希望有最健康的宝宝，安全和满意的分娩体验，这是由怀孕到为人父母的重大改变，就像一场婚礼一样，是值得庆祝的重要时刻。这个过程充满了对未知的不安，也充满了既期待又害怕的情绪，准爸爸和准妈妈们更需要在孕期寻求过来人的帮助，听取别人的成功经验，更重要的是，学习搜寻相关的资料，通过批判性的接受，整理选择适合自己需求的分娩方式，在这里有几个方面值得准爸爸和准妈妈们去思考和探索。

❀ 了解分娩方式的利弊，合理选择适合自己的方式

世界卫生组织发布的正常分娩使用守则，告诉我们什么是正常的分娩：自然发动的，从发动时开始的整个分娩过程中都处于低危状态。宝宝于孕 37~42 周，以头位的方式自发地出生。在分娩后，母婴均处于良好的状态。一些处于“高危”的准妈妈，也可能会有一个简单而正常的分娩历程，这部分取决于在分娩过程中，我们所进行的努力和获得的正确对待。

英国国家生育组织也做了总结，正常的分娩是没有引产，没有器械干预，不通过剖宫产手术，也没有全身麻醉、硬膜外麻醉的。不包括使用前列腺素、催产素或者人工破膜，使用产钳或者真空胎吸，也不包括会阴切开术。我们常常也称之为自然分娩。自然分娩有利于母婴健康，是安全的分娩方式。

在分娩过程中，子宫有节律地收缩和舒张，宝宝的胸腔受到很好的挤压，锻炼了心肺功能，促进宝宝肺功能的完善成熟，为出生以后的自主呼吸创造了有利条件。同时由于产道的挤压，气道的大部分液体被挤出，新生儿并发症尤其是吸入性肺炎的发生率大大降低了。宝宝通过妈妈的产道，充分接触产道当中的益生菌群，也降低了过敏的风险，妈妈体内会分泌泌乳素和催产素，促进乳汁分泌，还能进一步增进母婴的联结，让母乳喂养更顺利地开启。

而剖宫产是一种手术方式，尽管在现代医疗条件下技术比较成熟，但它作为外科手术，有一定的手术并发症和风险，剖宫产的出血量是自然分娩的 2 倍，手术可能会造成脏器损伤，例如膀胱、输尿管损伤，手术中可能出现羊水栓塞、子宫损伤甚至切除，术后可能出现伤口感染、

盆腔感染、腹膜炎等，以及麻醉意外。剖宫产产后恢复要比自然分娩慢很多，住院时间和卧床时间都延长了，产后的疼痛要比自然分娩严重和持续时间长，对妈妈的身体健康影响比较大，剖宫产后留下的疤痕子宫为之后的分娩留下了一些隐患，例如子宫破裂、疤痕妊娠等。第一胎剖宫产后的妈妈，怀二胎的时候想要自己顺产，就要根据自身情况去权衡再次剖宫产和剖宫产后经阴道分娩（VBAC）的益处和风险了。

剖宫产是导致大量下奶时间延迟的风险因素，是破坏产后早期哺乳的罪魁祸首之一。对宝宝来讲，剖宫产仍然是有很多风险的，经历过麻醉药物的宝宝产后母乳喂养的失败率比较高。宝宝没有经历过对大脑颞叶的挤压刺激，患多动症的概率接近顺产的2倍，感觉统合失调的风险也高出许多，易出现情绪敏感、注意力不够集中、手脚笨拙、动作不太协调等问题。也由于缺乏产道挤压，易发生窒息、湿肺等呼吸系统疾病。没经历过产道中的菌群定植，免疫功能较弱，过敏性疾病的发生率比经阴道分娩高出45%，超重和肥胖的概率也高出1.4倍。

世界卫生组织认为，剖宫产率应低于15%，但由于各种原因，30多年以来，全球各个国家的剖宫产率越来越高，我国甚至曾经一度成为世界范围内剖宫产分娩率最高的国家。的确，有一些原因会使得经过阴道分娩出现严重后果，剖宫产可以有效地解决这些严重问题，并保证母婴的生命健康，但是在大多数情况下，母婴本身是低风险的，剖宫产可能是一种不必要的手段。妈妈们需要学习和权衡分娩方式的利弊，合理选择。

✿ 制订分娩计划，用耐心和沟通获得温柔的分娩体验

分娩是自己的，了解自己的身体，计划自己的分娩，在这个重要时刻被温柔对待，是每一个成为母亲的女性重要的功课。在正常分娩的进程中，我们要去寻求身边的支持，了解身体将会发生什么，我们如何应对分娩中的疼痛和恐惧，如何更好地体验分娩，同时也要清楚，妈妈和宝宝是分娩的主体，需要被呵护、被鼓励。现在已经有很多私立医院开始践行温柔分娩的理念，许多妈妈也开始列出自己的分娩计划，充分表达自己对分娩的理解和在产程中需要的支持。母乳喂养医学会（ABM）关于产前的母乳喂养促进也提出，确保分娩的过程顺利，对于妈妈们开启哺乳十分重要，有一些建议值得大家尝试。

鼓励妈妈们在分娩时以及产后去接受受过训练的分娩陪伴（导乐）以及产后陪伴的支持，这同时也将极大地促进母乳喂养的顺利进行。

鼓励妈妈们和医生讨论产程当中使用药物进行疼痛管理的选择，以及它们可能对哺乳的影响，例如吸吮能力减弱、喂养延迟、反应迟钝导致的喂养失败等问题。

鼓励妈妈们主动和医生讨论产后早期皮肤对皮肤接触（无论什么样的分娩方式）的重要性。讨论生物学意义上的正确首次含接，包括宝宝在“乳房上的爬行”，讨论在产房中如何促进母乳喂养。

做好体重管理，为分娩打下良好基础

均衡饮食和合理运动，本身就是健康生活的要素，在孕期做到这样的健康生活方式尤其重要，可以降低妊娠并发症，让胎宝宝不要过大，同时也能够使妈妈更强壮、更健康，本身就降低了分娩出现困难的概率，也为妈妈们争取减少额外的分娩干预提供了条件。

孕期的均衡饮食很重要，可为分娩后乳汁分泌进行必要的营养储备。准妈妈应该根据胎宝宝的生长和自身的生理变化进行营养的补充和调整，由多样化食物组成的均衡膳食，除了保证孕期的需求，还应该作为一种健康的生活方式而持续。这对于宝宝来说，潜移默化地影响了他对辅食的接受度和后续多样化膳食结构的建立，这也是胎教的一个有趣而重要的组成部分。

中国居民膳食指南当中强调，孕期妇女应在一般人群膳食指南的基础上补充以下内容：（1）补充叶酸，常吃含铁丰富的食物，选用碘盐；（2）孕吐严重者，可少量多餐，保证摄入含必要量碳水化合物的食物；（3）孕中、晚期适量增加奶、鱼、禽、蛋、瘦肉的摄入；（4）适量的身体活动，维持孕期适宜增重；（5）禁烟酒，愉快孕育新生命，积极准备母乳喂养。

体重管理的另一项重要内容则是科学合理的运动。美国卫生和公众服务部（HHS）发布了美国人身体运动指南，美国妇产科学会（ACOG）对此进行了进一步阐述，准妈妈普通的身体锻炼既能保持或改善身体健康，也有助于控制体重，并降低肥胖准妈妈患妊娠期糖尿病、妊娠期高血压疾病的风险，胎宝宝的体重不会过大，减少出现难产的情况，而这可以很大程度上降低剖宫产和阴道助产的可能性。还能加强心理健康，降低抑郁的风险。锻炼计划要根据准妈妈的自身情况，也要按照医疗建议随时调整。对于有产科或其他内科疾病的准妈妈，要个体化制定运动方式，在运动前要进行仔细评估。

准妈妈要学习和了解分娩，做好应对分娩的准备工作，拿出适合自己的分娩计划，才能够达成自己理想的分娩经历，这份经历是珍贵的，充分体现了为了成为一个“母亲”迈出的坚实有力的步伐，也展示了女性在成为母亲这条路上散发出来的巨大能量。当分娩顺利地完成，哺乳也会在自信的妈妈身上平稳而良好地展开。

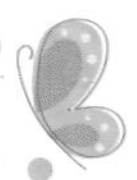

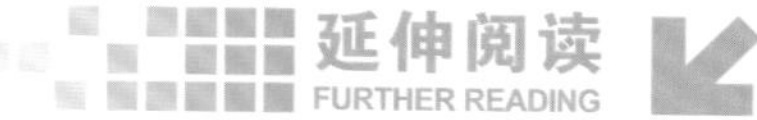

如何挑选“开奶师”

“听说开奶比生孩子还痛，这是真的吗？”很多孕妈妈非常担心这个问题。也有很多新妈妈感叹：“生宝宝那么痛我都熬过来了，没想到败在了喂奶上。”

国家卫生计生委在爱婴医院复核标准里，规定医护人员需要帮助妈妈在产后1小时内开始母乳喂养。90%以上的宝宝在产后1小时内进行母婴皮肤接触并进行早吸吮，时间应不少于30分钟。这里面提到的一个非常有效地帮助妈妈产后乳汁分泌又快又多的“开奶”方法，就是“三早”。

早接触、早吸吮、早开奶，指的是妈妈和宝宝不设限制地皮肤接触，宝宝不设限制地自主吸吮妈妈的乳房，以及早点开始喂奶。说到底，这是一个是由宝宝频繁吸吮，促进乳汁的分泌加速加量，同时母婴磨合，熟练掌握哺乳技巧的过程，绝不是暴力揉捏乳房的过程。“三早”是最好的开奶师，而这个过程中，有三个特点很重要，早、不分离和不设限制。

早指的是能多早就多早。只要母婴双方都不需要马上被抢救，宝宝出生以后就可以被放在妈妈的肚子上，直到完成第一次喂养之后。和妈妈的身体接触给宝宝提供了最佳的生理稳定性，也提供了温暖的怀抱和第一次喂养的机会。宝宝完成第一次自主寻乳，有的宝宝很快，有的需要花1小时左右的时间，需要极大的耐心和陪伴，也意味着，妈妈需要获得更多的支持和鼓励，以及不被打扰的私密空间。过度干扰、吵闹的环境既不利于妈妈和宝宝磨合，也带来很大的压力，强行把妈妈的乳房抓起来塞到孩子的嘴里，其实是不太尊重他们的。

妈妈也可以和医生商量，称重、测量身长、身体检查、实施眼部预防以及注射维生素K、疫苗等可以延迟到产后6个小时，或者直接让宝宝在妈妈身边，甚至在吃奶时完成。注射的时候宝宝会疼，吃奶是特别好用的安抚方法。产后第一次熟悉乳房并完成第一次自己吃奶，最理想的时间是在1小时之内，这跟宝宝良好的状态有关。第一次的亲密接触在产房、手术室或者在恢复间就可以开始了，如果需要，妈妈可以寻求帮助。

如果产后早期由于特殊原因母婴分离了，还需要做皮肤接触吗？答案是肯定的，皮肤接触有非常重要的生理意义。

母婴不分离，不设限制地进行早期的喂养，确保了妈妈和宝宝从分娩这个重要的时刻持续互动，彼此熟悉对方，宝宝用哭声与妈妈沟通，妈妈用温暖的皮肤和乳房持续不停地回应宝宝对这个新鲜世界的各种感觉。这是人类行为发展的正常环节，也是母婴进行联结的必经之路，应该得到最充分的保护。这个正常的环节带来一个正常的结果，那就是母乳喂养的顺利开启，这才是早开奶的真正含义。孩子第一次充分而自主地学会含接和吸吮，后面出现含乳姿势不对、吸破妈妈乳头的情况就会大大减少。

如果这个正常环节缺失或者做得不够，母婴都没有获得对方更多的身体、心理和情感信号，乳房在激素的影响下加速到大量产奶，妈妈会发现自己的乳房胀硬成“铁板一块”，乳腺管内充满乳汁，乳腺管周围的组织间液压迫乳腺管，乳汁难以排出来，而此时宝宝并没有熟练掌握吃奶的方法，或者不愿意吸吮妈妈乳房，吃奶方式错误，妈妈就会乳头疼痛、皲裂，“比生孩子还疼”。孩子还不能很好地帮助妈妈移除乳汁，双方都会遇到很大的困难，这时如果妈妈哺乳知识储备得不足，没有获得正确的应对信息，就会被误导，接受暴力按揉，导致乳房损伤，结果可能就是乳腺炎、脓肿，甚至就此断奶。

“开奶比生孩子还疼”这件事情其实原本是没有的！揭开“开奶”这个过程的面纱，你才发现，开奶师是你的宝宝，也是你自己，是你们共同造就的这个结果，绝大多数的妈妈和宝宝都可以利用自己的智慧，不需要借助外力就可以达到目的。母乳喂养就是一个自然的传承，密码写在母婴双方的本能当中。

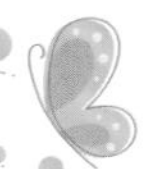

第二节 乳房在孕期悄悄地准备

了解你的乳房

乳房的拉丁文 mammae，起源于婴儿寻找乳房时的啼哭。女性从出生到青春期、孕期、哺乳期，除了子宫，没有哪一个身体器官像乳房一样，在尺寸、形状和功能上发生如此巨大的变化。同时，乳房本身的变异性也很大，乳头和乳晕的颜色、乳房尺寸、形状、在胸壁的位置都各不相同。每个乳房的小叶大小各不相同，还常常有乳房不对称的现象，左右乳房产奶量不一致也是常有的事儿。妈妈们不用为哺乳期的“大小奶”而担心，断奶以后，乳腺组织退化，脂肪组织的填充，乳房的大小差异就慢慢地不那么明显了。乳头和乳晕的颜色不同跟肤色有关，而这一切由基因决定。

哺乳动物狗、猫等，整个胸腹部有两排乳房，人类的胸前只有一对乳房，有少数的人会出现副乳，出现在腋下的较多，极少数在乳房下方出现副乳头。有一些人孕前没有觉察自己的副乳，是在怀孕以后甚至在产后发现腋下肿胀时，才知道原来自己还有腋下的“乳房”似乎在产奶。但是没关系，这并不影响什么。

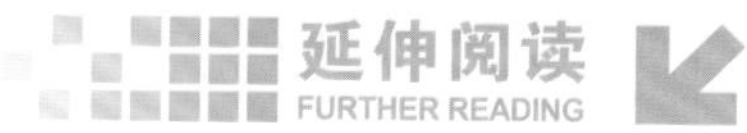

婴儿的乳头不要挤

宝宝出生以后，乳腺组织会因为母体内的高雌激素水平而出现乳房肿胀，甚至有乳汁分泌，也叫“婴乳”。很多旧习俗有挤新生儿乳头的习惯，这并不是一个有益的习惯，反而有害。新生儿溢乳常常出现，随着从母体出生以后时间的延长，激素水平降低而消失，不需要任何处理。挤乳头造成的感染在临床上时有发生，如果是女宝宝，损伤乳腺组织将直接影响到今后的哺乳。因此，新生儿的乳头不要挤。

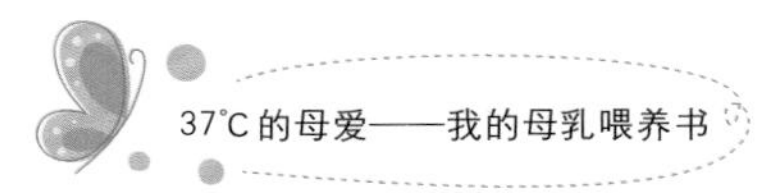

青春期前乳房的创伤、手术切口，以及放射诊断也有可能会导致乳房器质性发育不全，进而影响泌乳功能。

女性的乳房在进入青春期以后在雌激素、生长激素等垂体激素的作用下开始分化和进一步发育。性成熟以后，每一个月经周期都会经历雌激素的水平变化，进一步促进乳腺的发育。乳腺的腺泡增加，腺管增粗，一些女性会发现自己的乳房在来月经前会出现胀痛，触摸会发现包块状，可能被认为是“乳腺增生”，但其实增加的乳腺腺泡和增粗的乳腺管并不会影响哺乳，反而在孕期，乳腺组织会在这样“增生”的变化中完全发育并达到顶峰，孕激素、泌乳素和胎盘泌乳素协同作用，确保乳腺分化和成熟到最终水平。乳房的尺寸增加，皮肤变薄，静脉变得明显，乳头、乳晕颜色加深，乳晕直径也大幅度增加，乳头更加挺立，腺体组织充分具备好了泌乳能力。

“乳腺增生”本身并不会造成乳腺管不通畅，因为整个孕期都在“增生”，乳汁会分泌而自然流出，并不需要外力的干预，也不需要额外“通乳”。

乳腺组织的基本结构是腺泡，腺泡连接着最小的输乳管，腺泡当中的泌乳细胞周围有肌上皮细胞，上皮细胞收缩的时候，乳汁被注入输乳管内，输乳管扩张，将乳汁汇集到更大的输乳管，到达乳头处的输乳管开口，最终进入宝宝嘴里。每个乳房都有输乳管开口，就是我们常说的“奶眼”。每个妈妈的奶眼个数不一，有的像花洒一样，有的奶流就是一条“奶线”，这并不决定产奶量。

乳头周围有着芝麻粒大小的疙疙瘩瘩的腺体，叫作蒙哥马利腺，这是一个有气味的器官，

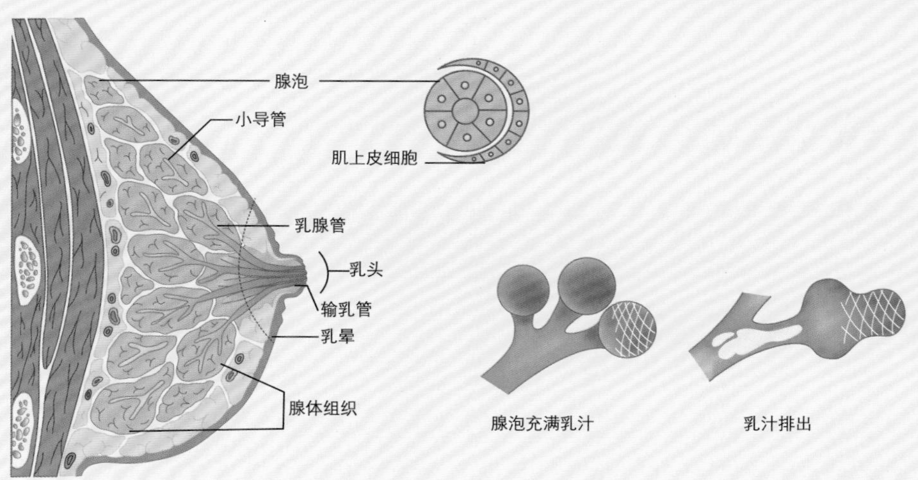

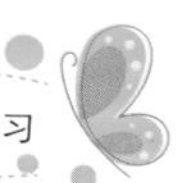

孕期变得更加明显，从这里渗出的液体对宝宝是一个敏感的刺激，不仅帮助宝宝寻找乳头，而且刺激乳房多产奶，让宝宝多吃奶，最终增加生存的概率。

在乳腺腺叶不平坦的边缘周围是一层厚厚的脂肪。妈妈们脂肪组织的量有相当大的差异——有些妈妈的脂肪含量甚至占据乳房总量的一半。脂肪组织含量既不影响乳房的储奶能力也不影响产奶量。

支配乳房的第四肋间神经从乳房后方到达乳头乳晕，左边乳房在 5 点钟方向，右边乳房在 7 点钟方向，这条神经的创伤将使得乳房敏感程度有所下降，如果创伤严重，妈妈可能乳头乳晕处会失去知觉。所以，乳房的手术如果有乳晕周围的切口，切口损伤了第四肋间神经，对哺乳的影响就相对较大，虽然不等于没有奶，但需要密切关注。

乳房在孕期的一系列变化，都在为产后喂奶做准备，当宝宝出生以后，靠着变黑的乳晕带来的视觉变化，蒙哥马利腺体散发出的像羊水和乳汁一样的特殊气味，一步一步慢慢爬向妈妈的乳房，从而获得乳汁，这是生物进化赋予乳房孕期改变的特殊意义。

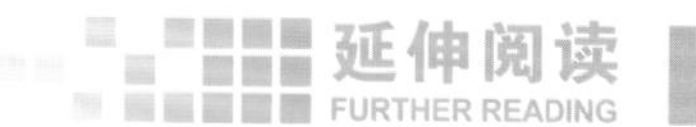

延伸阅读
FURTHER READING

乳房下垂的背后

在孕期和哺乳期，乳房内组织结构会有变化，腺体组织大量增加，脂肪组织相对减少，腺体组织在充盈时摸起来感觉硬度较大。妈妈们会觉得乳房挺立和变大，但是随着哺乳的进行，产后 8~9 个月，乳房尺寸变小了，似乎还下垂了，很多妈妈认为这是喂奶造成的，这也是很多人不愿意哺乳的理由。事实上，孕期乳房的增大确实给予乳房韧带更大的压力，但 8~9 个月以后乳房变得“松软下垂”，这是身体聪明的适应，很好地调整了乳汁的产量。当宝宝吃的时候，乳房更高效地产奶，宝宝不吃的时候，乳汁并不会过量地产生，以避免乳汁的淤积，因此乳腺组织变得松软干瘪。如果这个时候加强胸大肌的运动，韧带力量会重新恢复，离乳以后，乳腺组织退化，脂肪组织填充，乳房又会恢复到原来的挺立状态。国外很多研究也证实，乳房下垂的危险相关因素为年龄、吸烟、BMI 指数（体质指数，越大意味着越胖）、怀孕次数、孕期乳房的大小，哺乳并不是造成乳房下垂的独立因素。

乳汁是怎么来的

从孕期到哺乳期，乳汁的产生取决于乳腺组织的发育和分化，而这个过程从孕早期就默默地开始了，妈妈还没有发现自己的肚子明显隆起时，你的乳房就已经开始表现出神奇的泌乳能力了。

泌乳 I 期

乳腺组织在孕中期（16 周）到产后 2 天这个阶段被称作泌乳 I 期。在这个阶段，泌乳细胞形成，乳房尺寸变大了，导管逐渐形成。脂肪滴开始在泌乳细胞内堆积，乳糖和 α-乳清蛋白穿过泌乳细胞膜转移到了乳管内。到了孕晚期，乳腺分泌活动进一步增强，腺泡腔内聚集了不少乳汁，有时会从乳头排出白色、淡黄色或者无色的黏稠分泌物，并干燥结痂。准妈妈常常会发现乳头尖部出现一些黑色的结痂，或者白色膏状物。这是一个非常好的现象，说明乳房已经在悄悄地证明了自身的产奶功能，这就是初乳，从孕期就开始了，因此，“产后前三天没有奶”这个说法是完全不准确的。

准妈妈如果没有发现乳头有明显的乳汁溢出，也无须担心，这并不能反映产后奶量的多少，乳房的变化已经使得它具备产奶能力。待到宝宝出生，乳汁的分泌速度就会大大增加。因此，你一直就是有奶的，根本不需要催！这就是一个自然而然的过程。

泌乳 I 期一直跨越到产后 2 天，也就是说，在产后前两天，乳汁产量还处在较低水平，妈妈们不用担心，这时候宝宝的胃容量也很小，两者是匹配的。同时，婴儿是带着“口粮”出生的，健康足月的宝宝身体有足够的脂肪储备来度过前两天，在一些特殊的情况下，需要额外补充添加。

泌乳 II 期

当胎儿和胎盘娩出，雌、孕激素水平下降，犹如给低速的乳汁分泌踏下了油门，泌乳素、催产素水平上升，乳房就开始全力产奶啦，这个过程是由身体内分泌控制的。泌乳 II 期是在产后 3~8 天，也就是我们常常所说的“下奶”期，但是，正如从 10 迈的速度提升到 100 迈，汽车需要时间一样，乳汁也并不是马上就喷涌而出，量的增加也需要时间。虽然乳汁分泌的速度总能加速到最高，这并不由妈妈的意志控制，甚至在极端情况下，妈妈产后一滴奶都不喂也不吸，身体也能达到一个高的产奶量。乳汁早一点增加得足够多，对妈妈和宝宝都是有非常重要的意义的。这个加速的时间与产后早期有效喂养的次数有关，越是频繁不设限制地喂养，分泌量的增加越快。乳房的排出量越多，产奶就越快，从通常 3 天后大量产奶到 2 天就大量产奶，甚至当天就可以产出较多的奶，这是可以实实在在做到的事。

因此，妈妈们要注意的是，不要等到看到奶从乳房里出来，或者说能挤出多少奶了，才决定要不要喂宝宝，“现在没有奶，要不要给宝宝吸”这样的想法应该丢弃，不管能不能看到奶，不管能不能挤出来，挤出多少奶，都要第一时间让宝宝吸乳房，把乳房在孕期和产后早期制造的乳汁都吸出来，告诉身体一个信号：快快产奶，快快产奶！

身体接收到足够的信号，产奶的速度自然加快。否则，大量下奶的时间可能会很长，那可能真的会把宝宝饿着了。所以，并不是因为没有奶所以没法喂，而是因为没有好好喂奶，所以奶才不能很快地下来。

这个时候，乳腺细胞全线开工，乳房开启最大产能产奶，乳汁大量生成，妈妈们常常会感觉到自己的乳房胀满和发热，皮肤发紧，甚至胀硬成石头，疼痛可能还有发热，乳头被撑得扁平，宝宝含接吃力，那么你可能遇到了“生理性乳胀”。虽然很多妈妈都遇到过这种事情，但乳房肿胀的发生率和产后头几天内的母乳喂养状况有关。在产后头 48 小时有更多的哺乳次数和更好的哺乳效果，并且母婴同室，乳房肿胀的发生会比较少。二胎妈妈胀奶一般会比一胎快，同时消退得也快。有些剖宫产的妈妈要比顺产的妈妈慢一些，产程中大量静脉输液的妈妈可能出现更早和更长时间的乳房胀满和疼痛。经历过乳房手术的妈妈出现肿胀也很常见，这些妈妈需要有更多的帮助。

产后早期做到“三早”，以及不设限制地有效喂养，都会对促进大量产奶和减少乳房肿胀的状态有最大的帮助。产后的喂养做得好，顺利实现纯母乳喂养并度过生理性乳胀的妈妈非常多。

泌乳 III 期（成熟期）

泌乳 III 期是乳汁分泌的成熟期，是指产后 9 天到最后一次喂养。这个阶段非常奇妙，乳汁从由内分泌控制转向自分泌控制。产后 9 天以后，乳汁的生产不再依靠内分泌，而是根据乳汁从乳房当中移出的量来决定产量。在这个阶段的早期，乳房开启最大产能产奶，因为不知道宝宝需要多少，就以最高能力去制造乳汁，妈妈们常常会感到胀奶，大多数妈妈这个时候的泌乳量是供大于求的，但身体同时也在根据宝宝的需求量来进行调整，乳汁从乳房里面排出多少，后续就能产生多少，为什么说乳汁越吃越有？就是这个道理。

如果这个时候妈妈不停地在喂完奶之后排空乳房，那么身体就会得到信号：“排空了排空了，赶快产奶”。那么乳汁的后续产量就会持续增加，但此时的产奶量并不是宝宝的真实需求，宝宝吃不了那么多奶，妈妈如果长时间大量排空乳房，就容易让奶量过大，有产生乳汁淤积和乳腺炎的风险。

是否感觉到“胀奶”，每一个妈妈的差异会非常大。有一些乳房小的妈妈，胀奶感觉会很明显，一些乳房大的妈妈，几乎没感觉到明显胀奶，这并不影响她们的奶量。这里需要提示新手妈妈们，乳房是否感觉胀奶，不能用作判断奶量的标准。尤其是处在这样一个奶量调整阶段。

如果这个时候妈妈因为没有“感觉”到胀奶，而认为或者被认为奶少，无论是等着乳房胀奶了再喂，还是给宝宝添加配方奶，造成的最直观结果就是喂养次数减少，也就是告诉身体“奶吃不掉了，那就不要产了”。慢慢地，乳汁产量就会减少，更不容易“感觉到”胀奶。本来奶不少，这下就真的少了，并且形成一个恶性循环，最终导致放弃母乳喂养。所以，不是因为奶不够吃才加奶粉，才攒着喂，而是因为加奶粉了，攒着喂了，有效的乳汁移除减少了，才真的变成了奶不够。

还有一些妈妈产后早期频繁感觉到胀奶，对奶量很有信心，但是随着哺乳期的进展，身体逐渐适应宝宝的奶量需求，乳房也慢慢地不再过度胀满，可能就没有信心了。这也是一个很常见的误区，把“胀奶”当作有奶的标准。事实上，身体是很聪明的，在没有过度干预的情况下，会自行根据宝宝的需求调整，宝宝吃的时候现产奶，宝宝不吃的时候不留太多的乳汁在乳房里避免淤积。妈妈还是要根据宝宝的排出量、生长发育去判断是否摄入足够。尤其是产后八九个月以后，尽管产奶效率不会有太大影响，但乳房相对更不容易胀奶了（个体差异仍然很大）。妈妈们如果长期哺乳，宝宝越大，奶量逐渐减少，乳房胀奶的间隔时间越来越长，甚至长时间不喂奶，也不会感觉胀奶，这是自然现象。

另外，如果家里的女性长辈没有哺乳成功，不等于她的乳房在孕期没有变化，更不等于她不具备哺乳的能力，而往往是由很多因素造成的。因此，是不是能成功哺乳，并不会“遗传”。

退化期

断奶后，乳腺慢慢进入退化期。英国谢菲尔德大学研究者曾有一个叫作“Rac1”的蛋白质研究，发现这个蛋白质参与了哺乳期乳汁的生成，同时在退化期又兼职“吞噬功能”，吞噬了乳腺当中大量不再被需要的分泌细胞，并清除腺泡当中残存的乳汁。这个清除作用非常重要，保证了乳腺的健康，又准备好下一次正常哺乳。

如果妈妈们慢慢地断奶或者自然离乳，乳房里的乳汁慢慢减少，一来不会有大量的乳汁淤积在乳房当中，让妈妈们很痛苦地憋回奶；很多妈妈的断奶经历并不美好，强行和宝宝分离生生胀成乳腺炎的不在少数，事实上，回奶不需要如此残忍。二来离乳以后，乳汁当中的水分慢慢地被吸收，氯离子和钠离子逐渐上升，这个时候的乳汁有点“咸味”。失去水分的乳汁，看起来像黏稠的牙膏状或者豆腐渣样，颜色各异，有乳白色、白色、黄色等。如果产后 2 年还有大量的乳汁产生，甚至有血性乳汁出现，那么需要去医院检查，排除疾病的情况。

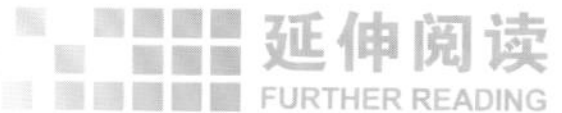

“排残奶”——完全没必要

有很多关于“排残奶”的说法，认为乳汁如果不排出来，在乳房里面会变质，甚至让妈妈患乳腺癌。这个说法是很没有道理的。

逐渐断奶以后，乳房当中仍然会有少量乳汁，水分会被身体慢慢地吸收，凋亡的乳腺细胞和组织也会被身体处理掉，我们无须做什么，身体就会完成这样一个生理过程。许多妈妈断奶很长一段时间之后，乳房当中都可能会有白色的黏稠分泌物，不必担心，这些分泌物并不可怕，也不是造成疾病的元凶。

乳汁就像我们的血液、汗液、泪液、唾液等，是身体自然分泌的体液，身体有调节功能，可以自行吸收。我们身体里的其他体液，从未需要排出来以防变质，排出断奶以后留在乳房里的乳汁，也并不是乳房疾病的治疗方案，甚至连预防的方法都算不上。从专业性和科学性上来讲，完全没有必要。尽管社会上的排残奶服务大行其道，但事实上根本没有任何有说服力的证据证明身体内产生的体液本身会有毒，会导致乳腺增生和乳腺癌。

某个妈妈在断奶后排出了带血的乳汁，到医院检查是乳腺癌，这并不代表排残奶要当作护理来常规做。这个例子明显混淆了因果关系，不是因为残奶导致了乳腺癌，而是因为乳腺癌使乳房中出现了带血的分泌物，碰巧被挤出来了，这也不能说明排残奶的必要性，而真正应该按常规做的是乳腺的定期检查，这要比去美容院排残奶更科学，更有效地排除一些早期的乳房问题。

乳汁产生的激素变化

孕期，乳房发生了悄无声息又巨大无比的变化。这其中少不了各种激素的相互作用。产后胎盘娩出，雌、孕激素水平急剧降低，一方面使得泌乳素水平提升，让乳汁的分泌进一步增加，宝宝的吸吮也开启了一道神奇的阀门：吸吮刺激妈妈的乳头乳晕，敏感的神经末梢在触觉刺激下传递神经冲动，脑垂体前叶分泌的泌乳素在血液中的浓度会随着婴儿的吸吮跳跃式地翻倍，同时，吸吮也刺激垂体后叶释放催产素，使得腺泡周围的肌上皮细胞收缩，将乳汁从腺泡排入输乳管，输乳管扩张，乳汁快速流出，这就是“喷乳反射”，也是我们常说的“下奶了”。有的妈妈会发现自己的乳汁呈喷射状从乳头处出来，一些妈妈甚至会有酥酥麻麻的感觉。一系列复杂的神经内分泌作用决定了正常的哺乳过程。

而这个过程的启动因子，也是核心触发点，是宝宝的吸吮，或者说是乳头乳晕受到的刺激。妈妈正常分泌泌乳素促进乳汁分泌，催产素促进乳汁排出，宝宝正常的吸吮将乳汁摄入，来完成这个过程。同时，乳汁出去之后，乳房里的充盈程度给大脑提供不同信号，乳房越满，就越减产，乳房越空，就加量生产，最后匹配宝宝的需求。如果妈妈在孕期或者产后早期有一些内分泌的问题，例如泌乳素、促甲状腺激素、生长激素、促肾上腺皮质激素，以及甲状腺激素等分泌受到影响，就可能会影响泌乳 II 期的如期来临，也就是大量下奶的时间可能会推后。

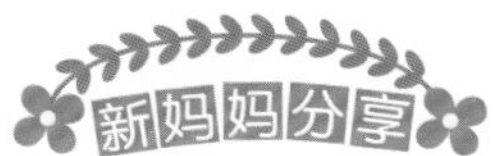

多囊卵巢综合征 + 妊娠期糖尿病妈妈的纯母乳喂养

我孕前患了多囊卵巢综合征，怀孕以后就持续开始关注产后喂养的问题，我了解了很多关于产后早期喂奶的信息，刚开始我并不知道多囊会影响乳汁分泌，我一点也不担心，但是因为我也有妊娠期糖尿病（虽然我的血糖后来都控制得很好），所以我很努力地学习，我想看看有没有什么方法让我产后奶多一些，我不想喂奶粉。由于我孕期获得了足够的知识储备，第一时间的皮肤接触，一天喂 10 次奶，宝宝的血糖在每一次哺乳后都有上升，而且越来越好，我做到了，也感谢我的先生给了我足够的支持，让我顶住了家人和医生的压力。我实现了纯母乳喂养，我证明了自己是一个合格的妈妈。

新妈妈分享

剖宫产妈妈的纯母乳喂养

我是生到一半的时候出血了去剖宫产的，去手术室的路上我一直跟我的护士说，你要记得宝宝出生以后一定要抱给我做皮肤接触，你要答应我，我之前和我的医生谈过了，他是同意的。这个护士阿姨特别好，她一直握着我的手点头，一直说要陪着我。我的麻药不知为何没有让我完全睡过去，我特别疼，不过我喜欢这种感觉，因为我能清楚地体会到我的宝宝出来了，谢天谢地她很好，没有被抱走，然后我就抱住了这个小小的软软的姑娘。她就一直趴在我胸前。产后我坚持没有用镇痛药物，虽然我并没有实现自己生，但我做到了纯母乳喂养，而且我要把我的故事告诉后来的妈妈们，你真的可以！

乳房需要护理吗

怀胎十月，准妈妈可能发现乳房有一些比较特殊的情况，比如说有分泌物，有疼痛，这时是不是要采取一些措施呢？孕期做些什么可以让产后乳汁产生更顺畅呢？

孕期常见的乳房护理误区

1. 使用丝瓜络等硬物刮擦乳头

有的准妈妈听说“喂奶乳头会破，很疼”，便想找到一些方法，让乳头变得不那么脆弱，事实上，保护乳头不受伤的方法是正确地含接，当宝宝含乳姿势正确时，乳头本身是不会受伤的，产后早期乳头可能会有不同程度的酸痛感，但持续时间不会很长。如果出现乳头皲裂，绝大多数要从纠正含乳姿势着手。孕期使用坚硬物刮擦乳头这个方法没有任何科学依据，反而很容易让乳头提前受伤，这个做法不建议。

2. 用酒精、肥皂水等擦洗乳头和乳晕

正确地哺乳，就是对乳头最好的保护，用酒精和肥皂水等擦洗，反而会破坏蒙氏腺体分泌的油脂，这些油脂本身就起到润滑和保护的作用，油脂被擦洗掉，乳房皮肤干燥更易皲裂，有的妈妈甚至出现了皮肤过敏的症状。这个做法也请妈妈们避免。

3. 热敷乳房

并没有相关的对照研究证实孕期的热敷对产后乳汁分泌有什么作用，所以也并不要求妈妈一定要做。热敷可以扩张血管，改善局部血液循环，缓解肌肉痉挛，止痛、消肿，促进炎症及瘀血的吸收。孕期的乳房如果有疼痛等状况，适当热敷可能会缓解。如果是对乳房没有损伤的温敷，又能增强妈妈的哺乳信心，那么根据自身情况来决定。

产后的乳房护理

妈妈们不要提前担心自己的乳房在喂养时是不是有麻烦，而是尽可能去做到产后好好让宝宝吃奶。如果遇到困难，再进行针对性解决。不论是自然分娩还是剖宫产，早吸吮都是让宝宝学会吃奶的最好办法。当助产士把宝宝放在妈妈胸前时，妈妈不要太紧张，放松自己，让宝宝开始人生的第一次吸吮，也完成你的第一次喂养。

对于产后的乳头皲裂或者疼痛，妈妈们应适当选择羊脂膏、乳头黄油、有机植物甘油、全能乳头膏、水凝胶敷包、乳头护罩等。适合自己的方法就是最好的，但是要从源头上纠正，最核心的纠正原则是：改善妈妈的抱姿和宝宝的含乳姿势。

第三节　一站式哺乳姿势解决方案

哺乳的过程

乳汁从妈妈的乳房里流出，到达宝宝的嘴里，看起来非常简单，实际上却包含了复杂的生理过程。宝宝通过上唇和上牙龈、两颊脂肪垫和伸长的舌头，在乳晕上包绕乳头形成密封，下颌和舌上下移动形成负压用来吸吮。

宝宝的舌头卷起来像个小杯子，舌头缓慢向后蠕动，下颌挤压乳晕把乳汁挤出来，吞咽的时候舌头放松，舌头后方下沉，乳汁就被吸出来流到咽部到达食道。宝宝吃奶既有上下颌按压乳房形成的正压挤乳房，又有密闭口腔形成负压吸乳汁，这是有两种力量配合而形成的吃奶方式。而吸奶器只有负压，硬硬的喇叭罩无法按压乳房形成正压，因此吸奶效果比不上“宝宝牌吸奶器”。

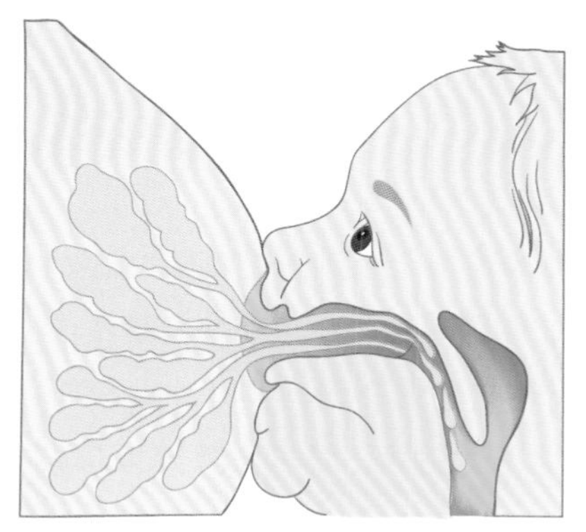

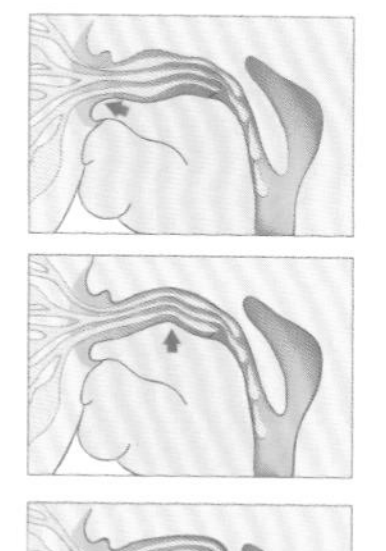

下颌和舌上下移动形成负压用来吸吮

从上面的过程来看，如果妈妈的抱姿不合适，宝宝的含接不合适，那么吃奶一定会受到很大的影响，反映在两个方面，一是妈妈乳头疼痛，二是宝宝吃不到奶。所以对新生宝宝来说，含接乳房的姿势非常重要。

正确的姿势，良好的含接

不同的哺乳姿势有不同的优点，妈妈们可以根据自己的情况选择，最好多会几种。对于新生宝宝来说，强调哺乳姿势特别重要。宝宝下巴在妈妈的乳房部位虽然不同，但一定是紧贴的，下巴紧贴的程度提升了吸吮的效率和乳腺管的通畅状态，甚至可以预防和解决很多妈妈的乳汁淤积问题。但无论使用哪一种姿势，以下几个原则要牢记：

1. 妈妈和宝宝双方都要感觉舒服了才开始喂奶。宝宝的耳朵、肩膀和小屁股呈一条直线，颈部可以自由活动，前倾或者后仰。

2. 宝宝的脸面对妈妈的乳房，身体也正向对准妈妈。宝宝始终与妈妈保持“三贴”：胸贴胸，腹贴腹，下巴贴乳房。

3. 乳头在宝宝的鼻尖，水平更容易，逗引宝宝张大嘴，轻推宝宝颈椎帮助含乳，同时宝宝有自由的仰头动作，避免鼻孔堵塞。不要着急把乳头塞进宝宝嘴里，也不能用手按住宝宝的头。宝宝的头和肩膀需要一个稳定而有力的支持，如果是新生儿，整个身体都需要稳定的支撑。

4. 宝宝吃奶时，嘴张开到最大，下唇外翻呈鱼嘴状。宝宝含住大部分乳晕，舌头往前伸，在下方裹住乳头。

5. 宝宝吃奶时，口腔是密闭的空间，没有“啧啧”的声音，“咋舌音”可能不是因为吃得香。最重要的是妈妈不会觉得乳头疼，如果乳头疼痛或者拔出来顶上有一条横线，圆圆的乳头尖变成“唇膏”状时，需要特别注意调整，喂奶时妈妈如果感到“疼”，那是不对的，需要改善。

6. 宝宝慢而深地吮吸的时候，通常会伴随大口的吞咽，反过来，宝宝只是浅浅地含接，没有明显喉咙动作的时候，往往表示他只是在满足自己的吮吸需求，而并不是在真正地吃奶。

哺乳姿势大集锦

侧躺式

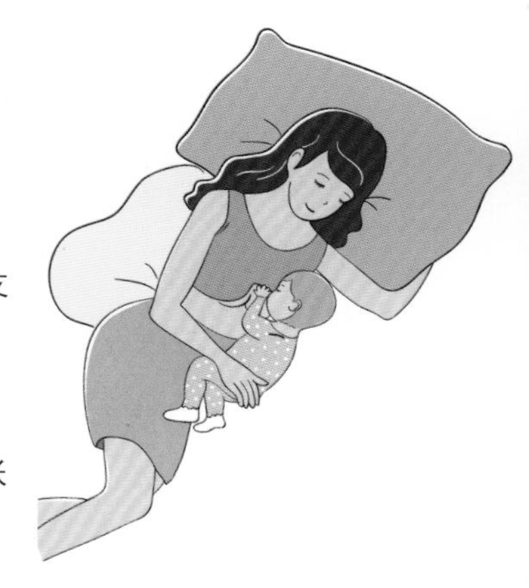

适合：产后初期、喂夜奶的妈妈

姿势要点：

1. 侧身躺下，头部、后背、两腿间各放一个靠垫或者哺乳枕支撑身体，姿势以自身舒适为准。

2. 宝宝侧躺面对妈妈，下巴紧贴乳房。

3. 妈妈用手托起乳房根部，乳头放在宝宝的鼻子上，当宝宝张大嘴时轻推宝宝背部，让他含住妈妈乳房。

4. 宝宝开始吮吸时，可以用手扶他的后背防止挪动，确保宝宝的胸部贴紧妈妈，下巴自然贴近乳房，头自然上扬。

平躺式

适合：剖宫产的妈妈

姿势要点：

1. 妈妈平躺，将一个有硬度的靠垫放置在妈妈哺乳一侧腋下。

2. 家人协助将宝宝抱给妈妈，一手托住宝宝肩颈，一手托住臀部，宝宝斜趴在妈妈的乳房上，下半身趴在靠垫上。

3. 宝宝成功含乳并开始吮吸时，需要协助并调整好靠枕的高度，使宝宝得到平稳的支撑避免晃动。

4. 可能需要在分娩前提前模拟一下这个哺乳姿势。

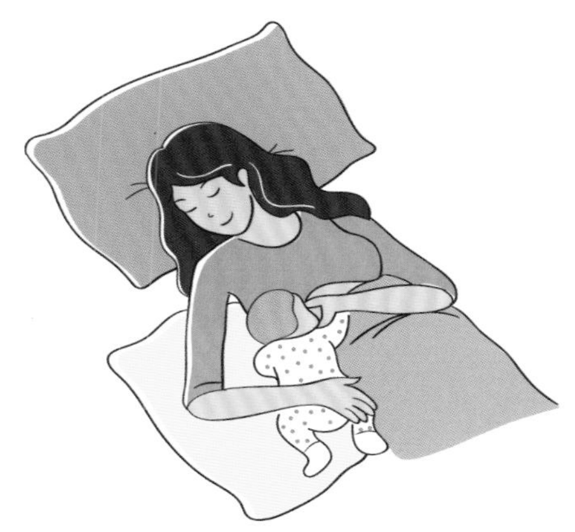

12 点方向式

适合：剖宫产后的妈妈、乳房上方有淤积的妈妈

姿势要点：与平躺式哺乳的要点相同。

不同的是：宝宝所躺的方向正好和妈妈身体方向相反，宝宝的腿靠近妈妈的头部，脸正好面对妈妈的乳房。12 点方向哺乳和橄榄球式不需要胸贴胸、腹贴腹，但是宝宝的下巴必须贴紧妈妈的乳房，头自然向上扬，鼻子和妈妈乳房之间保留呼吸空间。

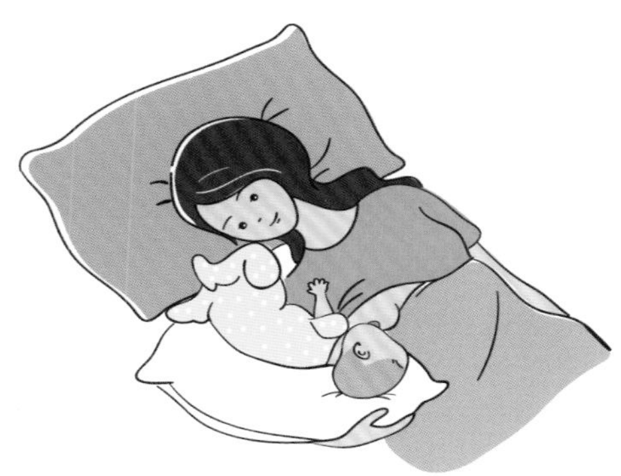

摇篮式

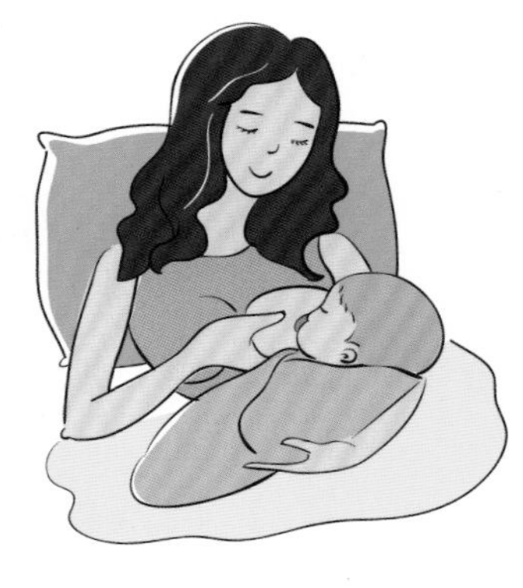

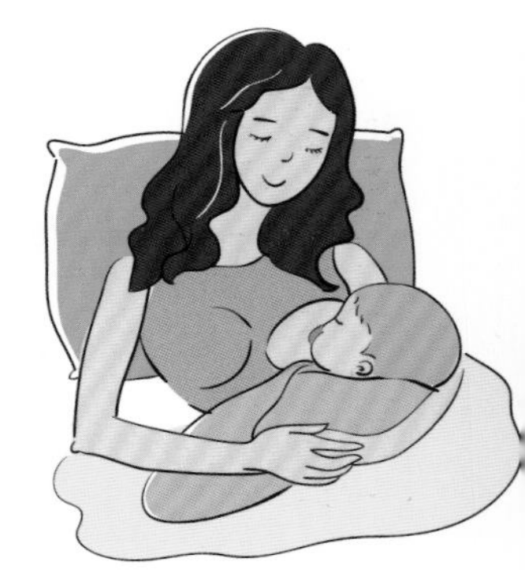

适合：产后可以坐姿哺乳的妈妈，大部分的妈妈都可以用，也是最常见的姿势

姿势要点：

1. 身体坐直放松，后背放置靠垫，良好支持腰背部，同时可以准备脚凳。

2. 抱起宝宝，使用手肘支撑宝宝的头部，用手搂住宝宝的臀部，使头、肩、臀成一条直线。可以使用哺乳枕在手臂和大腿之间帮助支撑。

3. 另一只手从根部托乳房，用乳头逗宝宝的鼻尖，宝宝张大嘴时，轻推宝宝的背部，含住妈妈的乳房。也可以使用辅助的枕头或者用哺乳枕稳住宝宝的身体，帮他含住更多乳头和乳晕的部分。

Tips

1. 哺乳时将宝宝的头部上移，不要放在前臂中间的位置，可以减轻承重。
2. 一定要避免宝宝“肚皮朝天”吃奶的现象，不利于宝宝舒适地吞咽和呼吸，还会导致吃不饱甚至哭闹。
3. 当宝宝熟练吃奶时，妈妈要放松下来，不要总低头看宝宝，放松颈椎。

橄榄球式

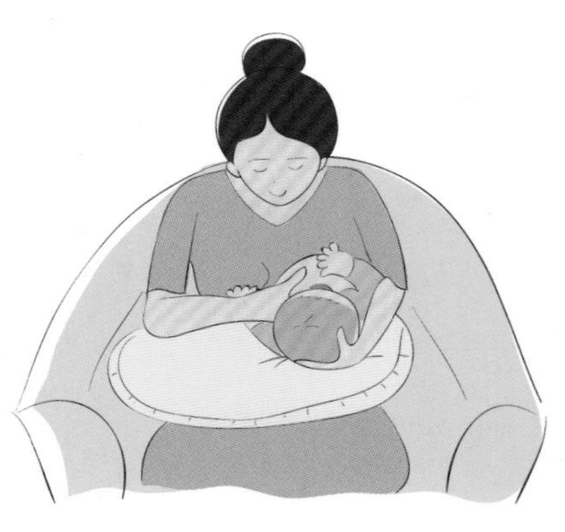

适合：产后可以坐姿哺乳的妈妈、双胞胎的妈妈、剖宫产后的妈妈

姿势要点：

1. 妈妈坐在椅子上，身体坐直放松，后背放置靠垫，需要使用哺乳枕。

2. 妈妈用右手托住宝宝的头颈，将宝宝的身体放在腋下，躺在靠垫或者哺乳枕上，宝宝的头、背、臀部成一条直线，面对妈妈。橄榄球式不需要腹贴腹，但是宝宝下巴必须贴紧妈妈乳房，头自然向上扬，鼻子和妈妈乳房要有空隙。

交叉搂式

适合：早产儿、吮吸力弱、衔乳有困难的小宝宝，乳房较丰满的妈妈

姿势要点：

1. 妈妈坐起来，如果用右边乳房喂奶，就用右手从外侧根部远离乳晕的地方扶住乳房做好支撑，左手从宝宝身后搂住他，手掌张开，托在宝宝的后脑勺，注意不要掐宝宝脖子。（用左边乳房喂奶就反过来）

2. 使用靠垫或者哺乳枕，帮助宝宝含乳。

3. 哺乳的时候妈妈用左手肘夹住宝宝的臀部（如果用左边乳房喂奶，就将宝宝夹在右手肘和身体之间），避免吃奶时滑落。

4. 宝宝吮吸吞咽顺畅以后，妈妈可以将扶乳房的手撤出来，改为双手交叠支撑宝宝头部。

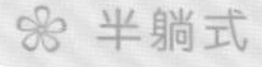

半躺式

适合：产后早期皮肤接触时哺乳、乳头混淆的宝宝亲喂、乳房大、奶冲的妈妈，双胞胎的妈妈等。

这是一个适用性很广泛的姿势，又称为“生物养育法”，有着很特殊的作用，例如纠正宝宝的乳头混淆，增强母婴联结，是适合妈妈乳头条件欠佳的哺乳方式。在产后早期即可使用，是最理想的。

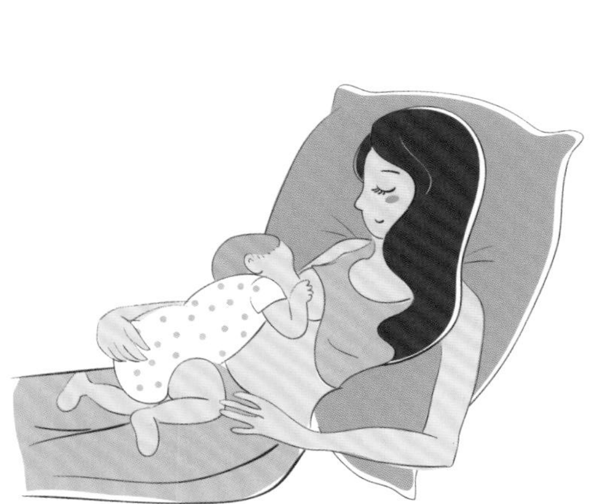

姿势要点：

1. 妈妈背后放靠垫或者枕头，身体和床面呈30°~45°的姿势半躺下，角度一定不要太大，妈妈身体尽量后躺放松，宝宝半趴在妈妈的乳房上，或者以斜趴在妈妈胸腹的姿势哺乳。

2. 妈妈的手臂适当搂住宝宝的臀部，防止滑落。

半平板式

适合：有乳汁淤积的妈妈

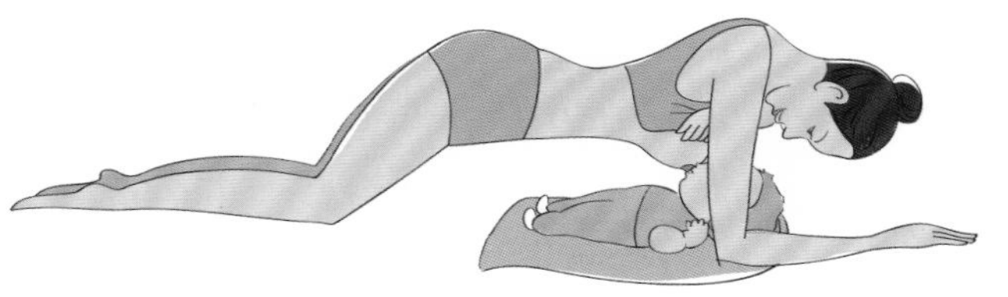

这是一个“急救姿势”，平时不需要常规使用，因为需要足够的支撑，也会耗费妈妈的力气，但是在出现某个地方乳汁淤积的时候，妈妈可以短时间内使用这样的姿势来进行哺乳。

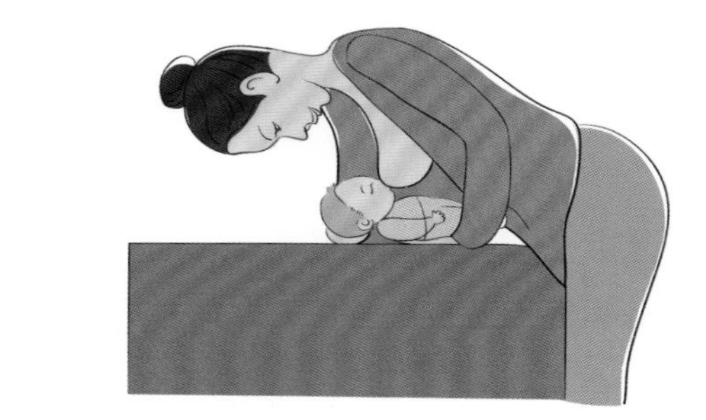

1. 让宝宝平躺在安全的床面。

2. 妈妈趴在宝宝身体上方，上半身使用“平板支撑”的姿势，前臂与上臂呈 90°，身体平行于床面。但妈妈不需要完全做个标准的平板支撑，可以用手膝支撑的方式来承担身体的重量。

3. 妈妈将乳房下垂成漏斗状让宝宝吸吮，同时转动身体将有乳腺管堵塞的部位对准宝宝的下巴，但是需要注意避免堵塞宝宝的鼻子，也可请家人帮助观察。

以上哺乳姿势的建议并不是绝对的，而是需要根据妈妈和宝宝之间的具体情况和配合程度来适当调整，而无论选择何种哺乳姿势，最关键的是让你和宝宝感觉最舒服！

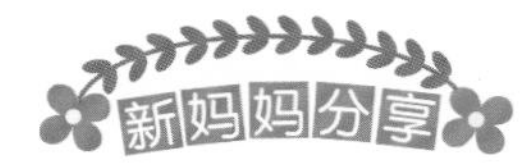

一个关于母乳的承诺

上天的惊喜改变了我的全世界

2015 年随着冬日将至，上天悄悄地为我们送来了一个意外的惊喜。对于刚刚建立起的小家庭来说，这个小生命无疑是一个挑战。新的家庭成员、新的身份转换都需要我和我的先生一起去适应。

我是一个“90 后”，宝宝的到来，我心中更多的是迷茫和惶恐，我不知道该怎样孕育她直到健康出生，不知道怎样才是最好的教育，不知道怎样抚养她长大，甚至开始担心她的到来会对我们的家庭产生怎样的影响。太多的零认知让我一度陷入精神紧张的状态，好在我的先生对我一直开解和安抚，常常找他人的孕期生活经验与我分享。

从盲目担心到科学孕育小生命

都说孕初期是一个非常谨慎小心的过程，好多生过宝宝的朋友都会友情提示我，不要以为怀孕是最辛苦，卸货后才是挑战的开始。所以整个孕初期我都在知妈堂努力学习，一切从零开始。每节知识课我都不会错过，甚至一节课听很多遍，录音、拍照、记笔记，生怕大家说的“孕傻”使我错过什么。

尤其是产后喂养这一大板块，对我产后有规律地喂养宝宝，使宝宝的生长曲线稳定增长，都有了很大的帮助，让我这个新手妈妈不至于混乱、焦灼又手足无措。还有准妈妈自身的身体护理等方面，都收获了有效的方法和丰富的知识。

每次课后和其他妈妈一起聊天，分享学习心得，老师会及时且热心地解答问题，让我从零认知一步步了解各个领域我所要学习和准备的。

新手妈妈的母乳之路

2016 年 8 月 14 日晚上 10 点左右，突然的规律宫缩和阵痛让我感知到宝宝即将要与我见面。15 日凌晨 1:20 躺上产床，1:47 听到小宝宝第一声啼哭。“你好，欢迎你来到了妈妈的世界，宝贝，你准备好了吗？妈妈已经等你很久了。”

记得宝宝刚刚出生，我还在待产室留下观察，护士把宝宝放在我的旁边，第一句话就对我说，没事就可以让宝宝开始嘬嘬了。没有想到，她的小小嘴巴劲儿可不小，开始我还不以为然，一天下来，整个乳头开始皲裂，最后在月嫂丰富的经验和细心护理下痊愈，并且适应了宝宝的吮吸。

和大多数妈妈一样，没两天我就胀奶了，整个乳房像两个大气球，一根根血管都清晰可见，碰一下感觉就要疼到爆炸。在医生的指导下，用常温水敷着额头和乳房，让身体降温的情况下，冷敷也能使奶量不再那么多。

回到月子中心，月嫂帮我调整了合适的睡姿和宝宝吃奶的作息，每到快胀了宝宝正好开饭，我记得老师说过，宝宝的小嘴胜过一切的通乳师和吸奶器，这样不仅避免了我用吸奶器越吸越多造成乳腺堵塞，也保证了宝宝的奶量。

在宝宝两三个月的时候，偶尔有事出门备奶，根本不像以前可以吸出足够的奶量，我自己

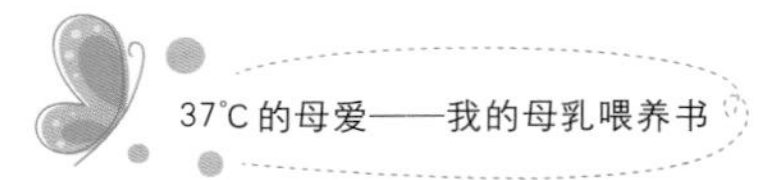

明白这只是一个供需平衡的表现，然而姥姥并不能理解，情急之下有些责备，让我一度压力很大，有过争吵和难过，也曾被家人不理解和埋怨，也有过生气回奶，又生气又不敢生气。我仍然清晰地记得那段日子，当然我很感谢我的宝宝，虽说是每隔两个小时吃一顿，有时候一个月不到的她半夜甚至睡四五个小时，可能她同时也在体谅着妈妈，很多时候我们都很默契，宝贝静静地吃饱睡着，默默地完成所有动作，不去影响第二天还要上班的爸爸，或许这就是大家所说的天使宝宝吧。

很多次，我托着腮看着熟睡中的宝宝，她的一个笑容却让我觉得什么都值得，这一切只因为一个关于母乳的承诺。

穷养富养不如爱养

爱是世界上最伟大的力量，也是最温润的滋养。“穷养富养，不如用爱养”，这是演员黄磊解释自己对孩子的教育，他说把爱放在心里，这样的人生才会幸福。

自然生产和母乳喂养是上天赐予每个宝宝的礼物，这也是宝宝应该享有的权益，谁都不可以剥夺。我是带宝宝来到这个世界的人，我更要尽我所能做到最好。喂养期间，能亲喂我一次也没有偷懒，宝宝如今已经9个多月了，我还坚持除了辅食外纯母乳喂养，大家都说我一天比一天瘦，劝我给宝宝加上奶粉。我认为，只要保证自我体质健康和自身条件满足的状态下，能用母乳喂就不加奶粉。现在每次出门都有人夸宝贝养得好，白白胖胖，我从心底里感到自豪。

都说在爱中培养的孩子纯真可爱，能够敏锐地感知捕捉生活的精彩，也能自由畅快地表达自己的爱。现在想想，宝宝出生没多久，无论见到谁都那么爱笑，也是在这时候就感受到了妈妈的爱吧。如今已经时隔数月，仍然感触，度过了最煎熬的一段日子，但也是甜蜜的折磨，你在成长，我也在练习。我会尽我所能，给你我所能做到的最好，感谢你来做我的宝宝，妈妈会为了你更加努力。

梁程

更多母乳喂养故事，请扫描二维码

Chapter 3 第三章

从知道到做到，你需要实践

第一节 了解你的新生儿

跨入新生的步骤

宝宝出生以后，肺部扩张发出第一声啼哭，宣告自己来到这个世界，这也提醒父母，从这一刻开始，就要努力学习“婴语”！很快宝宝就放松下来了，这时，他的嘴巴、手部、身体都是放松的，宝宝可以不穿任何衣服，妈妈的上半身也可以是裸露的，妈妈带着37℃体温的皮肤是宝宝最好的暖箱，如果怕着凉，可以在宝宝背后搭上毯子保暖。放松的状态下，最易激发宝宝的本能，最能让宝宝回味到在妈妈肚子里的感觉。

几分钟以后，宝宝会睁眼睛看看妈妈的方向，会动一动嘴巴和身体的其他部位，开始活跃起来，嘴巴慢慢张开，试图寻找妈妈的乳头。但新生宝宝的体力很有限，还不足以将沉重的头部支撑起来，也无法很快地爬到妈妈的乳房上，他需要休息，因此这需要妈妈耐心等待和支持，妈妈也可以在这个时间内短暂地休息一下。

在理想情况下，如果宝宝出生即刻便被放到妈妈肚子上，产后半个多小时，宝宝经过休息，蓄积了能量，会慢慢地爬行蠕动，并接近妈妈的乳房和乳头，不过不一定是直接吃上奶。他会表现出一系列的动作，伸舌头舔嘴唇，舔妈妈的皮肤，舔自己的拳头，或者用鼻子触碰乳头，用手抚摸妈妈的乳房，这一切的动作都表明，宝宝在借此机会熟悉妈妈的乳房。这个过程可能会花掉一段时间，妈妈可以用手轻抚宝宝的臀部和背部，看着宝宝的眼睛，温柔地和宝宝交谈。

度过了这个阶段，宝宝会开始自主吸吮妈妈的乳头了，这差不多是宝宝出生后1个多小时的事啦！如果妈妈用了麻醉，或者剖宫产，可能需要更长一些时间来完成前面的步骤，再开始吮吸，妈妈产后如果有伤口的疼痛，皮肤接触会更重要，也可能会需要一些帮助。到最后，宝宝吸吮完成之后，放松地进入睡眠阶段，这个过程里面所释放出来的催产素也让妈妈放松，妈妈也可以和宝宝一起休息。

从出生后开始皮肤接触，到真正地完成第一次自主含乳，每对妈妈和宝宝需要的时间都有差异，你们之间的熟悉也需要相互配合与沟通，这并不是单方面的，而是需要彼此的交流。同时，大家需要了解，第一次吃奶不需要规定宝宝必须吃多少，吃多久，而是给宝宝一个放松的环境和陪伴，让他熟悉妈妈的乳房，熟悉这样一种亲密的方式，让他有一个非常自主的开端。有一些宝宝可能会频繁地醒过来表现出找奶的样子，还有一些宝宝可能会睡一个长觉，然后密集地进食，持续不断地吃奶，间隔非常短，让妈妈在这段时间内休息不足。遇到这种情况，妈妈们不要惊慌，也不要认为是宝宝饥饿，要明白这是宝宝了解世界的方式之一。随着宝宝的生长发育，他的进食和睡眠都会发生调整，并不总是和刚出生那段时间一样。

认识世界的三大法宝：吃－睡－哭

吃

宝宝出生以后，逐渐开始认识这个世界。宝宝认识世界的第一大法宝就是吃。每一个宝宝都是独特的，妈妈需要掌握正确判断摄入量的方法，确保摄入足够，就不必怀疑宝宝吃奶间隔太长或者太短，那是宝宝自主的行为。让宝宝做主！

睡

宝宝认识世界的第二大法宝就是睡，有研究表明，宝宝在新生儿早期超过一大半的时间在睡。出生后头两个小时，大部分的宝宝处于一个安静而清醒的阶段，对这个世界充满了好奇，然后，依次进入浅睡眠、深睡眠。在出生后的第一个 24 小时，大部分宝宝的睡眠可能占大多数时间，到了第二个 24 小时，宝宝清醒过来的次数明显地增加了，寻找乳房的动作越来越密集，哭泣的次数也越来越多。宝宝每 2~3 小时吃一次奶，之后 4~5 小时长时间睡觉，这种模式很多。但 1 个小时甚至更短就吃一次，断续睡眠，频繁吃奶，也是常见的产后早期状态，宝宝很聪明，少食多餐的进食方式可以增加和妈妈的磨合机会，来逐渐适应在子宫外的生活。妈妈需要了解宝宝的睡眠模式和转变过程，持续观察宝宝，这是你们彼此了解的窗口。

哭

宝宝认识世界的第三大法宝就是哭。只要宝宝哭了，家人的第一反应可能就是宝宝饿了，或者怀疑上一次是不是没有吃饱。其实，我们可以找到宝宝很多哭的理由，例如尿了、大便了、热了、冷了、干燥了、痒了、困了、累了，还有各种不舒服、无聊了，要求抱抱安抚，需要妈妈们耐心地一一排除。

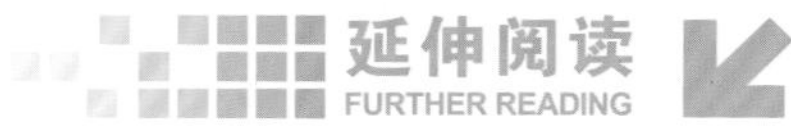
延伸阅读 FURTHER READING

宝宝的 6 种不同状态

一个健康正常的宝宝有 6 种表现不同的状态，分别是安静睡眠、活跃睡眠、瞌睡、安静警觉、活动警觉以及哭闹阶段。

安静睡眠，又叫深睡眠，就是宝宝睡得“很沉”、很安稳、身体一动不动那种状态。这时候宝宝不容易醒过来，给宝宝喂奶可能是不吃的。

活跃睡眠又叫浅睡眠，就是宝宝睡得不踏实，拳打脚踢。宝宝们在浅睡眠中，会有微笑、做鬼脸、打哈欠、吸吮的动作，甚至会睁开眼睛。越小的宝宝会有越长时间的浅睡眠阶段，这时候宝宝并不是清醒的，睡眠当中的表现也只是一些正常反射，并不是有意识而为之，尤其是吸吮，妈妈往往以为宝宝是饿了，其实只是原始反射。这时候给予一些温和的刺激，例如抚摸、换尿裤等，可以把宝宝唤醒。更多的情况下，妈妈可能误会宝宝醒了，直接将宝宝抱起，反而打扰了他的睡眠。

另一个状态是瞌睡，也就是半清醒状态。宝宝会眯着眼睛，或者睁开看看，可能会有像是被“惊吓”的肢体活动，但总体上是比较放松的，这时候让他吃奶，宝宝可能会温和地吸吮，如果环境安静，妈妈的怀抱舒服，他就会入睡。如果不喜欢现在的抱姿，或者睡眠得到了满足，则会清醒过来，提出其他的需求，也许使用哭来告诉爸爸妈妈自己需要抱抱或者换尿裤，也许是先看看周围，玩耍一下。

当宝宝从瞌睡当中清醒过来时，处于一种“安静警觉”的状态，宝宝会睁大眼睛，观察面前的妈妈或者是爸爸，肢体活动比较少，他很平静，还没有开始烦躁起来，这是喂奶的好时机。这时候如果用手指触碰宝宝的嘴唇或者脸颊，他会变得更警觉，也会转头跟着手指移动，表现出找妈妈乳房的动作。

接下来，宝宝进入“活动警觉”的状态，宝宝需要满足被拥抱、换尿裤、解决冷热等不适以及吸吮和吃奶的需求，这也是喂奶的最好时机，如果立刻得到满足，可能就会变成上面的安静警觉的状态，或者再次入睡，否则就会开始大声哭泣。

最后一个阶段就是“哭闹”，宝宝往往因为大哭而让皮肤变得通红。对周围的刺激变得非常敏感，四肢活动幅度大，“哭闹”可能代表其他的需求，例如抱抱、胀气、需要安全感，也可能代表饥饿，但却是饥饿的“晚期”信号。妈妈如果要在这个时候喂奶，要先把宝宝哄好安抚住了再含接乳房，否则宝宝可能会不吃奶，烦躁地甩开，甚至咬乳头，或者吸几口哭得更厉害，妈妈和家人们不要误认为是因为奶少宝宝吸不出来而哭。妈妈要耐心地抱着他，和他进行皮肤接触，摇动手臂，轻柔地唱从孕期一直唱的歌，或者和宝宝说话，耐心地给予各种尝试，让宝宝平静下来，再继续喂奶。

由此可以看到，我们不能等到宝宝哭了才想到要喂奶，应该在宝宝安静或者活跃还没有哭起来的时候提前喂奶。大哭的宝宝反而会抗拒乳房。我们要学会反复去观察和发现宝宝的状态变化，以及他展示出来的线索。

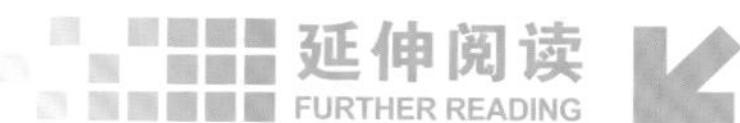

“第二晚哭闹”

宝宝在刚出生的一段时间内很安静，也能够安睡一段时间，到了第二天或者是出院回到家以后，这个小家伙就开始哭泣，无论爸爸妈妈手忙脚乱如何做，也无法安抚伤心的宝宝。绝大多数的妈妈都会怀疑是宝宝饿了，而自己的奶还没有“下来”。宝宝接受配方奶的添加，也往往是因为产后频繁的哭泣。那么这样的哭泣到底是为什么呢？我们称之为“第二晚哭闹”。

我的分娩很顺利，得益于我在孕期的学习和呼吸的练习，产后我就有初乳了，宝宝吃得也很好，很乖，我很开心，原来生完宝宝没有那么痛苦呀，心情特别美。产后第二天我们就回家了。可是问题来了，宝宝到了晚上一直不睡觉，我和宝爸哄呀哄呀，其间不停喂奶，我们实在是困得不行了，于是把怀孕期间我们一直放的音乐打开了，没想到宝宝哭了一会儿就不再哭了，他是不是在怀念待在妈妈肚子里的日子呢？接下来的几天，我们都给他放音乐，宝宝似乎不那么闹了，他是不是在向我们表达什么呢？可是我们没有听懂，就陪着他吧！

“第二晚哭闹”是一个泛指，大多数的宝宝出生一段时间以后，开始适应周围的环境，从而出现频繁的哭闹。但又不仅仅是指在第二个晚上，这种频繁哭闹也会在新生儿期的各个阶段持续，直到宝宝慢慢适应子宫外的生活。

为什么会有哭闹呢

新生宝宝感知周围环境的能力非常强大。他可以辨别出妈妈的声音，可以表现出更喜欢哪种味道，分辨不同的气味，利用这一点来确认最亲密的抚养者。宝宝对抚摸的敏感度很高，对温暖、寒冷以及疼痛同样也很敏感。

出生以后，宝宝脱离了子宫内虽然略微狭窄却恒温又密切包裹着的环境，到另外一个陌生的环境中，哭除了是他的语言，也是对环境变化高度敏感的反应。宝宝会频繁哭泣，因为这种信号可以获得最亲密的抚养者（应该是爸爸妈妈）的关注，父母如果能够持续提供类似子宫内的环境，是安抚宝宝哭闹的最佳方式，也能够更好地帮助他度过这个适应期。

如何应对“第二晚哭闹”

最好的办法就是进行温暖的皮肤接触，让他趴在妈妈的乳房上——离他待了9个月的“家”最近的地方，感受蒙哥马利腺体分泌出的类似羊水的味道，然后吮吸乳汁。这不仅仅是回味子宫内的环境，获得安全感，也是感知父母对自己的呼唤响应程度。如果爸爸妈妈快速响应，例如给他温柔的话语、熟悉的音乐，让他趴在胸前，正好让妈妈的脸处于宝宝的视线中，新生儿更喜欢人的面孔，宝宝会更有满足感，也能促进宝宝各种生理、心理以及社交能力的发展。

第二节 成功喂养的秘诀

皮肤接触

出生并不意味着妈妈就与宝宝彻底地分离，出生仅仅是一个里程碑，代表生命开始进入新的阶段，而接下来的路，宝宝依然需要你的陪伴与帮助。经历了孕早期、孕中期，以及孕晚期，出生后前三个月意味着进入“孕四期”，宝宝依旧需要延续在妈妈子宫内的包裹，依旧完全依赖妈妈的温暖，以构建他对这个世界的信任。尤其是早产儿，出生后的皮肤接触意义深远。

因此，当宝宝真实地到了你的面前，请你拥抱他。而这样的拥抱请不要间隔着厚厚的包被或厚厚的衣服，请将你胸前的皮肤裸露，让宝宝零距离地听到妈妈的心跳，感受妈妈的温度，闻到妈妈的味道。

这就是皮肤接触，一个简单而神奇的开端，一场延续生命的母婴共舞。它的时间越早越好，好处立竿见影，能够稳定宝宝的血压、血糖、体温、呼吸，能让睡眠时间更长、生长发育更好，并且能够增加催产素、泌乳素以及泌乳量，同时还可以缓解妈妈的生产压力，让母婴更好地开启下一段生命旅程。

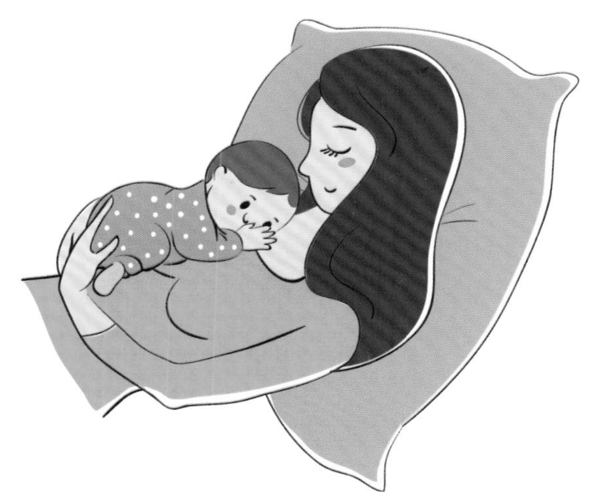

妈妈充满爱意地与宝宝进行联结，即通过产后立刻进行母乳喂养，持续的皮肤接触，眼神的交互，这样的过程持续整个婴儿期，会使得宝宝在童年早期更加的独立和自信。这种联结具有强大的力量，影响妈妈和宝宝双方的深刻内在独立性。如果母婴联结建立在出生之前，这就是对于已经安全的关系的自然深化。

以前，由于制度的限制，早产儿是禁止和妈妈“亲密接触”的，而只能待在造价昂贵的“生命岛”（模拟胎儿在子宫内环境的医学设

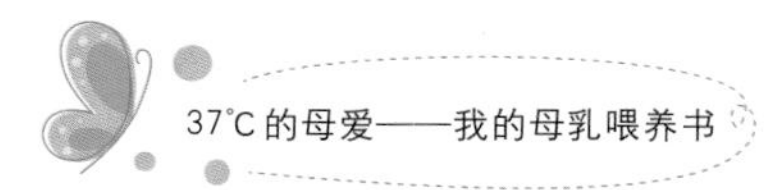

备）中。而著名的“袋鼠式育儿”法，重点就是宝宝与妈妈肌肤接触。早产或出生时体重偏轻的新生儿通过这种护理法，能够降低感染，降低严重并发症，减少体温过低的风险。“袋鼠式育儿”多年前就已经被提及，已是一种成熟的生命早期养育模式。

这种极为简单的方法，极为有效地缓解了婴儿的出生压力，让宝宝自主地趴在母亲的腹部，慢慢地睁开眼睛，抬起头，看到妈妈的轮廓，看到乳房上变深的乳晕颜色，闻到那里散发出来的像羊水一样的熟悉的味道，他会慢慢地往那里挪动身体，然后有力地含住妈妈乳房，开启人生中的第一次吸吮乳汁。要给予宝宝足够的时间，相信宝宝，相信本能。

母乳喂养不只是奶和乳房的问题，精髓在于母婴之间的联结，这样的联结往往在出生以后，因为宝宝被放置到一个遥远的婴儿床或者是月嫂的怀抱里而断裂。妈妈和宝宝找不到默契，找不到母婴共舞的节奏，而无法将这个优美的舞蹈持续下去。

当你的宝宝哭泣时，当你的宝宝无法入睡时，当你的宝宝不舒服的时候，请将他放到你的胸前，让他全身心地回味在妈妈子宫内的感觉，这同时也会让你们互相都平静下来，不再烦躁。深呼吸，抛弃焦虑，抛弃怀疑，让宝宝慢慢地适应在宫外的独立生活，妈妈慢慢地找到做母亲的自信。宝宝找到吃奶的节奏，妈妈找到配合的感觉，一切，重新开始，淡然而平静。

皮肤接触的要点

1. 宝宝出生以后，立即把他放置于妈妈的腹部，如果是剖宫产，尽可能靠近胸部的位置避开伤口，在产房、手术室、观察室等都可以做，宝宝趴在妈妈腹部时可以进行评分和擦干。

2. 妈妈的背部需要抬起30°~45°，可以抬高床头或在妈妈的背部放入枕头等支撑好身体。宝宝还不能自己支撑好头部，妈妈需要辅助宝宝将头部偏向一侧。根据当时的室内温度注意在宝宝背部盖上毛毯或者被子保暖。

3. 充分给予时间等待宝宝爬上乳房，妈妈需要给宝宝臀部和腿部一些力量，并保护宝宝不掉下来。

4. 即使宝宝因为某些特殊的原因，如分娩时使用药物镇痛、剖宫产等表现为嗜睡或仅仅舔舔乳头，也要给予机会让

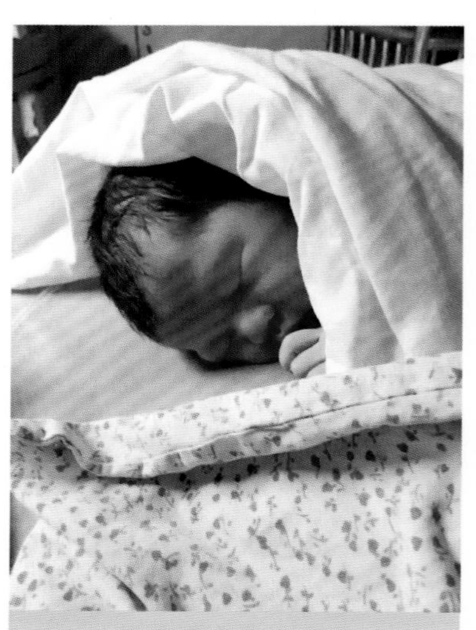
悠悠出生后1个小时
因为室内温度较低，给宝宝和妈妈分别盖了小毯子保暖。

母婴肌肤接触，这样妈妈身上的有益菌就可以定植到宝宝身上，预防产后感染。

5. 注意保护母婴的安全，皮肤接触时，要确保宝宝生命体征稳定。注意避免堵塞呼吸道，家人需要照顾和观察母婴的状况。

母婴三同步

母婴同室

有很多研究都证明，24 小时母婴同室是提升母婴联结的机会，能够获得最佳母乳喂养的开端，这也是当前促进母乳喂养的关键措施。所以，只要有可能，住院期的妈妈和宝宝就不要分离，这是非常重要的。

母婴同室并不是流于形式，妈妈和宝宝待在一个房间的最终目的是母婴的亲密皮肤接触和不设限制地进行哺乳。如果妈妈和宝宝虽然在一个房间，但是妈妈几乎不抱宝宝，哺乳也是限制的，甚至是用瓶喂，那么这仍然是有问题的。如果妈妈被要求为了“提升睡眠质量”，夜间将宝宝放到婴儿室由护士集中喂养，白天每隔 3 个小时将乳汁吸出来定时定量喂养，这样的情况下即使母婴同室，也会违背母乳喂养的生理规律，同时由于吸奶器吸出的奶量不足以代表真实奶量，妈妈往往会被建议添加配方奶，这样的操作严重地破坏了母婴的亲密联结和母乳喂养。让妈妈和宝宝更好地休息，其实最重要的是母婴同步入眠。

母婴同眠

妈妈应该和宝宝保持同步的生活节奏。很多妈妈在孕晚期时，发现自己夜间醒过来的次数增多了，其实，这是在提醒妈妈提前适应产后早期频繁喂养的生活模式，前面我们分析了新生宝宝的胃容量和喂养模式，少食多餐确实是最好的进食方法，也符合人类婴儿生命早期的吃睡规律。当宝宝醒过来需要哺乳，妈妈可以及时响应，当宝宝入睡，妈妈需要抓紧时间和宝宝一起入眠，保证每天 8 小时的睡眠是最理想的。其实妈妈们也不必担忧，随着宝宝的逐渐成长，他的睡眠模式会越来越接近成人，片段式的睡眠只是产后早期比较多见，绝大多数的妈妈都能很好地度过这个阶段。

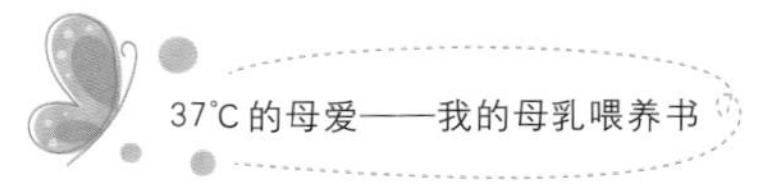

母婴同心

产后早期不分离地母婴接触和作息同步，最终达到的目的是母婴同心，妈妈和宝宝在这个过程中互相磨合，熟悉彼此，妈妈很清楚地理解宝宝不同的哭泣状态所表达的意思，宝宝也会有自己的表情和动作来与妈妈交流。

妈妈的心态平和温暖，自信而耐心，充满爱意地照顾自己的新生宝宝，宝宝的规律性强，生长发育良好，情绪表达容易被家人捕捉，并被充分满足，安全感很好地建立，这样的母婴关系并不容易出现母乳喂养问题。相反，妈妈在产后焦虑紧张，慌乱和无助，容易辨别不清楚宝宝的需求，情绪出现较大的波动，也会反过来影响宝宝的行为。在产后进行的母乳喂养问题管理评估当中，有相当一部分妈妈并不是奶不够的问题，而是没有足够了解宝宝，没有建立起正常的母婴关系，宝宝不能分辨谁是“妈妈”，而妈妈也没能完全进入自己的责任角色当中，这些都与妈妈孕期的学习密切相关。

第三节“下奶”不用等三天

帮助“下奶”的方法

乳汁在孕期就开始悄悄地形成了，当然不用等到第三天才“下奶”！而且，也一定不能坐等！我们需要主动出击！通常说的“下奶”是指乳汁大量分泌。其实到了产后胎盘娩出，泌乳素、催产素水平急剧上升，乳汁分泌自然就踏下油门。这时我们可以做什么，让这个分泌速度再快一点呢？

武器一：皮肤接触

皮肤接触可以激发妈妈和宝宝的本能，增加泌乳素和催产素以及奶量，在前面的章节中我们已经说过了，这是一件“神器”，大家一定要牢牢掌握在手中。

武器二：频繁有效地吸吮

如果你发现乳房不胀，挤不出来乳汁，用吸奶器也吸不出来，还发现宝宝总是表现出“找奶”的样子，总是哭泣，那么你可能会很担心，认为就是没有奶，这时要正确地进行判断。在这个基础上，我们就要边做皮肤接触，边使用正确的抱姿和含乳姿势，让宝宝频繁有效吸吮妈妈的乳房。

在正确判断摄入的基础上，上面提到的几个问题并不需要焦虑，正因为乳房不胀，宝宝才有机会充分而容易地含接乳房，迅速掌握吃奶这项需要熟悉的技术。挤不出来乳汁没关系，吸不出来也没关系，宝宝的小嘴是最实用的。宝宝总是看起来不满足，是的，他从待了9个月的温暖房子出来还需要时间适应，他在跟妈妈交流。那么，让我们在一起吧，很快就相互熟悉了。越熟悉，身体里产奶所需要的激素就会越来越好地发挥作用，同时宝宝把妈妈乳房里的初乳都吃到肚子里去，乳房才会收到越来越多和越来越频繁的信号：快快产奶！从而满足宝宝的需求，宝宝才是妈妈最好的开奶师！

武器三：放松心态，让自己舒适

分娩是一场体力劳动，妈妈们产后可能会感到疲惫，如果是剖宫产的妈妈，因为产后伤口疼痛可能会无法翻身和使用舒适的姿势哺乳。这个时候，妈妈需要更多的帮助来找到最舒适的哺乳姿势，必要的情况下可以寻求专业哺乳顾问的帮助，以减轻产后过度的体力消耗，同时，孕期充分的知识储备，尤其是对喂养方面的了解，让你能够很好地配合新生宝宝的需求，跟着宝宝一起调整作息。

在很多国家，例如加拿大、美国等，无论是经阴道分娩还是剖宫产，产后回家以后，如果妈妈感到疼痛是可以向医生咨询并使用镇痛药物的。我们国家产后早期由于担心药物的影响，主动向医生要求使用镇痛药的妈妈非常少，但实际上，忍痛哺乳可能并非最佳选择，疼痛本身也会大大抑制乳汁的分泌。剖宫产的妈妈产后疼痛更为严重，一方面妈妈要争取自然分娩，另一方面，权衡利弊短期使用药物应对疼痛，减轻哺乳的不适，也是可以考虑的选项。多年前北京大学人民医院产科就对产后要求镇痛的妈妈做了研究，发现使用布洛芬和扶他林都可以很好地帮助妈妈们应对产后的疼痛，布洛芬是被全球广泛证实安全有效的缓解疼痛（例如乳房肿胀、乳腺炎、伤口疼痛）的药物，哺乳期很安全，正常喂奶也不受影响，但因为说明书多年未更新，仍然标注“哺乳期禁用”，导致有一些临床医生也不敢让产后的妈妈使用。扶他林在哺乳期使用也是比较安全的。

武器四：正常饮食，多喝水

产后妈妈为了“下奶”，常常会着急进食大量的“催奶”食物，但此时的胃肠道功能还没有完全恢复，很多妈妈因为产后过度进补而发烧、堵奶等，反而不利于身体健康并影响了喂奶。奶并不是被妈妈吃大量的食物“催”出来的，而是被宝宝有效地吃出来的，妈妈不需要大量吃喝甚至暴饮暴食，保持正常清淡易消化的、符合家庭饮食习惯的食物的摄入即可。但需要提醒的是，产奶需要摄入足够的水，产后妈妈手忙脚乱照顾小宝宝的时候往往忙得顾不上喝水，别忘了这时候多喝水。

帮倒忙的措施

倒忙措施一：“等”

了解了泌乳的原理，我们就知道孕期乳房就具备产奶的能力了，很多乳房还会有分泌物的结痂证明其存在初乳，原本就不会有“产后前三天没有奶”的情况。但确实，产后早期的初乳尽管匹配宝宝的胃容量，但量比较少。我们就是需要频繁地让宝宝吸吮乳房，把里面存有的初乳吃到宝宝肚子里去，同时告诉身体：快加速产奶吧！这才能够促进乳汁的分泌，让奶尽快下来。因此，奶不是等来的，而是吃出来的，吃得越多产得越多，产后最不能做的就是等，这是帮最大的倒忙。

倒忙措施二：喂水、喂葡萄糖、喂奶粉

产后早期给宝宝喂水并不能让宝宝吃得更饱，却大大占据了宝宝的胃容量，让他没有能力再装下更多的奶，无助于妈妈产奶。喂葡萄糖同样有这样的问题，而且，葡萄糖的量不能很好地掌握，会对宝宝的血糖产生很大的影响。喂奶粉就更不必说了，妈妈们常听说，一次奶粉需要喂 30 毫升，这并非是因为宝宝的胃容量有这么大，而是一勺奶粉至少需要 30 毫升的水，实际上这个量大大地超出了产后第一天宝宝的胃容量。当我们一次性摄入远超过胃容量的食物时，想必是非常难受的，宝宝也是，过度喂养由此产生。同时，大家也可以看到，喂水、葡萄糖、奶粉都不是用乳房亲自喂养，这就涉及吸吮方式的改变，在宝宝的生命之初，还没有熟练地掌握好吸吮乳房的技巧时，就见识了另外一种有别于乳房喂养的吸吮方式，并且省力、量大。宝宝很聪明，也有自己的偏好，因为最初喂养方式的干预，导致宝宝后续出现乳头混淆的情况非常多，因此，这也是不利于妈妈下奶的措施。

倒忙措施三：暴力按揉乳房

乳腺组织的结构看起来像葡萄串，乳腺腺泡像一粒粒葡萄，乳腺管就像是葡萄枝，乳腺管在泌乳的过程中，并不是一个“存储”乳汁的地方，而是一个持续“输送”乳汁的通道，各个小乳管最终汇集到最大的乳管（最大的葡萄枝）上，通过乳头的出口而进入到宝宝的嘴里。如果对乳房进行暴力的按揉，会让乳腺腺管和腺泡受到严重的伤害，乳汁就会四处散落，无法从腺管当中被吃到宝宝肚子里，反而会容易导致炎症甚至化脓。暴力按揉乳房，会极大地危害妈妈的健康和母乳喂养。

新妈妈分享

37 ℃的母爱

每个哺乳的妈妈都有自己的付出与坚持，母乳不仅是充满营养的，而且是充满了母爱的。

爱的逆袭

通过知识的学习，在整个孕期我对将要进行的母乳喂养充满了信心。我也知道“乳汁”不是等出来的，要早接触、早开奶。于是我在产程中就主动跟医生沟通，当我生产完毕、医生清理好宝宝之后，医生就第一时间将宝宝抱到了我的胸口，让宝宝自主寻乳并且吸吮。所以，很快我的女儿闪电宝宝就享受到了人生的第一顿“美餐”了。最初的乳汁含有轻泻成分，能使宝宝体内的胎便完全排出。因为闪电很快地喝到了母乳，胎便排得也很顺利。

初乳呈黄色，像融化了的黄油一样浓稠，这其中含脂肪量也较高、营养丰富。这时候的乳汁凝聚了妈妈在整个孕期吸收的营养。对于正常的新生儿来说，这是最好最安全的粮食；而对于早产儿或者天生免疫力低下的宝宝来说，母乳不仅是粮食，还是“药”。我家宝贝闪电不是早产儿，但是出生之后也只是一个5斤多的“小瘦子”，也就是凭借着母乳的营养，体重按照一天一两的涨势，不断增长。到3个月的时候，闪电就从一个“小瘦子”逆袭成了“胖娃娃”。

爱要坚持

但是坚持母乳喂养并不是想象的那么容易。每个全母乳喂养的宝妈都有一颗持之以恒的心，有不怕苦、不怕累、不怕疼、不怕烦的精神。

月子里的孩子吃“片儿奶”，基本上2个小时就要喂1次。白天好说，但是晚上起夜的确辛苦，我在月子里一夜要起四五次喂奶，到半年后一夜还要起个两三次，但也都在坚持。

产假结束之后，回归工作了。我每隔3个小时左右就开始在满单位找空房间，将乳汁吸出，再将乳汁放在冰包里面冷藏，拿回来可以供宝宝第二天白天食用。

最近网络上有一句很流行的话：“每个新手妈妈，都是跌入凡间历劫的上神。”在我看来，只有历过劫，新手妈妈才能让自己变得更加强大，和宝宝共同成长，成为更好的自己。

爱与美丽

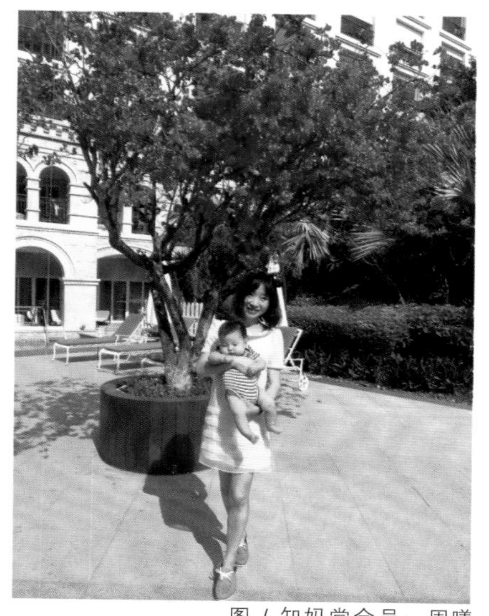
图 / 知妈堂会员：周曦

美丽永远是各个年龄段女性永恒的话题。在我认识的新手妈妈中有的错过了“早接触、早开奶”的黄金时期，一度导致乳汁不足，只能靠努力吃喝努力追奶。所以，身材恢复不理想。也有的妈妈因为怕乳房下垂，月子里就断奶了。

我自己因为在产后奶水过于丰富，吃的营养都给了“奶水”，而自己的身体恢复没有跟得上，面黄肌瘦，头发也掉得厉害。爱美之心人皆有之，我也动摇过。但是一看到怀中宝贝无邪的笑脸，我觉得其他什么都不重要了。母乳是小婴儿最好的食粮。

其实，母乳喂养本不会给美丽减分，产后身体的变化大多是激素原因造成的。很多妈妈不喂奶也会遇见掉发、发福等烦心事。乳房下垂是一种正常的生理现象，由于乳房腺体和结缔组织经过增生肥大和萎缩后使乳房的皮肤弹性降低，支持韧带拉长，使乳房的皮肤弹性降低。这种现象将在断奶后会逐渐恢复。产后脱发现在也很普遍，孕妇分泌的雌激素较平时增加，脱发的速度也就变慢了，这样一来，头发的寿命就延长了。分娩之后，体内雌激素水平恢复正常，那些“超期服役”的头发便会纷纷“退役”，而新的秀发一时又生长不出来，但大约在产后6个月会逐渐恢复。至于身材，只要在孩子断奶之后下定决心，少吃多运动，一定能恢复的。

爱的传承

母乳喂养是人类的本能，任何年代、任何人种、任何职业的母亲都可以进行。千百年来，我们的祖辈也是以这样的方式孕育和延续生命。而在物质充裕的今天，人们的选择多了，很多人却放弃了这种“本能”。其实，无论是在什么时候，奶粉只是母乳的替代品。与人工喂养相比，母乳既方便又安全，不必考虑奶粉来源、奶瓶消毒、奶粉比例等诸多问题。

我之所以坚持母乳喂养，也是受到了自己母亲的鼓励。我也是从小吃妈妈的奶水长大的，所以身体一直很好。我也希望自己的女儿从小就身体棒。另外，妈妈在给宝宝哺乳的过程中，会促进母子感情交流，令宝宝形成对母亲的感情依赖并产生信任。这种信任感是宝宝对周围世界的信任和安全感形成的基础。我的妈妈通过母乳喂养把她37℃的爱传递给了我，现在我自己做了母亲，也通过这种方式将我的爱延续下去，传递给我的宝宝。

爱的分享

乳汁供需平衡是一种最佳的理想状态。但是因为产妇个体差异、宝宝食量差异，在母乳喂养过程中会有供大于求、供小于求的情况。这个时候，如果大家能够分享是再好不过的一件事啦！

在国家层面上建立母乳库，因为母乳检测、储藏设备、消毒设备等条件、经费的限制，的确有一定的难度。而在熟人之间（最好是孩子月龄相仿的情况）分享母乳是一个值得提倡的行为。

我有一个好朋友，因为月子里家中发生了点儿事，影响了心情，一度乳汁分泌困难。她孩子也喝不惯奶粉，宝宝一度体重增长缓慢，可真急坏了这一家人！这个时候我们同一个圈子中的妈妈都把多余的“冻奶”与她分享，她的心情也得到了改善。她的“追奶”之路十分顺畅。现在她自己的奶水也非常好，还有富余的能拿出来“接济”其他妈妈。这就是爱的力量，女子本弱，为母则强。

如果说，孩子出生是母婴的第一次分离，那么母乳——这份37℃的爱，又重新将母亲和孩子连接在了一起。

周曦

产后早期补充喂养

补充喂养的风险和评估

我周围好多妈妈包括我自己，孩子出生之后都被要求加奶粉，我是回老家生的，那家医院让宝宝出生以后都加奶粉，免费给的，一到时间家长都排着队领奶，我不想给宝宝吃，儿科医生还特意跑来让我签免责声明，出现低血糖、黄疸都要自己负责。家里人也都让我听医生的，我都差点急哭了，好在我努力给宝宝吃，第三天突然奶就多得吃不完，一直喂下来都是纯母乳。我真后怕，那种被所有人不分青红皂白逼着加奶粉的感觉真的太糟糕了。

爸爸妈妈是宝宝的第一监护人，没有特殊的情况，婴儿在出生后最初 6 个月应该进行纯母乳喂养。即使进行补充喂养，也并非是随意性的。爸爸妈妈要坚持科学喂养的方式，了解不同喂养方式存在的区别和风险。

补充喂养对建立良好的母乳喂养关系是有破坏作用的，干扰了正常哺乳。宝宝减少吸吮自然会降低学习吃乳房的熟练度，妈妈泌乳会延迟，奶量增加不理想，也为产后出现较为严重的生理性乳胀埋下了隐患。补充喂养造成的乳头混淆对后续妈妈亲喂的负面作用需要引起高度重视，这往往成为妈妈很早就断奶的常见理由。对于没有出现脱水的宝宝，常规补充喂养水或者葡萄糖水并没有作用，会干扰宝宝摄入乳汁，得不偿失。中国疾控中心妇幼保健中心曾发布的“城市婴幼儿过敏流行病学调查项目”研究提示，产后前三天的配方奶添加，改变了宝宝正常肠道菌群的建立，大分子牛奶蛋白进入没有密闭的肠壁，异源性蛋白质造成的“致敏”将宝宝过敏的风险增加了 40%。

在任何补充喂养开始之前，都应该由受过泌乳专业训练的人员对妈妈和宝宝进行正式的评估，评估包含的内容非常丰富，而这些才是判断宝宝到底是否摄入足够，到底是不是应该添加配方奶的医学指征。

评估人员应该完整地观察妈妈喂奶，看一看妈妈的抱姿如何，宝宝的含乳姿势如何，乳汁的转移效果，宝宝的黄疸情况 ，大便的颜色和转变状态，以及大小便这几天的排出量，宝宝的出生体重和生理性体重下降值（这并不代表必须加配方奶），还有那些被妈妈提到的问题，例如乳头疼痛，感觉奶不够，宝宝很烦躁，哭闹太多，不会用手挤奶等，都需要关注。妈妈也需要知道，当你寻求专业的哺乳顾问来帮你进行母乳喂养时，她应该至少做到以上的评估。才能决定你们下一步的行动是什么。

事实上，产后早期随意添加配方奶的比例几乎高达 90% 以上，妊娠期糖尿病、巨大儿、黄疸、生理性体重下降、哭闹严重、妈妈挤不出奶来、产后用药等，都可能是妈妈面临“加奶粉”的借口，然而这些情况并非简单一句话可以解释，都要根据母婴双方的具体情况给予个体化的评估，最后由妈妈来做这个决定。

补充喂养的工具和原则

补充喂养的工具除了最常用的奶瓶，还有多种方法可供选择，例如用勺、注射器，还有乳房旁加奶器，有一些早产儿还会用到手指喂养等。对于所有的补充喂养方式来说，并没有哪一种方式具有绝对的优势，都要考虑到摄入方式的改变带来的影响，用勺喂、乳房旁加奶器、注射器等都是脱离乳房喂养的方式，都有可能使宝宝吃乳房的技巧得不到巩固和熟练，也都有可能带来不同程度的偏好和混淆，因此只要有机会，就应该让宝宝尝试尽早吸吮乳房。

如果需要用到补充喂养，我们还是需要遵照以下原则：

1. 挤出的母乳是第一选择，在头几天可能挤不出足够的初乳，妈妈们需要在孕期了解这个阶段的问题，并准备好用手挤奶，并学会吸奶器的正确使用。

2. 如果妈妈自己的初乳不能满足宝宝的需求，世界卫生组织（WHO）建议使用其他妈妈的乳汁，但是是否能保证健康，需要妈妈自己去权衡（是否巴氏消毒），并且其他妈妈的宝宝需要和自己的宝宝月龄不要差太多。如果有母乳库的乳汁可选用，推荐选用母乳库的巴氏消毒的乳汁。只是我们国家目前只有上海、广州、南京、重庆等少数几个城市有母乳库，可使用捐赠乳汁，随着母乳喂养越来越普及，相信会有更多的母乳库出现。

3. 如果没有其他选择，选用配方奶。补充葡萄糖水并不合适，因为成分单一，并且对血糖有直接的影响。但同时需要记住，补充喂养是暂时的，一旦乳汁充足，就需要尽快进行母乳喂养。

❀ 补充喂养的量

当宝宝因为各种原因需要转新生儿科进行治疗和观察，妈妈可以和医生商量是否送母乳给宝宝，纯母乳对于新生宝宝的意义非同寻常。对于足月的宝宝，根据宝宝的胃容量变化来看，以一天 8 次喂养来计算如下：

产后第一个 24 小时：2 毫升 / 次 ~5 毫升 / 次

产后第二个 24 小时：5 毫升 / 次 ~15 毫升 / 次

产后第三个 24 小时：15 毫升 / 次 ~30 毫升 / 次

产后第四个 24 小时：30 毫升 / 次 ~60 毫升 / 次

产后第五个 24 小时以后：60 毫升 / 次 ~80 毫升 / 次

需要注意的是，上面这个量是完全没有乳房亲喂的量，如果妈妈还让宝宝吸吮乳房，需要重新评估添加量。如果宝宝喂养大约 12 次，单次喂养量还要适当下调。

从经验上来看，使用奶瓶进行奶粉喂养的宝宝，往往大大超出了这个量。产后第一天每顿喂 30 毫升，出生后 5 天每天每次 150 毫升，6 个月内的宝宝一次瓶喂量超过 200 毫升的常常会在人工喂养的宝宝中见到，这可能是宝宝被过度喂养的标志。

尽管配方奶粉罐上的使用说明有摄入量建议，包括随着月龄增加喂量的增加，但这并没有考虑到宝宝胃容量的正常状态和生理需求。诚然，胃是一个弹性非常大的器官，可以被撑得很大。宝宝有非常强烈的吸吮需求，当奶嘴进入嘴里会本能地吸吮，只要吸吮，负压就会源源不断地将奶液压到宝宝嘴里，为了避免被呛到，小婴儿无法反抗，只能不断吞咽，直到奶瓶中的液体耗尽，或者完全无法进食。但即使是成人也会知道，吃得太饱很不舒服，宝宝也是，七八分饱足以健康成长，不需要每一顿都定量必须吃完，妈妈每天的奶产量不同，宝宝每一天的食量也不同，这两者是匹配良好的。所以，奶瓶喂养其实也需要按需。

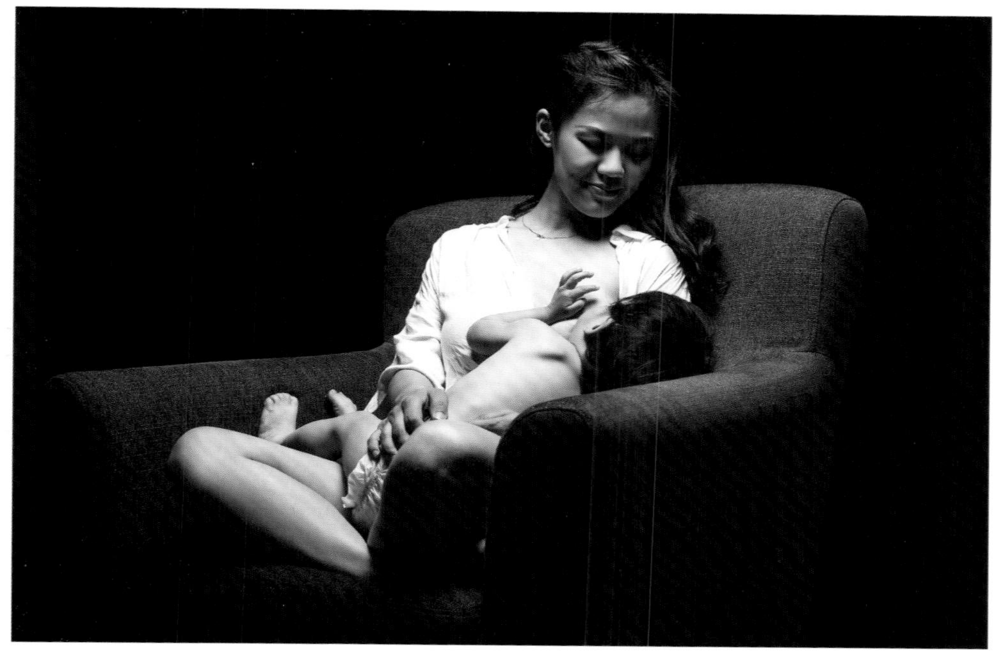

图 / 知妈堂顾问：王玥菲

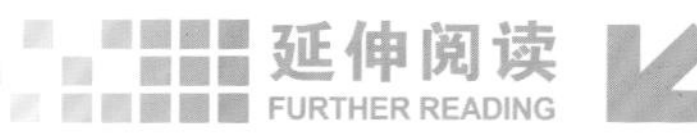

瓶喂，也需要按需

首先，为了避免负压带来的流速过快，宝宝用奶瓶吃奶时要尽量将身体直立起来，不要平躺，小月龄宝宝需要家人有支撑地倾斜着抱，奶瓶要尽量放平，不要垂直。喂的过程中奶液充满奶嘴头部即可，同时观察宝宝的吮吸和吞咽，适时让宝宝停下来。

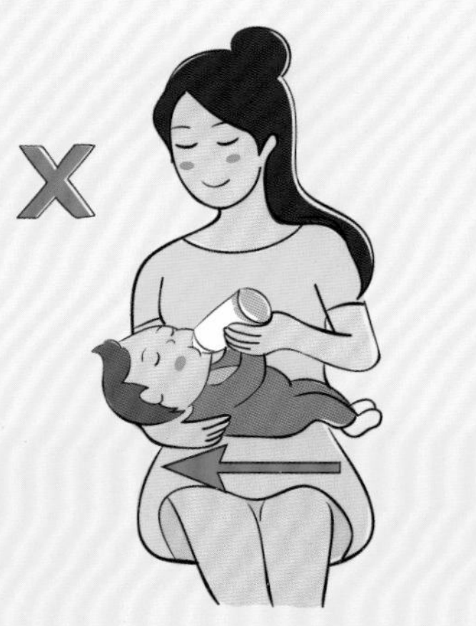

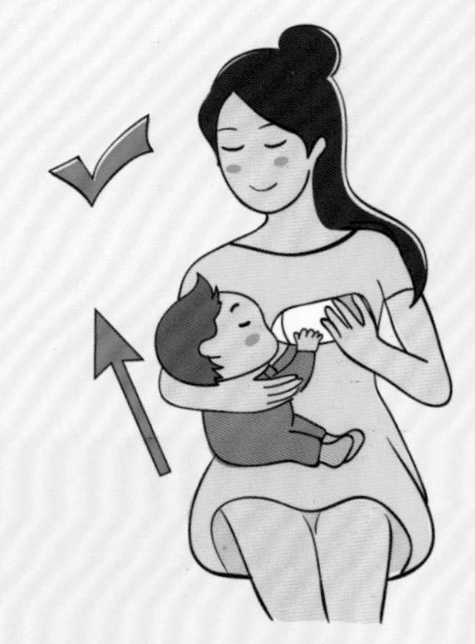

乳房里的乳汁并不是匀速流出，刚开始很少，宝宝持续吮吸，乳汁才大量释放，流速加快，奶阵过去之后乳汁的流速又会减慢，宝宝如果没有吃饱，需要继续吮吸并且耐心等待下一次奶阵，在这段时间内，也充分满足了吮吸的需求。奶瓶喂养需要采用同样的方法，让孩子适时休息一下。

其次，休息期间由于身体直立，宝宝胃里的空气也就能够及时地排出来，而避免了进食后大口吐奶或者打嗝的情况发生，宝宝同时也能够感受到胃容量的变化，不会在不知不觉之间就已经吃得过饱。采用这样喂养方式的妈妈，往往发现宝宝的奶量减小了。其实原本宝宝能够知道自己需要多少配方奶，只不过在巨大的奶液流速面前，完全来不及正常体会，胃就已经装满了，对于小婴儿来说，即便体会到了也不能够当时进行“反抗”，只能在用奶瓶喂结束之后感觉到胃的过度胀满而哭泣，又往往被再次误认为是“饥饿”的信号，从而进一步加重过度喂养。

最后，要合理评估宝宝的生长发育，每个宝宝都有自己独特的生长发育曲线，宝宝长得好不好，不能与“别人家宝宝”相比较，来判断宝宝是不是需要更多的奶量，只要宝宝生长发育趋势良好，不必拘泥于配方奶说明书当中每天要求的喂养次数和总奶量。

Chapter 4 第四章

奶够不够，看什么

第一节 吃饱没吃饱，三点要抓牢

宝宝出生以后，吃喝拉撒就成为父母重点关注的目标，但是新手爸妈们往往只注重一些表面的现象，例如宝宝睡一会儿就醒来，到处找乳房，宝宝哭得比较厉害，宝宝吃完母乳之后还能吃下很多奶粉等，把这些归结于“没吃饱”，从而怀疑母乳不足。实际上，这些都不是饥饿特有的表现，判断宝宝的摄入，需要根据客观排出量来“量出为入”，也就是说，衡量宝宝吃饱没吃饱，看大小便是一个很客观的判断方法。另外一个指标，就是生长发育，评估生长发育需要包含很多内容，其中最为直观的是身高和体重。

尿裤很客观

产后早期，在宝宝哭闹时我们总担心他饿了，但宝宝哭闹的原因有很多，我们可以通过观察宝宝的精神状态从侧面了解他。新生宝宝尿裤的内容物会在一周之内发生变化，这个变化可以帮助你了解喂养是否进行良好，如果你有任何担忧，都可以与医生或者哺乳顾问联系。在每24 小时喂养 8~12 次的情况下，宝宝的排出量达到下面所说的量，基本上就可以说明摄入是足够的了，而且这个次数很客观，排除了我们因为“感觉”而带来的误差。

年龄	小便尿布	大便尿布
1~2 天	每天 1~2 次或更多	一次或者更多深绿色、黑色“焦油状”胎便
3~4 天	每天 3 次或更多，尿布感觉更重	至少 2 次，颜色持续变化，褐色、绿色、黄色，松软的“变化的大便”
5~6 天	每天 5 次或更多，重的湿尿布	至少 2 次，完全金黄色的大便，可能会很湿
7~28 天	每天 6 次或更多，重的湿尿布	至少 2 次，至少 1 个硬币大小的量，黄色，水糊状，有“粗颗粒”的状态
4 周 ~6 个月	每天 6~8 次或更多	个体差异大，有的一天多次，有的多天一次

注：大小便在次数足够的情况下，量多为宜。但大小便需要结合起来看，并且参考宝宝的体重变化，如果小便次数少一点，但大便次数多，可能大便的同时有小便出现，或者大便次数

少一些，但小便次数充足；还有一些宝宝大便次数少，但是一次量很大，都是可能的。综合评估下来，宝宝有可能仍然是摄入足够的，这需要持续观察，保持哺乳的节奏。

大小便的特殊说明

1. 大小便的次数按24小时计算总数。前几天尿色可能会偏红，称之为“结晶尿”，属于正常现象，但需要加强喂养，关注宝宝的精神状态。

当妈妈的乳汁大量产生以后，宝宝的小便颜色应该是无色或者很浅的黄色，如果颜色很深，甚至还有结晶尿，需要看看是不是室内温度过高、湿度太低、穿盖过多导致。到第5天时，通常结晶尿就会消失，如果5天之后持续存在，需要密切关注是不是真的没吃饱，不仅要强调喂养次数，也要检查每一次喂养的有效性。这里提到的小便次数仅表示纯母乳喂养，未添加水、果汁的情况下。

2. 胎便的次数跟量相关，最初是墨绿色胎便，一般在24小时内就有排出。如果没有排胎便，需要告知儿科医生，刺激宝宝的肛门或者做腹部的抚触帮助排便。

如果一次胎便排出量大，可能随后的大便次数会减少，胎便一般在产后3天内排尽，大便会从墨绿色变成褐色，再转变为金黄色，称为“胎便转黄”。如果5天以后还有墨绿色胎便，需要密切关注是不是摄入不够。在胎便转黄之后，24小时大便一般超过3次，每次至少1元硬币大小。由于初乳乳清蛋白的含量高，吸收更完全，宝宝的大便可能更稀，宝宝的月龄越大，妈妈乳汁当中酪蛋白的比例越高，加上乳汁里其他成分的协同作用，宝宝的大便慢慢变得黏稠。

我听说纯母乳喂养的宝宝每天小便次数要超过8次，但宝宝用的是纸尿裤，我应该怎么数小便次数呢？

这个问题非常普遍，如果宝宝使用纸尿裤，纸尿裤的尿显带变色立即更换，就可以算为一次小便。如果只是小便没有立刻更换，尿显带变色以后过一两个小时更换纸尿裤，拎起纸尿裤感觉沉甸甸的，那么就可以算2次甚至3次小便，否则算一次小便。宝宝大便时通常也伴随小便，需要留意，妈妈可以将2勺~4勺水倒在尿裤上，拎起来看有多沉，这样的重量是1次~2次的小便。每天如果有6次以上就非常好。如果宝宝使用尿布，一般建议小便后立即更换，数次数相对也很方便。如果每天有 4 次 ~5 次沉甸甸的尿布也非常好，超过这个数目更表示宝宝摄入很充足。绝大部分新生宝宝的小便次数是非常多的。

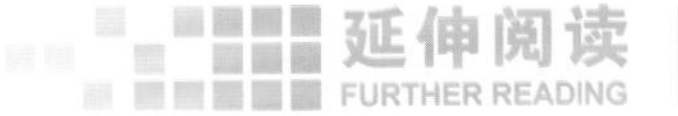

延伸阅读 FURTHER READING

各种各样的大便

对于吃母乳的宝宝来说，大便的情况个体差异会非常大，次数、性状、颜色都很不相同，可能跟妈妈的饮食有关系。

从次数来看，有些宝宝维持一天数次甚至 10 次以上大便，边吃边拉。而有的是多天一次大便，甚至十天以上一次，每次大便量大黏稠，呈糊状，并不干燥，宝宝精神状态好，吃睡都正常，称为“攒肚”。有的宝宝大便有泡沫，有黏液，还有奶瓣。有的宝宝大便次数多，非常稀，出现水便分离的情况，甚至放屁也会“嘣出一点屎来”。很多宝宝的大便常常不是标准的金黄色，可能偏绿、偏红、偏深棕色，添加辅食以后，甚至是深褐色。这些状况通常都与教科书上所说的相去甚远，常常让新手爸爸妈妈们担心不已。

大多数情况下，虽然大便各种不“标准”，宝宝却都是正常的，有自己的调整能力，持续母乳喂养非常重要。可以将宝宝的大便收集到塑料容器里，1~2 小时内带去医院化验（注意不能带着纸尿裤去医院，大便干燥以后结果不准确）排除疾病的问题，一次化验可能结果还不太准确，需要多次观察。如果大便化验并无异常，对于大便次数多的宝宝，爸爸妈妈们需要护理好宝宝的臀部，保持随访。

对于多天一次大便的宝宝，如果是纯母乳喂养，宝宝的大便不干燥成“羊屎蛋”，就不能称之为“便秘”，可以通过给宝宝做顺时针的腹部抚触，增加肠蠕动，刺激肛门等措施来帮助宝宝排便，必要时进行检查，排除一些器质性病变。绝大多数的宝宝不需要进行太多的干预，可以正常进行辅食添加。添加辅食以后的宝宝如果多天一次大便，需要密切留心大便的性状、宝宝大便是否困难、是否食物过敏，必要时就医使用药物帮助排便。如果是满月前的宝宝，多天一次大便，需要观察大便的量，评估哺乳细节，排除喂养不足的可能。

让新手爸妈“困扰”的大便问题可能并不是真的有问题，一定需要结合宝宝的精神、生长发育状况综合评估。大部分宝宝虽然有奇形怪状的大便，其实生长发育都没有影响，不需要太紧张。

体重是个硬指标

持续的充足的大小便可以表明宝宝的摄入不错，但是暂时的排出量少，却不等同于肯定没吃饱。可能因为环境因素，例如环境干燥排汗多等，需要持续观察，加强喂养。除了大小便，还有一个不能忽视的指标就是体重。

宝宝出生以后会经历生理性体重下降，下降的数字可能因为个体差异、妈妈产前输液、称量的误差、胎便排出等各种情况有所出入，妈妈需要结合其他的情况参考。一般说来，经阴道分娩的宝宝产后第 3 天，剖宫产的宝宝产后第 4 天体重会下降到最低值，此后，体重就开始往回升，出生后 7~10 天左右恢复到出生体重。如果产后 5~6 天还在往下掉体重，或者产后 14 天还未恢复到出生体重，就需要密切监测甚至进行补充喂养了。单一的体重数字影响因素多，不如多个体重数字并结合体重变化的趋势来得更有说服力。

根据世界卫生组织 2006 年发布的生长发育曲线，不同月龄的宝宝体重增加的值有一个相对的范围：

体重增加参考值	
月龄	平均体重增加（大约）
0~3 个月	155 克 / 周 ~241 克 / 周
4~6 个月	92 克 / 周 ~126 克 / 周
7~12 个月	50 克 / 周 ~80 克 / 周

国外还有一些研究者认为部分宝宝前三个月的体重增加在 113 克 / 周 ~142 克 / 周也是可接受的。根据我国卫生计生委下发的儿童喂养与营养指导技术规范里的建议，新生儿（产后 4 周内的宝宝）体重增加最低不能少于 600 克，大约每周需要有至少 150 克的体重增加。另外，体重增加的净值从最低体重计算更能体现孩子吃了奶后的“增长”值。

宝宝的体重一般在 3~4 月龄达到出生体重的 2 倍，在满 1 岁时，一个母乳喂养并合理添加辅食的宝宝，体重会达到出生体重的 2.5~3 倍。但这个范围个体差异很大，不能以此单一标准来衡量宝宝是否“喂养不足”或者“营养不良”。新手爸爸妈妈需要注意的是，单独看体重的值意义并不大，最重要的是给每一个宝宝绘制自己的“生长发育曲线”，对宝宝进行全面的生长发育评估，通过趋势的变化来确定，并长期观察。

学会正确称量体重

我家宝宝满月时体检，才长了300克，我已经每天喂十几次了，宝宝大小便都很多，是不是因为我的奶没有营养，这可怎么办?

体重是衡量宝宝生长发育的很直观的指标，我们必须学会正确地称量。同样一个秤，每个人的体重早晚不同，每天不同，同样一个人，不同的秤可能会差好几斤。同一个宝宝用同一杆秤，大便一次后纸尿裤可能都会轻几百克。同理，出生时宝宝在医院的秤上称量，满月时宝宝在儿保处称量，这体重秤往往不是同一杆，出现差值再正常不过，在这样的情况下，宝宝的体重增加得“不够”，那很有可能就是体重秤开的玩笑。所以我们首先要学会正确地称量体重：

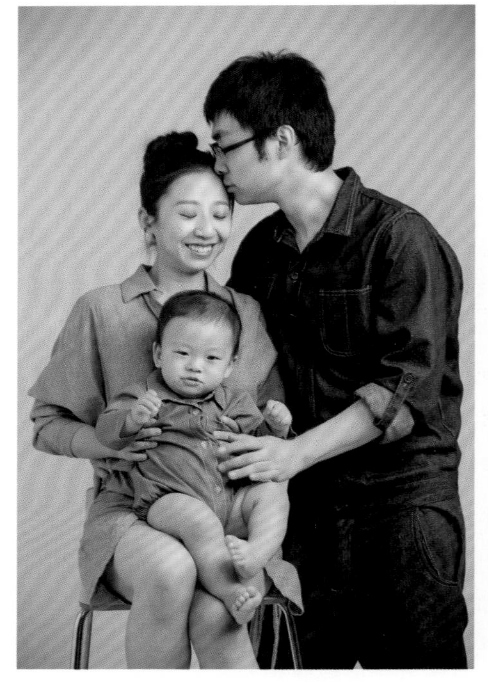
图 / 知妈堂会员：伍熙知

1. 选择同一杆婴儿体重秤，精确度到5克即可，在同样的状态(例如都在早上，脱掉纸尿裤后)下称量，最好取“净重”，而非“毛重”，不要采取减掉大人重量的方式。

2. 不需要每天称重，需要有一定的间隔时间，因为宝宝并非“匀速”生长，今天重一点，明天轻一点，非常正常。新生儿可采取3~5天或者每周一次测量。满月后3个月以内可以2周称重一次，6个月内每月称一次，6个月后3个月称一次，1岁以后半年称一次等。随着月龄增加，宝宝体重的增加速度减慢，需要拉长称量间隔，否则会出现较长时间体重变化不大的情况，尽管是正常的，也会徒增家长的焦虑。

甜甜的宝宝经过调整喂养方式之后，正确地称量体重，7天增加了280克体重，原来，并不是妈妈的奶没有营养，而是有其他的原因。

第二节 生长发育怎么看

生长发育曲线

新手父母最常问的问题是，宝宝到底应该长多少。而这个问题的答案并不简单，每个宝宝都有自己的生长发育特点，没有可比性。在我国用得比较多的两个参考标准，一个是被称作“2005年九市7岁以下儿童体格发育调查”的生长发育曲线（简称国内版旧标准），现在已经很少用了；另一个是由前WHO推荐、美国国家卫生统计中心(NCHS)建议参考值、美国CDC修正的“2000年NCSH/CDC生长发育曲线”（简称CDC2000曲线）。

而发布于2006年的世界卫生组织儿童生长标准（简称WHO曲线）收集了来自全球6个城市，不同种族和文化背景的母乳喂养婴儿及儿童原始生长数据与相关资料。这些宝宝是纯母乳喂养至少4个月或者主要由母乳喂养，6个月开始添加辅食，母乳喂养到至少12个月。明确地把母乳喂养作为取样的生物学标准，确定了母乳喂养的儿童为生长发育的标准模型，因此对我们有很好的参照价值。世界卫生组织的生长发育曲线请到官方网站下载：http://www.who.int/childgrowth/en/，如果是早产的宝宝，有特殊的生长发育曲线。爸爸妈妈们可以到以下地址进行下载：http://www.ucalgary.ca/fenton/2013chart，同时有手机APP可用，可以评估早产儿的生长发育。在矫正月龄足月以后，使用WHO生长发育曲线。

对于国内版旧标准和CDC2000曲线来讲，采集的数据包含了更多的来自配方奶喂养、混合喂养宝宝的数字，有很多的研究表明，配方奶喂养的宝宝在早期体重增加要快于母乳喂养的宝宝。使用这两个曲线标准，测量出来的“偏低”程度更大。通俗来讲，如果一个宝宝的身高或者体重用WHO曲线是平均水平，换用国内版旧标准或者CDC2000曲线，是低于平均水平的。再换句话说，如果一个宝宝用WHO版标准，身高体重是平均水平，很多不清楚生长发育曲线的父母会认为宝宝“达标”，而换用国内版标准，这个宝宝会被认为“不达标”，或者“偏瘦”，而这是不合理的。在我们周围，依然有特别多的家庭，特别是母乳喂养宝宝的家庭，总是认为自己宝宝的体重偏轻，并将其归咎于母乳不足，或者是认为奶没有营养，于是便开始盲目地给宝宝增加配方奶或其他辅食，以使其达到“标准体重”，结果却喂养出了“小胖子”，这些超重的儿童成年以后，发展成糖尿病、心脏病等慢性疾病的概率会增加很多。采用WHO新标准就可以减少这种现象的发生。

即使我们遵循WHO生长发育标准曲线，为宝宝的成长画出他自己的曲线，也要认真观察其发育“趋势”，通过长期的监测才有意义。单一的某个月的身高体重值，并不能反映宝宝的真实情况。

我的宝宝2个月了，才8斤，正常吗？

我的宝宝3个月了，12斤，是胖还是瘦？

我的宝宝满月才6斤，是不是奶不够呢？

以上的问题答案并不简单，生长发育监测是多个维度的，包括运动、语言、认知、个人—社会、心理、行为这几大方面，在短期内，身高体重是相对比较容易测量也比较敏感的监测指标，和营养摄入相当密切，但是，无视其他指标，单独用体重来衡量宝宝的发育是肯定不全面的。

正确解读曲线

除此之外，我们还要学会解读生长发育曲线。

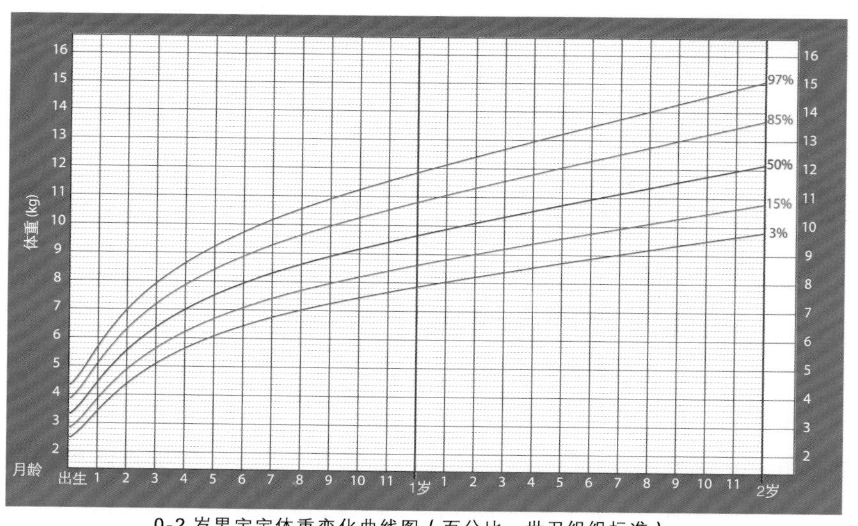

0-2岁男宝宝体重变化曲线图（百分比，世卫组织标准）

这是 0~2 岁男孩的体重曲线图，这张曲线图上有几条曲线，最下面的曲线是 3%，最上面的曲线是 97%，如果宝宝的体重落在 3% 的曲线和 97% 曲线之间，属于正常范围，中间曲线 50% 是平均水平，但这个水平并不是达标数据，并不是一定要达到 50% 以上才是合格，如果所有宝宝都在 50% 或以上，这个曲线就不存在了。一定是一半宝宝的体重在 50% 这条曲线所代表的体重值以下，一半宝宝在上方，这样才能得出 50% 这条曲线。

我的宝宝今天 5 个月了，我一直纯母乳喂养，但是她的体重一直不“达标”，是不是我的奶质量不好呢？我现在给她添加辅食，能不能让营养好一点？我怕耽误宝宝。出生时 6 斤，满月 8.2 斤，2 个月时 11 斤，4 个月时大约 12.5 斤，5 个月了只有差不多 14 斤，她是不是已经营养不良了？

如果我们把这个宝宝的体重值用粗线标注到如下所示的女宝宝体重曲线，会发现这个宝宝的体重增长趋势如下：

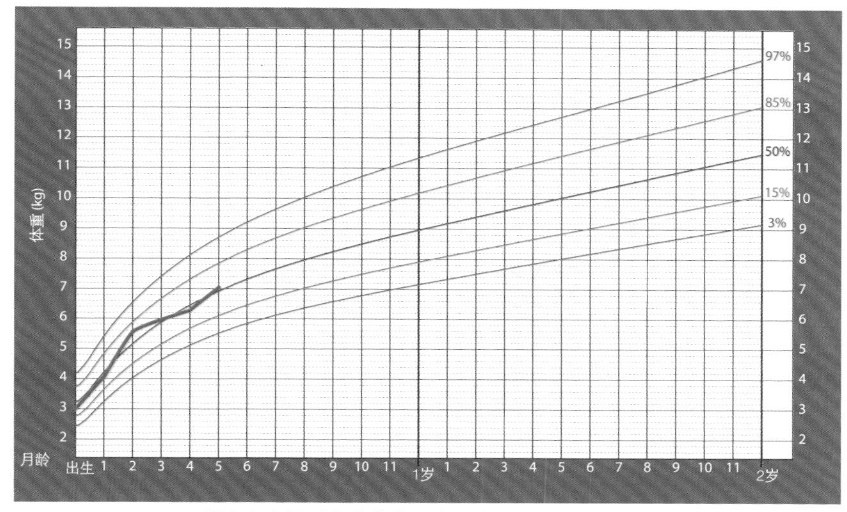

0-2 岁女宝宝体重变化曲线图（百分比，世卫组织标准）

从已经获得的数字来看，宝宝的体重曲线从出生开始，一直都在接近 50% 的曲线附近的范围平稳进展，是很好的现象，并不能说明母乳没有营养或者宝宝营养不良，而且这个妈妈和家人只关注了体重增加，宝宝的其他方面信息完全没有，是非常不合理的，生长发育的评估需要多维度。同时，爸爸妈妈们请不要用 50% 这条线的值去给宝宝“定目标”。一定要“达标”，才算“正常”。这个错误的想法就像戴在很多哺乳妈妈头上的紧箍咒，干扰了母婴的好心情。曲线的范围合理、增长趋势良好，就需要持续观察，不过度焦虑。

我家宝宝满月才长1斤半，是不是不正常？宝宝每个月要长几斤？
听说宝宝3个月体重就要翻倍，我家宝宝不行啊，该怎么办？
为什么别人家的宝宝出了月子长了3斤？我们家为什么只长了一斤半？

生长发育记录的是“变化”，而不是“绝对值”，要衡量这一段时间体重变化的“差值”来判断宝宝是否处于合适的生长发育状态。每一个宝宝都有自己的生长轨迹，都是独特的，宝宝不是流水线上的产品，必须长短宽窄一致。宝宝生长发育的评估参照对象，就是他自己，不是“邻居家的宝宝”，也不是必须长3斤才算达标。

而且，所谓的体重翻倍，也要根据宝宝的出生体重和生长发育速度来看，每个宝宝的个体差异很大。

例如，一个出生体重2.5千克的宝宝，出生体重是正常范围，但处于3%水平。如果要体重翻倍达到5千克，如果按照50%曲线生长，他一个半月就可以翻倍，如果按15%水平曲线，他两个月可以翻倍，如果按3%曲线长，三个月翻倍，那么，对于一个出生体重处于3%最低水平的宝宝来说，如果按最低生长发育速度来说，体重90天差不多翻倍。如果这个宝宝按85%水平线的速度生长，一个月就翻倍，这样的宝宝不少见，爸爸妈妈更多的是高兴，很少想到过度喂养。

再比如，一个出生4千克的宝宝，出生体重在85%水平，宝宝出生后会用什么样的生长曲线发育并不确定，也未必一定沿着85%水平的曲线生长。

如果要想让宝宝90天体重翻倍，他就要超出97%的宝宝的生长发育速度，才能体现这个“标准”，这是很困难的，我们无法预测宝宝出生后生长发育水平处在哪条曲线，如果宝宝沿着85%曲线生长，体重翻倍需要4个月，如果沿着50%曲线，需要6个月，如果沿着15%曲线，则是9个月。单看一个宝宝9个月时体重为16斤，不能说明问题，但一个出生8斤的宝宝到9个月时体重为16斤，说明生长发育速度较低，也需要进行持续评估并长期监测。

所以，宝宝的生长发育需要爸爸妈妈留心，但又不必为体重的数字过度纠结，关注宝宝整体状态，保持健康就值得爸爸妈妈开心。

生长曲线上的追赶和回归

前面的章节我们谈到，宝宝出生后会有“生理性体重下降”。然后恢复增长，宝宝的生长发育速度并不是一直匀速的，而是随着月龄的增加逐渐趋缓，生长曲线本身也是这样的变化。有一些宝宝在出生后早期由于喂养方式不当，体重增加较缓慢，经过调整之后，体重增加赶上来了；有些宝宝生病了，腹泻或者是因为感冒食欲不佳，体重短时间内不增加，但疾病恢复以后，又恢复了。这些情况都会出现曲线的追赶，新手爸妈们不必为短时间内的体重不理想而烦恼，持续监测加强喂养，宝宝自己也能进行调整。但还有一种情况叫作生长发育曲线的回归，这往往是某些早期生长迅速的宝宝自身的调节，宝宝本身并没有特殊的病理状况。家人可能对这种情况无法接受。

我家宝宝吃的是母乳，半岁以前长得挺好的，6个月就满21斤了。可是自从加辅食以后，宝宝食欲就不好了，辅食吃得一般，体重总是不长啊，爱吃奶，从8个月的时候我们就开始带他去医院，几乎每个月都要去，但都没有发现什么问题，现在宝宝1岁1个月，还是不到22斤。家人都说宝宝是因为恋奶才不长肉，劝我断奶，可是我想喂到两岁，我白天上班，宝宝吃冻奶，晚上才喂，真的是因为母乳才不长体重吗？喂奶是不是错了？

这个宝宝从6个月以后到1岁，半年的时间几乎没有长体重，家里人很担心，可是宝宝真的是营养不良吗？宝宝的体重曲线如下：

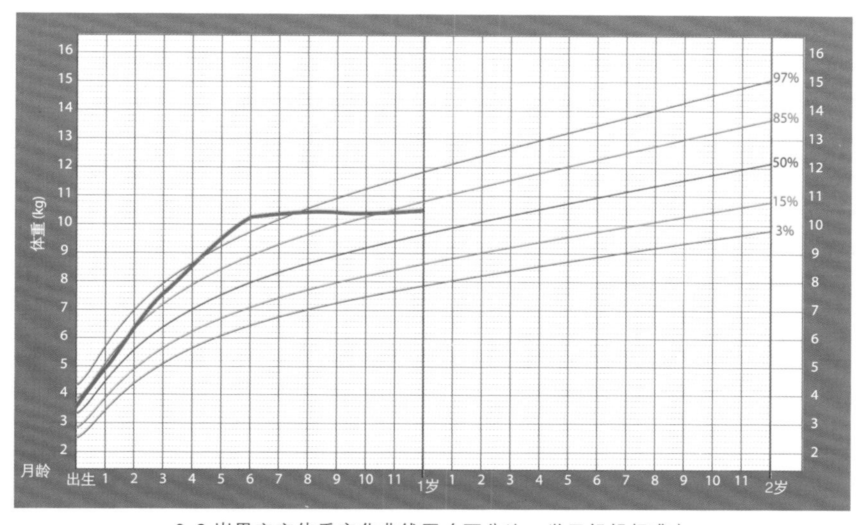

0-2岁男宝宝体重变化曲线图（百分比，世卫组织标准）

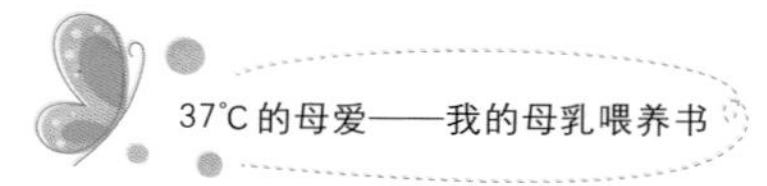

看起来宝宝在前半年的纯母乳喂养过程中生长发育非常迅猛，已经超出了97%的曲线范围，家人非常高兴，但是自从添加辅食以后，宝宝的体重不再变化，落差确实很大。我们已经知道，不能光看一个指标，宝宝已经能走路，也能自己坐着搭积木，每次体检都没有发现其他问题，而且，有趣的是，宝宝的身高一直在长！来看看他的身高曲线图：

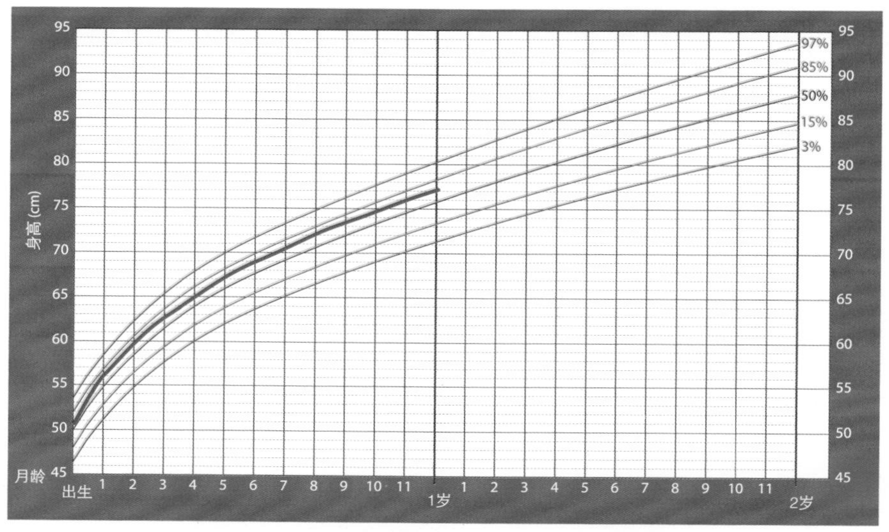

0-2 岁男宝宝身高变化曲线图（百分比，世卫组织标准）

如果说宝宝是营养不良，没道理身高一直保持良好的增长势头，并没有下滑，宝宝的头围也在正常范围。询问宝宝的爸爸妈妈后才发现，全家都是“瘦长”体型。这个宝宝的生长发育就是典型的体重回归。半年以后再联系妈妈，发现宝宝的体重依旧只有小幅度增加，但是身高持续增长，宝宝看起来没有那么胖，但很匀称，精神活力很好。

由此可见，我们需要综合考量生长发育，不能把眼光仅仅放在一个指标上，身高、体重、头围、运动、语言、认知、个人—社会心理、行为等各个方面都要客观看待，并需要结合父母的情况，避免抛开遗传单独看宝宝，当然，饮食均衡要确保，宝宝的摄入不能有太极端的情况，排除病理问题，长时间持续监测生长发育，放宽心态，静待宝宝成长。

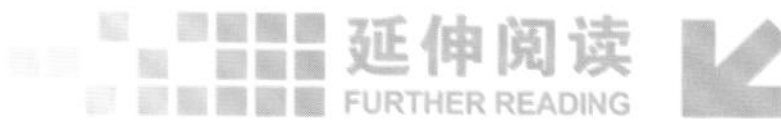

怎么判断奶喂得好不好

联合国儿童基金会（UNICEF）提供了一份哺乳检查单。叫作给妈妈的哺乳检查清单（Breastfeeding Checklist for Mother），大家可以参照表格来给自己一个评估参考，如果喂得不错，需要保持，如果感觉很糟糕，一定要及时寻求帮助。

哺乳妈妈的自我评估检查单

母乳喂养得不错	你需要和哺乳顾问谈一谈
宝宝 24 小时喂养超过 8 次。	宝宝嗜睡并且 24 小时哺乳少于 6 次。
宝宝每次喂养在 5~40 分钟之间。	宝宝一直每次喂养少于或等于 5 分钟，或者大于 40 分钟。
	宝宝总是在乳房上睡着，并且 / 或者从来不会自己吃完了把乳头吐出来。
宝宝有正常的皮肤颜色。	宝宝出现黄疸（大多数的黄疸是无害的，但你需要和你的医生或哺乳顾问确认下一步如何加强喂养和观察）。
宝宝通常安静和放松，大多数哺乳之后满足。	宝宝哺乳时频繁从乳房上掉下来或者拒绝哺乳，宝宝片刻都没有安静的时候，无法安抚（这不一定是母乳不足，而可能是宝宝吃奶的效率问题）。
宝宝没有（大小便）尿布问题。	宝宝的大小便尿布不符合前面说到的状态 *。
哺乳很舒服。	乳房或乳头疼痛，头几次吮吸之后不消失，乳头从宝宝嘴里出来时看起来像被捏过或者有一边被捏扁了似的。
3~4 天以后你可以感受到每次喂养时有频繁吞咽声。	宝宝 3~4 天以后，喂养时完全不能听到吞咽声。
你觉得喂得还不错。	你觉得你的宝宝需要安抚奶嘴。
你觉得母乳喂养不难。	你觉得你需要给宝宝添加配方奶。

* 尿布的问题见本章第一节的内容。

下载地址：

http://www.unicef.org.uk/BabyFriendly/Resources/Guidance-for-Health-Professionals/Forms-and-checklists/Breastfeeding-assessment-form/

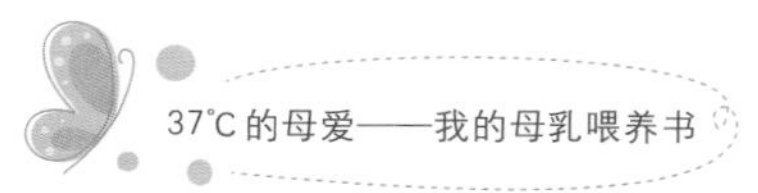

第三节 那些“奶不够”的魔咒怎么破

魔咒一：饿得直哭

宝宝非常烦躁，吸乳头就哭，怎么都哄不住，是奶不够吗？

如果是产后早期的哭闹，更多的是不安全感和过多的刺激造成的。在第二个晚上，宝宝好像要一直黏在妈妈的乳房上，一抱开就哭，谁都哄不好。而经历过辛苦生产和产后没有完整休息时间的妈妈来说，也已经精疲力竭，因此，很容易受环境的影响，担心自己奶水不足。其实，这个现象无关饥饿，而是宝宝对外界刺激的反应。如果宝宝在出生后某个阶段表现为频繁找奶，却在含上乳头时烦躁不安，哭闹不停，也可能是更多地需要安抚和心理需求。

解决办法无二，一是皮肤接触，尽量降低环境的亮度，尽量减少不必要的刺激和访客。让妈妈和宝宝都得到适当的休息。家人安抚宝宝时也要有足够的耐心和平静。二是让宝宝在妈妈怀里重温在子宫里时听到、感受到的温和刺激，例如妈妈在孕期常唱、常听的某一首宝宝熟悉的歌曲、妈妈常讲的故事和说的话，慢慢安抚宝宝的情绪。不要随意从网上下载宝宝从未听过的“白噪音”，那是一种不良刺激。

魔咒二：乳房软软的

宝宝想吃了，可是我还没有胀奶，乳房软软的，怎么都不像是有奶的样子！

如果把胀奶认为是“有奶”或者“奶够”，很多妈妈都会发现自己的乳房不是时时刻刻都胀奶，甚至有的妈妈从未感觉到胀奶。但不要着急，胀奶并非标准，按照宝宝的需求哺乳才能保证妈妈的乳汁分泌，同时也保证不过多产奶，新生儿或者小月龄的宝宝每天按需哺乳 8~12 次可以有效缓解妈妈胀奶的情况，乳房最开始在产后感觉不到胀奶，然后随着乳汁的大量产生，许多妈妈在产后几天以后感到频繁胀奶，这是供大于求的表现。即便产后早期总是经常胀奶，身体也会收到“奶太多了，少产一点”的信号，时间长了，在人体精密的调节下，也会自动控制到平衡的状态，终归也会回到乳房常常都不胀奶的状态。这不是奶少了，而是你的身体太聪明了，知道宝宝不吃的时候不需要胀奶，宝宝吃的时候现产奶。

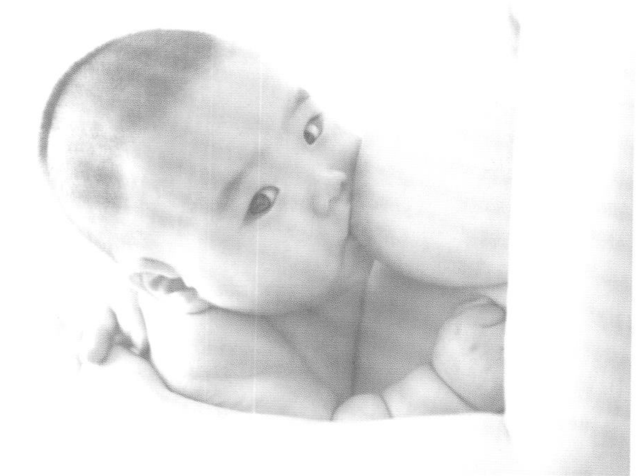

图 / 知妈堂会员王丹宇的宝宝

因此，不管你有没有感觉到胀奶，都要在宝宝真正需求吃奶的时候让他吮吸乳房。极少数妈妈即使乳汁产量暂时相对少，通过宝宝的吸吮刺激，身体会得到“增加产奶量”的信号，也会产出足够的奶，如果不喂，反而没法让乳汁增量。

魔咒三：漏光啦

漏奶，经常漏得到处都是，宝宝吃一边漏另一边，漏光了宝宝没得吃了！

产后初期体内泌乳素、催产素水平较高，两侧乳房因为这些激素的影响从而产奶，乳房胀奶时会产生自我保护式往外漏出，随宝宝月龄增加，乳房会达到产奶的自我平衡阶段，漏奶现象就会缓解。当你发现自己漏奶时，你要知道，这是身体在提醒你，该喂奶了！新手妈妈第一个要注意的就是避免憋着奶不喂，适当增加宝宝的喂奶次数，穿戴合适的哺乳内衣并使用防溢乳垫，避免浸透衣服，及时更换避免细菌滋生，同时也要注意，不要过度排空乳房，避免过度增加产奶，增加乳腺炎的风险。

魔咒四：没奶阵

我完全感觉不到“奶阵”！我的奶从来不像别人那样滋得到处都是，就是一滴一滴的！

什么是“奶阵”呢？就是前面我们讲到的“喷乳反射”，喂奶时乳房有挤压感、酥麻感或者紧紧的感觉，或者是哺乳一侧乳房，另一侧乳房开始漏奶，或者宝宝的吮吸变得慢，吞咽次数增加了，这表示喷乳反射正在进行。

妈妈觉得自己感觉不到“奶阵”从而怀疑自己的奶少，这也是常见的情况，有时候，当哺乳妈妈得不到支持的时候会感到焦虑、迷茫，这些负面的心理或者感觉会抑制乳房的喷乳反射，乳汁可能流出不顺畅。还有一些情况是妈妈的感觉有差异，分辨不清楚自己是否真的没有“奶阵”。其实，即使感觉不到奶阵，也不代表乳房真的有产奶的问题，哺乳前喝水，放松，检查宝宝的含乳姿势，不焦虑，宝宝的大小便以及体重增长能客观说明摄入情况。

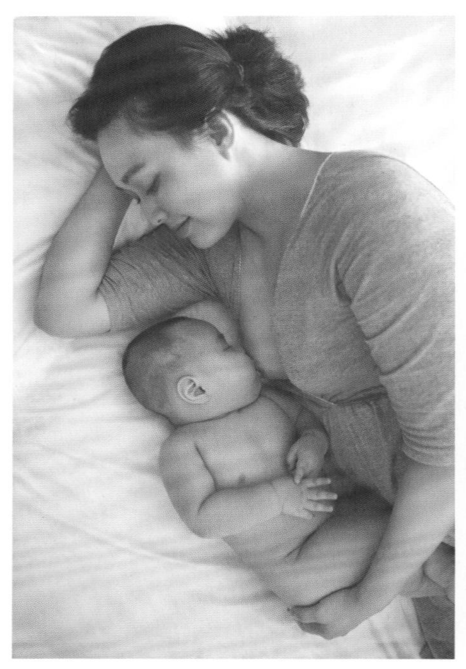

图 / 知妈堂会员：王丹宇

魔咒五：饿得睡不久

宝宝吸吮不了多久就睡了，一会儿就饿醒，肯定是没吃到奶！

有些宝宝吸吮几秒就睡着，过不了多久又醒来，妈妈们常常会认为是奶不够，事实上，我们要把握大小便和体重的变化，客观去判断，如果排出量好，可能吸吮本身就并不是因为饥饿，而不过是睡前的安抚，那么在妈妈乳房上入睡也是很常见的事。睡不久就醒的原因可能就非常复杂了，宝宝是不是真的困了？还是妈妈放下的时候把宝宝吵醒了，是不是浅睡眠本身睡得不沉？是不是安抚技巧有待提升？并非一定是因为饿。

某些情况下，宝宝过于频繁吸吮，却没有真正把奶吃到肚子里，反而造成消耗增加，疲劳，体重增加不足，这需要引起妈妈的关注。在这种情况下，妈妈可以做两件事情：

1，确认宝宝含乳正确，每一次吃奶是不是都有效吃奶了，也就是去感受宝宝的吞咽动作，并检查喂奶前后乳房的变化，这时候喂奶可以不要太频繁换边，一侧乳房至少吮吸5~10分钟，甚至有一些宝宝吃得慢，可能时间更长一点。

2，在宝宝真正需要吃奶的时候喂奶，喂奶时注意不要给宝宝穿太多衣服，妈妈的怀里太温暖，宝宝容易舒服地睡着。如果吃奶时犯困，可用各种方法唤醒，如轻捏耳垂、抚摸后颈等，还可以用半躺式哺乳姿势，让宝宝趴着吃奶，宝宝在努力抬头的过程中也能更好地集中精力好好吃奶。

最后还是要根据大小便和体重，来综合评估宝宝到底是不是吃到足够的乳汁，再耐心应对。

魔咒六：吃得太久啦

宝宝吃奶时间太长，一次一个小时，奶太少了吃不出来！吃不饱！

如果宝宝吃奶时间很长，一次超过40分钟甚至1小时的吸吮，而大小便和体重都不好，妈妈的乳房在宝宝吃完以后还沉沉的，更多的是因为宝宝吮吸方式不对，没有足够有效地吸出乳汁，吃奶效率低下，确实没饱，还增加了消耗，这并不是因为妈妈奶少，而是宝宝的问题，时间长了如果不改善喂养效率，妈妈的奶真的会变少。

妈妈要仔细检查宝宝吃奶的情况，甚至可以在喂奶前自己捻捻乳头刺激喷乳反射，喂的同时用手挤压乳房，让宝宝吃到更多的后奶，分辨清楚是否有效吃奶，必要时请受过泌乳专业训练的医护人员或者哺乳顾问帮助改善宝宝衔乳技巧，以及采用针对自己乳房条件的哺乳姿势，并好好监测宝宝的生长发育。

如果宝宝生长发育好，就要注意，也许他只有一段时间是在认真吃奶，另外一段时间都是在假装吃奶，其实是在“求安抚”呢！

魔咒七：吸两次不够一顿吃

吸奶器两边吸半天一共才30毫升，她一顿奶粉都要吃90毫升！肯定不够吃。

要解释这个问题，涉及两方面，一来吸奶器是靠负压将乳汁吸出来，而宝宝在吃奶时，除了吸吮造成负压，还会用上下颌挤压乳晕，把乳汁挤出来。宝宝吃到的奶量远大于吸奶器吸出的奶量，用吸奶器的产量来否定自己的奶量是非常不科学的。

二来，使用奶瓶喂养，每一次吸奶嘴一旦产生负压，都会源源不断地将奶瓶中的奶送到宝宝嘴里，当宝宝的吸吮需求被满足的时候，喂养量通常已经大大超出了需求，胃是有很大弹性的容器，可以被撑得非常大，但这并不等于是宝宝必须要吃这么多的奶，宝宝的肠胃必须加班加点才能消化，增加了沉重的负担。

有非常多的妈妈用这样的方式去判断奶够不够，实际上很不客观，乳房上没有刻度，我们也不需要吸出来证明，甚至不需要纠结每一次宝宝吃了多少量，即使小乳房的妈妈，每一次相对少，适当增加喂养次数，24小时的奶总量也是够吃的。看什么呢？也是看大小便和生长发育情况。这三个要点要时刻抓住！

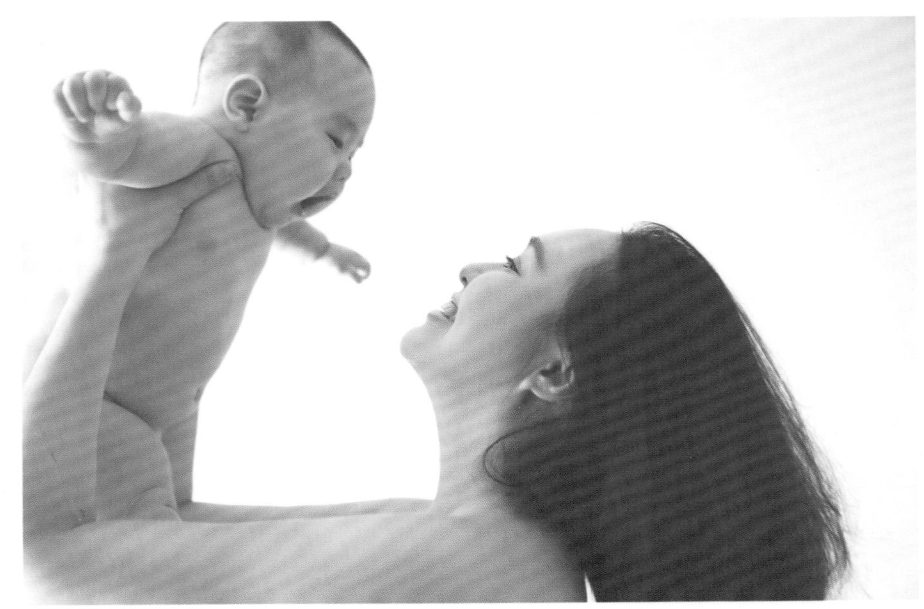

图 / 知妈堂会员：王丹宇

新妈妈分享

后天奶牛养成记

我不是天生的奶牛，其实，绝大多数新手妈妈都不是，在母乳喂养上能否成功靠的是科学的方法+必胜的决心+坚定的意志与毅力。

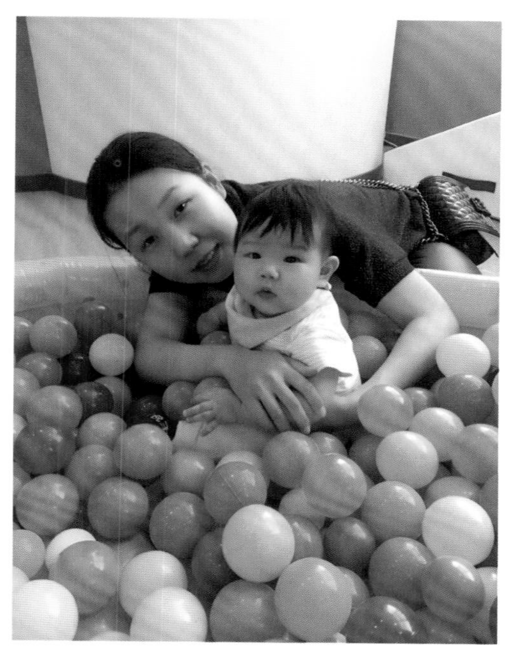
图 / 知妈堂会员：高莹

一开始对于母乳喂养我的态度比较随意，有奶就喂母乳，没奶就喂奶粉。通过孕期的学习，我发现了母乳能给宝宝带来太多不可替代的好处，于是决定一定要进行母乳喂养。第一步要做好家人的思想工作，特别是长辈，提前沟通，告诉他们自己一定要进行母乳喂养，如果一开始没有奶也不要着急，不要催促加奶粉，宝宝出生会自带3天口粮，不会因为一时吃不上奶出问题，另外要相信我可以产奶。虽说产后2小时内与新生儿亲密接触有利于泌乳，但是现实往往不能按照计划的来，宝宝一生下来就被抱了出去，而我却被留在产房观察2个小时，结果错过了黄金期，之后再怎么接触也不产奶。于是开始自救，根据学习的知识，每两个小时热敷加手法按摩，很费劲地挤出了一点芝麻大小的初乳，孩子刚生下来又不太会吃，怎么也不张嘴，于是只能抹在她嘴边。头两天几乎就没什么奶，尽管如此，也要让宝宝多吸，这样才可以促进泌乳，因为乳房就好像一个“工厂”，要给她信号告诉她现在“市场”有需求，要赶紧制造母乳。按摩加上宝宝吮吸，我的母乳开始逐渐多起来。事先的沟通使得整个过程中都没有人催我加奶粉，全家都是坚定信念统一思想，这样产妇也能保持一个没有压力的轻松心态。

奶来了之后下一个要解决的问题是宝宝不会吃，正确的吃奶方式是含住整个乳头和大部分乳晕，但是宝宝根本不张大嘴，每次只含部分乳头，而且含住就拔不出来，什么手指触碰嘴边或者挠脚心，都不能使她张嘴重新含接。最后只能使劲拍她让她大哭，然后迅速地把乳头连乳晕一起塞她嘴里，经过几天的反复，宝宝终于学会了含接。

过了艰难的头几天，奶水一下多得宝宝吃不了，紧接着就出现了胀奶堵奶、乳房结硬块的问题，有一次夜里醒来，发现双乳已经硬得像块石头。于是赶紧冷敷，吸奶器什么的根本不管用，只能自己按摩，手挤，最后让娃吸。孩子才是最好的通乳师，吃完乳房立刻会柔软许多。经过一个月的磨合，我和宝宝达到了一种供需平衡，她够吃，我也不会奶多到堵住。

一开始我的乳头被嘬得发白，疼得不行，连和衣服接触都疼。但是我觉得所谓真正的母乳喂养就是亲喂，所幸我一直坚持正确的喂奶姿势和含接姿势。我没有像很多妈妈那样乳头破裂出血。要不怎么有人说喂奶比生孩子还疼，喂奶只能靠意志硬撑。其实找到方法也并不难，现在回想起来，早期没有皮肤接触，孩子没有机会学会吃奶，才会在后面花了那么多时间磨合。熬了 3 个月后，乳头适应了，喂奶时已经不疼了。不过，离上班的日子也不远了。

对于职场妈妈，特别是单位没有条件只能躲在厕所吸奶的妈妈来说，坚持母乳喂养确实是个考验，不少妈妈就是在上班之后迅速没奶的。我采用的方式是提前 3 个月开始给宝宝存奶，白天宝宝用之前储备的奶，下班后回家亲喂。在单位上班的时候，不要因为麻烦就减少吸奶的次数，因为一旦如此，乳房会得到一个错误的信号，“市场”需求减少了，那么产量也就该减少了。我对于吸奶器不是很感冒，无论电动手动都吸得不是很好，倒不如自己手挤出来的多，这样就比较辛苦，但是为了不减产，还是要坚持。努力总会有回报，上班的日子里奶水依然够供给宝宝的，之前准备的奶粉都快过期了也一直没用上。

在整个喂养工程中，我没有找过通乳师，也没有吃什么下奶茶或者喝汤什么的，就是正常的饮食，奶水一直不错。至于什么时候断奶，我希望顺其自然，不硬性规定时间，什么时候奶自行减少了，宝宝也不想吃了，就自然离乳。在母乳喂养的道路上其实就是一个问题接着一个问题，需要妈妈们逐个击破，先天因素真是微乎其微，更主要的是需要之前的良好的知识储备，对自己的信心，坚持哺乳的信念和排除万难的毅力。具备了这些，新手妈妈就可以在母乳喂养这条道路上坚定地前行。

高莹

Chapter 5 第五章

母乳喂养是生活的一部分

第一节 母乳妈妈的快乐生活

哺乳妈妈是正常人，正常人可以做的事情，哺乳妈妈都可以适当做，一般情况下，不必有过多的禁忌。

护肤及化妆

大部分护肤、彩妆产品都作用于体表，透过皮肤被人体吸收的量会很小，目前并没有研究证明这些物质会进入乳汁、进入量是多少，以及是否对宝宝有影响。护肤及彩妆用品的使用本来就是少量，被人体吸收入血液再分泌到乳汁更是非常少，除了个别本身含有较多重金属元素的化妆品（这些产品相信妈妈们本来也很少用），一般正常使用正规商家的有资质化妆品护肤品，引起毒性的风险很低，可以放心使用。

使用植物精油护肤需要引起注意，大部分植物精油容易进入人体，并且在人体内停留并发挥一定的效应，很多精油尽管能够使用于哺乳期，但需要向有资质的专业人士咨询。目前有使用薄荷精油导致婴儿严重呼吸困难的案例，哺乳妈妈们使用精油需要注意安全。

烫发、染发

烫发剂和染发剂会接触到妈妈的皮肤，可能会有潜在风险，但是能被吸收进入血液的量极少，如果妈妈头皮健康，没有损伤，那么她受到烫发剂、染发剂的影响本身就会非常少，只要烫发或染发之后，不要让宝宝接触、舔妈妈的头发，那么宝宝就不会吃进烫发剂或染发剂。妈妈可以在哺乳期放心地换个造型，做个漂亮妈妈。不过需要提醒妈妈们的是，即使不在哺乳期，也要确保不对烫发剂或染发剂过敏，不过于频繁烫发或染发，且确保烫发剂或染发剂尽可能少地接触头皮。

涂指甲、唇彩

指甲油与唇彩也和烫发或染发剂一样，使用于体外的产品极少进入血液，就基本很难进入乳汁。注意放到宝宝无法接触到的地方就好。并非是母乳妈妈的禁忌，但需要购买有资质的、不含铅的安全产品，并尽量不要长时间使用，购买正规的洗甲水。妈妈自己也要避免吃下去唇彩，护唇膏可以正常使用。

❀ 文身、文眉

文身与文眉的原理相似，都是将染料纹入皮肤表层，这些染料一般分子量很大，很难进入血液，进入乳汁的可能性更是非常小，至于可能使用到的麻醉剂，一般也是在表皮使用，吸收入血的量同样很小。文身、文眉结束后使用的外用抗生素通常也不需要特别担心对宝宝有负面影响，哺乳妈妈可以文身与文眉。如果出现红肿、疼痛、皮肤过敏、感染等要注意，需要找正规有资质的卫生条件过关的机构，最大限度降低对自身的风险。

❀ 瘦脸针

很多妈妈在哺乳期想要美美的，想要打瘦脸针。如果不急于一时，妈妈们可以离乳以后进行，如果想在哺乳期进行，一定要选取正规的整形机构、有资质的整形医生和合法的产品。我们俗称的瘦脸针、瘦腿针，是从肉毒杆菌当中提取的 A 型肉毒毒素，也是一种蛋白质，注射后让肌肉麻痹、萎缩，达到“瘦”的目的。虽然肉毒毒素是剧毒，但是在非常微小的剂量下，已经被美国 FDA 批准为一种治疗药物。正因为是药物，就有副作用，其药物说明书上不建议哺乳妈妈使用。由于肉毒毒素是用于局部注射到肌肉中，对哺乳期药物安全使用的研究表明，注射之后，由于 A 型肉毒毒素分子量巨大（高达 50 万道尔顿 ~90 万道尔顿，通常认为 300 道尔顿以下的药物可以轻松进入乳汁当中，超过 1000 道尔顿的药物进入乳汁的基本没有），不可能进入妈妈乳汁，所以哺乳妈妈注射以后，如果自身没有明显的不良反应，哺乳是不需要中断的。

❀ 喝咖啡

很多哺乳妈妈在孕前就非常爱喝咖啡，对大多数婴儿来说，妈妈每天摄入少于 300 毫克的咖啡因是可以接受的。因为宝宝通过母乳可能接触到的咖啡因剂量大约只有母体剂量的 0.96%~1.5%，但宝宝对于咖啡因的耐受度也不一样，早产儿和生病的婴儿因为不能很好地代谢咖啡因，也容易导致咖啡因在体内积累，造成婴儿失眠或烦躁。如果宝宝是过敏体质，妈妈需要特别注意宝宝是否对咖啡因敏感。如果宝宝确实敏感，妈妈可以不喝、少喝或在喝完咖啡之后过两三个小时再喂奶，随着宝宝年龄增长，咖啡因的影响就会越小。含有咖啡因的食物除了咖啡以外，还有红茶、绿茶、可乐、巧克力以及一些其他饮料。巧克力中含的可可碱作用与咖啡因类似，但一般来说很少引起宝宝的严重不适。

饮酒

在我们国家，有很多地区使用“米酒”“酒酿”“黄酒”等“发奶”或者“催奶”，其他国家也有饮酒促进乳汁分泌的文化。其实，酒精能催奶这件事并没有实质上的证据支持，反而有明确的研究证明酒精会抑制喷乳反射和降低乳汁产量。

有的妈妈为什么觉得喝了“米酒”后“奶多”了呢？有的是多喝水带来的错觉，有的是因为宝宝不喜欢妈妈有酒精的乳汁，吃奶的总量降低了，奶更多地留在了妈妈的乳房里，所以妈妈“感觉”乳房胀起来好像奶多了一样，但事实并不是这样。还有很多关于酒精的负面结论，例如妈妈饮酒以后，宝宝的睡眠模式发生变化，睡得更少，妈妈日常饮酒甚至可能导致宝宝体重增长不良，减缓大运动的发育。因此，妈妈饮酒并没有特别的好处。

如果妈妈的酒精摄入超过每公斤体重 2 克的时候，会抑制妈妈的喷乳反射。换算下来，一个体重 60 千克的妈妈，喝掉 120 克酒精，宝宝就可能吃不出奶阵了！即使低浓度的酒精，长时间的摄入也并不可取。美国儿科学会的建议是，哺乳期并非完全不能饮酒，但需要控制量，即每公斤体重摄入量小于 0.5 克酒精，体重 60 公斤的妈妈酒精摄入不要超过 30 克。

拿啤酒举例来说，1 毫升酒精的重量大约是 0.79 克。酒的包装上标明的酒精如果是 5%，一瓶 500 毫升的啤酒中含有（500 毫升 ×5%）25 毫升酒精，约 25×0.79=19.75 克的酒精。如果是喝一些酒精浓度非常低的“米酒”，摄入的酒精克数会更低。

另一方面，成人代谢酒精的速度差异很大，空腹的时候，母乳中的酒精量会在 30~60 分钟达到峰值，非空腹时需要 90 分钟。美国儿科学会也建议，为了保证摄入的母乳中酒精含量最少，母亲饮酒后应该至少超过 2 小时才可以进行哺乳。但如果只在偶尔应酬时喝一小口红酒，则并不需要担心。

运动

美国儿科学会的资料显示，剧烈运动可能导致母乳中乳酸暂时性累积，从而改变母乳的味道。但是产后6~8周的哺乳妈妈在专业的指导下，循序渐进每周做四五次有氧运动，不会达到“剧烈”的程度，这不但对于哺乳没有不良影响，还能显著改善妈妈的心脑血管健康，加速产后体形的恢复，调整妈妈的身心状态，当然也不会影响婴儿的发育。而且母乳中的乳酸浓度在运动后10分钟达到最高值，之后逐渐下降，30分钟时就跟运动前没有多大差别了。所以，妈妈在运动后休息一会儿，好好洗个澡，母乳的味道也就差不多变回来了。游泳、骑车、长跑、打球、瑜伽各类你喜欢的运动都可以做起来，打造哺乳妈妈的健康美好生活。

做个“吃货”

研究发现，宝宝确实能通过吃母乳领略到各种食物的不同风味。不过，这个风味很可能不是你想象中那么实实在在的香蕉味、苹果味、草莓味，而是使母乳的味道产生比较细微的变化。被大量调味料荼毒过的成人味蕾也许无从区别，但是宝宝可以有独特的感受。

这是有好处的，长期受母乳中各种不同食物风味熏陶的宝宝，辅食添加的时候通常更愿意尝试不同食物，也更能接受不同口味。妈妈不必吃什么都先想一想“喂奶能吃这个吗”，天然的食物完全可以换着花样吃。种类丰富、口味各异并且营养均衡的食物不光能给妈妈带来健康，对宝宝也是良好的教育。妈妈不必因为可能存在过敏而盲目忌口，明确宝宝对某种食物确实过敏再回避即可。

螃蟹、鸽子、韭菜、麦片、花椒、茄子、山楂、豆角、大麦茶等，传说中的回奶食物有很多，而且各不相同，甚至相互矛盾，同样一种食物，有的说催奶，有的说回奶。实际上，并没有任何一种正常的食物在合理食用的情况下，是真正能够起到催奶或回奶作用的，最基本的道理还是乳汁生成的原理，因为即使用药物增加泌乳素的分泌，如果不把奶频繁吃出来，奶量同样不会有明显的增加，还要考虑药物的副作用。妈妈们不必太忌讳食物，只要符合家庭饮食习惯，正常的天然的食物都可以适量摄入，保持饮食均衡、多样化是一个很好的习惯。

体检

在整个哺乳期，妈妈除了可能会生病以外，还会经历一些检查。著名儿科医生 Jack Newman 的母乳喂养指导书里提到，一般的超声检查、X 光检查，比如胸部 X 光或者牙科 X 光，不需要停止哺乳。CT 及 MRI 也是不需要担心的，包括经静脉尿路造影（IVP）、各类动脉静脉造影、淋巴管造影、脊髓造影等，这也被很多权威机构的观点证实。

如果使用放射性同位素需要根据半衰期暂停，例如，经常放射性扫描元素锝（Tc），一个半衰期是 6 小时，所以注射 12 小时后，75% 将会排出你的体外。如果你觉得还是需要停喂一段时间，可以事先将乳汁挤出来，停喂期间注意保持乳房舒适。

如果使用碳 14 呼气试验进行幽门螺杆菌的排查，可能也会引发担心，然而碳 14 的半衰期长达 5000 多年，只能断奶了吗？其实不是，碳 14 比较特殊，国际放射防护委员会认为是安全的，使用碳 14 进行呼气试验不需要中断哺乳。

有一个例外是甲状腺扫描使用碘 131，进行母乳喂养的妈妈必须避免这个检查。有许多方法可以评估甲状腺，极少的情况才需要使用甲状腺扫描。如果必须要做这个检查，那么使用碘 123 替代碘 131 做甲状腺检验，妈妈需要依照剂量停喂 12~24 小时。碘 131 因为会在宝宝的甲状腺蓄积，所以可能引起危害，而它的半衰期大约是 8 天，在这期间挤出的乳汁应丢弃，在 8~10 个半衰期以后（2~3 个月），所有的放射活性都消失，才可以喂给宝宝。同时，大家也可以到香港母乳育婴协会中文网站（www.breastfeeding.org.hk）查询到以上信息。

接种疫苗

常规的免疫接种对于一般情况良好、身体健康的哺乳妈妈来说是安全的，比如甲肝、乙肝疫苗等都是可以接种的。百白破疫苗（Tdap）被美国疾控中心（CDC）推荐给哺乳妈妈们预防百日咳、白喉和破伤风，并有助于保护宝宝的健康。疾控中心还建议妈妈们在出院之前接种麻风腮 MMR（麻疹、风疹、腮腺炎）三联疫苗。如果孕期没有接种过流感疫苗的妈妈，同样建议在哺乳期接种，每年都接种，因为这样可以更好地保护宝宝不受到流感病毒的伤害。狂犬疫苗如有接种需要，并不影响正常哺乳。还有一些妈妈注射破伤风毒素其实也是不需要停奶的。哺乳期妈妈除了黄热病疫苗，其他都可以接种，并不需要停止哺乳。

减肥

很多妈妈误以为要哺乳就不能减肥。其实正相反，哺乳有利于减肥。这里面还有一个问题是，妈妈们把减体重归结为“节食”这个行为，认为如果体重要降下来，必须要少吃东西，而喂奶不能少吃东西，吃太少会没奶或者奶的质量不好，所以喂奶是没法减肥的。

实际上，在孕期，正常体重的母体会增加额外的体重以备乳汁分泌之用。如果妈妈超重甚至肥胖，哺乳期无须超量地大吃大喝，妈妈身上的脂肪就足以用来制造足够的乳汁。全世界各个地方不同饮食习惯的妈妈，乳汁成分本身就有所差异，但只要均衡饮食，都可以养出正常生长发育的宝宝。

每个哺乳妈妈需要比不哺乳的妈妈每天多摄入500大卡的热量来保证产奶，这是为了维持了妈妈的体重不变，因为你每天正常喂奶就比别人多消耗500大卡的热量，所以哺乳妈妈如果和正常人一样饮食均衡，不多吃，你本身就会处于减重状态，饮食对妈妈身体健康十分重要，如果妈妈吃不对，相关营养素少了，自己就要比宝宝更快受到这些成分缺乏的影响。而即使超量摄入，乳汁中的成分由于身体的精密而复杂的调控机制，也并不是无限制增加，多余的量只是会增加妈妈自己的体重而已。

换句话说，妈妈制造乳汁，并不需要大吃大喝，如果妈妈能够注意吃饭少用炒菜油，少吃高脂肪的肉类，那么长时间的哺乳反而会成为新妈妈减肥最好、最安全、最不会反弹的途径。即便妈妈孕期体重增加过多，在这个哺乳过程中，只要做到营养合理，饮食少油，哺乳本身就在不断消耗体脂肪，再配合适度的运动，妈妈会自然地瘦下来，重新成为苗条辣妈。

吸烟

美国儿科学会2012年母乳喂养与人乳使用政策表明，哺乳母亲抽烟虽然并不是母乳喂养的绝对禁忌证，但是应该被极力劝阻，因为它与宝宝呼吸道过敏和婴儿猝死综合征的发病率增加有着一定的关系。为了尽可能降低宝宝被动吸入二手烟的负面影响，不应该在宝宝面前抽烟。吸烟也是导致乳汁分泌量减少和宝宝体重增加缓慢的风险因素之一。但是，即使一个妈妈无法戒除吸烟，如果尽最大努力避免宝宝吸入二手烟，她的母乳喂养权利也应受到保护，母乳喂养依然优先于配方奶喂养。

口腔问题

出现牙龈肿痛、智齿、需要洗牙、拔牙、根管治疗等口腔科问题，很多妈妈非常担心，怕因此不能喂奶而不敢去看医生。其实针对一般的口腔问题治疗都不必过度焦虑。口腔科的问题通常涉及一些检查和药物的使用，例如X光拍牙片，也不影响喂奶，其次可能用到局部麻醉药物，包括抗生素和消炎止痛的药物，都可以找到哺乳期的安全用药，同时也不必停止喂奶。

性生活

度过了小心翼翼的孕期，产后的新手爸妈们可能又会面临新的问题，那就是性生活的恢复。可是很多妈妈在产后很长的时间里，都感到了无兴致或者因为各种各样的原因对此回避，哺乳期性生活问题并不能单单被解释为生产损伤和产后激素变化的原因，新手父母都应获得更多的信息，来度过这相对并不短暂的哺乳期。

哺乳期的妈妈泌乳素水平很高，产后的阴道在低雌激素的作用下变得很薄，干涩，缺乏弹性和延展性，性生活过程中感到不舒服的摩擦感、灼烧感甚至疼痛的妈妈很常见。此外，很多妈妈会在分娩时经历会阴侧切和撕裂的缝合，即使恢复，也容易在心理上敏感。

其次，频繁喂奶与照顾宝宝带来的身体疲惫，导致妈妈的睡眠被剥夺，尤其是哺乳还存在困难和压力的情况下，妈妈心理上往往在低潮期，情绪也有一些不满和疲惫，碰到枕头就想要睡觉。同时，很多妈妈在产后对于自己的身体还没有太接受，经历了怀孕和分娩还没有恢复对自己的感觉，也抗拒将身体展示在伴侣面前。而这些，都是产后性欲的“杀手”。

这个问题首先需要双方积极面对。性生活是夫妻身心交流的重要方式，需要彼此共同的付出和尊重，有没有宝宝，都可以过得很好。孕期与产后是女性的特殊生理时期，对于男性来说也面临着角色转变的压力挑战，例如“产后抑郁”已经不再是妈妈们的专用名词，男性在产后性需求的变化也需要伴侣的理解和尊重。夫妻双方要理解的是，由怀孕与哺乳带来的性需求的空窗期，仅仅只是彼此共同生活的人生当中很小的一部分。在这个特殊的时期，应关爱自己的身体，向对方坦诚表达自己的感受与期待，彼此支持，相濡以沫。

Tips

甜蜜温馨小窍门

1. 医生一般会建议产后42天（6周）复查以后，再恢复性生活。但是具体到每一对夫妻，恢复的时间是因人而异的。

2. 性生活的范围很广泛，并不仅仅只有经阴道性交，也包括拥抱、接吻、爱抚口交等。与你的先生谈谈你对性的恐惧，对侧切恢复或者撕裂缝合的不安，担忧他看了你生宝宝会产生不良的感受，彼此需要什么样的帮助。因为好的性生活意味着好的沟通。在身体和心理没有准备好之前，不要匆忙进行。

3. 营造良好的氛围，在浪漫、私密的环境下开始，请长辈或保姆代为照顾宝宝，不让小家伙有机会来大煞风景。或者给彼此多多的拥抱，一次烛光晚餐，一个双人浴，一次身体的紧密偎依，接下来的事情顺理成章。

4. 哺乳期间，妈妈的雌性激素水平很低，阴道中的分泌物大大地减少。这意味着夫妻双方需要更多的耐心，延长前戏的时间，直到感觉到自己很湿润了再继续深入。有时这些努力并不管用，那么，用惰性的、水溶性润滑剂也不需要有压力。有很多妈妈的个人使用体会是，非常棒！

5. 有些妈妈在高潮时会因为催产素大量释放而喷射出乳汁，可以提前准备小毛巾避免尴尬。还有一些妈妈担心性生活会影响乳汁质量，这是不必要的，同时，亲密也不会影响乳汁的产量。

旅行

哺乳妈妈完全可以出门旅游，在中国的传统文化中，“坐月子”是主要的产褥期恢复方式，但即使是“坐月子”，也不等于完全不出门，在天气晴朗、风和日丽、身体允许的情况下，出门散步是没有问题的，宝宝跟着妈妈出门看一看外面的世界，呼吸新鲜空气更是一件好事。只是产后6~8周的产褥期内，由于妈妈的身体还没有完全恢复，不宜远行旅途劳累。但在此后的日子里，哺乳妈妈和正常女性并没有什么特殊的区别，只要妈妈的身体恢复良好，根据自身的状态和与家人的沟通协商，选择轻松愉快的旅行并非哺乳期的禁忌。而且在宝宝6个月大以前，纯母乳喂养的妈妈只需要一条背巾，把宝宝“穿”在身上，就可以带着宝宝出门了，便利性非常高。哺乳妈妈出门旅行当然不需要直接断奶，就像你返回职场出差背奶一样把奶挤出来，带或者不带回家都可以，旅行回家后，哺乳仍然可以持续。

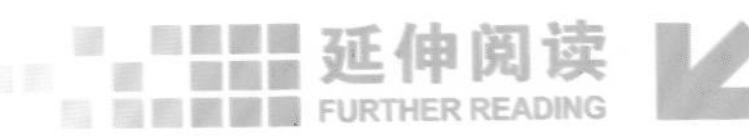

哺乳期避孕有方法

婴儿的吸吮启动了神经内分泌的周期活动从而抑制排卵，因此，母乳喂养能在一定程度上延迟妈妈的月经复潮。但即便都是纯母乳喂养，每个妈妈的月经复潮时间也不一样，从产后一两个月到产后一两年，月经复潮早的妈妈可能第一次并没有排卵，但是无论如何，接下来就需要避孕了，否则还是有怀孕的可能。月经复潮晚的妈妈，可能在恢复月经之前就已经开始排卵，更需要避孕。

如果妈妈在产后的6个月纯母乳喂养或几乎全母乳喂养，并且产后56天以后没有阴道出血的经历，那么母乳喂养的妈妈受孕的概率只有不到2%，这就是哺乳期闭经避孕法（LAM），但这仅仅是在6个月内的短暂避孕方式，当宝宝6个月以后，这个方法的受孕概率慢慢增加，妈妈需要使用另一种避孕方法。记住，一旦月经恢复就意味着妈妈生育力的回归或已经恢复。如果没有再次怀孕的打算，月经的复潮是需要选择另一种避孕措施的绝对信号。

哺乳期的妈妈首选的避孕方式是工具避孕法，宫内节育器的使用在中国比较常见。在世界卫生组织计划生育相关文献中，单方孕激素短效避孕药可用于哺乳期，但是建议在产后6周以后使用（国内没有上市，仅有复方雌孕激素短效避孕药）。含有雌激素的避孕药不推荐给哺乳妈妈。至于其他的避孕方法，由于失败率比较高，因此并不建议。

第二节　如果你遇到困难

宝宝的问题

低血糖

我有妊娠期糖尿病，宝宝出生时6.3斤，第一天被抽了3次足跟血，护士每过一小时就来催促我加奶粉。我孕期一直在听课学习，产后就让宝宝在我身上做皮肤接触，宝宝也一直都是强有力地吸吮和平稳地呼吸，大小便充分地说明了她完全没有任何必要添加配方奶。但我想知道，糖妈妈的宝宝一定会低血糖吗?

出生后最初的1~2小时，新生宝宝的血糖浓度会降低到一个很低的水平，即1.6mmol/L（30mg/dL），然后在出生12~24小时内慢慢恢复。在这个生理性葡萄糖体内平衡期间，没有证据表明短时间无症状的低血糖对身体是有害的，健康足月的宝宝在妈妈完全正常的怀孕和分娩之后，不需要常规筛查和监测血糖浓度，因此，也不需要添加配方奶来“预防”低血糖，甚至连早期喂糖水也是不建议的。早点开始喂奶以及纯母乳喂养能够满足健康足月宝宝的营养需求，同时，他们也不会单纯地因为短暂的喂养不足就出现具有临床意义的低血糖症，如果出现，应该会有别的原因。

我的宝宝是巨大儿，我仔细观察了我的宝宝，她很安稳，大小便都很不错，可是周围一直不停地有声音说我应该加奶粉，宝宝大，所以需求多，必须要加奶粉，是这样吗？我的家人也劝说我的奶就是不够，不能把宝宝饿着。我的压力实在是太大了，我始终不这么认为，后来我还为此耿耿于怀。

确实，患有妊娠期糖尿病的妈妈生的宝宝患低血糖的风险比较高，需要给宝宝监测血糖，同样处于高风险的还有小于胎龄儿、大于胎龄儿、晚期早产儿、巨大儿等。其他的宝宝一旦出现和低血糖一样的表现时，也需要尽早测定血糖浓度。这也说明了，妈妈在孕期控制体重、监测血糖是非常重要的，如果妈妈有妊娠期糖尿病，宝宝出生以后需要定期测血糖，直到达到稳定状态为止。但测血糖对宝宝来说是有创的，宝宝需要更多的安抚。

从另外一个方面来说，风险比较高，不等于一定会出现低血糖症的既成事实，每一个宝宝都是个体化的，自身状态和身体特点不同，血糖值的回升时间也会不一样。监测血糖的同时，妈妈们同样需要获得足够的帮助，来让宝宝尽可能多次并有效地摄入母乳。掌握好喂养方法和正确评估，科学合理地判断宝宝到底是否摄入不够，同时加强母婴的皮肤接触，降低能量消耗，这些本身就是维持血糖稳定的好方法。良好喂养的情况下，大部分风险比较高的宝宝都可以实现纯母乳喂养，“一刀切”地要求所有有风险的宝宝都必须添加配方奶，是不合理的。即使因为添加了配方奶，母乳喂养也不能停止。

黄疸

报告好消息，今天出生第四天，体重已经回升了，但是没有加奶粉，奶量好多了，我很有信心！可是没能出院，宝宝的总胆红素有点高，大夫说应该是220，可是宝宝是248，需要照蓝光，好在有个蓝光车放在妈妈床边，宝宝哭了就抱起来喂奶。可是我听很多人说宝宝照蓝光必须住院，就必须分离了，不照蓝光可以吗？

黄疸是因为胆红素的沉积，引起巩膜（就是我们说的眼白）和皮肤呈浅黄色的现象。胆红素主要由红细胞溶解和血红蛋白分解而产生，超过一半的新生宝宝会有一定程度的黄疸。黄疸值的高低取决于胆红素的产生和代谢是否平衡。

宝宝出生了，我很高兴我们终于见面了，需要吃茵栀黄预防黄疸吗？听说多喝水可以降黄疸？还有葡萄糖是不是也可以降黄疸？之前听很多妈妈说黄疸很可怕，我希望宝宝能平安度过。

新生宝宝的胆红素比成人高的原因有以下几点：

1. 胆红素合成增加，胎宝宝的红细胞数量要比成人高，出生以后宝宝开始用肺呼吸，血液中含氧量增加，红细胞就不需要那么多了，就开始破坏，于是就产生了额外的胆红素。

2. 新生宝宝的肝脏功能还不强大，清除胆红素的能力又不足，所以血液当中聚集了很多胆红素，于是就引起了不同程度的黄疸。

3. 宝宝体内的胆红素必须通过粪便排出，但是新生宝宝的肠道黏膜上有一种特殊的酶，会让胆红素再次从肝脏回到血液循环中，重新吸收，于是胆红素的排泄就延迟了。

所以，胆红素的生成增加，清除能力不足，排泄又延迟，三个方面的原因导致了宝宝黄疸。随着宝宝的生长发育，红细胞的降解完成了，肝细胞清除胆红素的能力增加了，胆红素排泄也快了，生理性黄疸就会慢慢消失，大约在出生后2周，宝宝的皮肤就会恢复到原来的颜色。

饥饿性黄疸

在产后，有一种情况下的黄疸需要引起关注，那就是饥饿性黄疸，可能会在出生后的头几天出现（24小时内出现的通常是病理性黄疸，需要立刻采取医疗措施）。当宝宝因为妈妈或自身的因素，或两者兼而有之的因素而没有好好吃奶，或者吃奶不够，就有可能导致胆红素的增加，过高的胆红素水平可能会导致严重的后果，例如核黄疸，核黄疸是病理性的，也极少见，引起重视但不过分焦虑。这是妈妈们比较担忧的一个问题。

健康足月的宝宝不会单单只因为母乳喂养不足，就发展成为核黄疸。出现病理性黄疸的原因有蚕豆病、溶血、感染、体重过度下降、脱水、高钠血症、低血糖症等其他高危因素或者明确被诊断的情况。简而言之，不是因为“饿”出了核黄疸，而是因为“病”引起了核黄疸。

新生儿黄疸和母乳喂养不足导致的饥饿性黄疸，解决的办法是纠正母乳喂养问题：是否喂养次数不足？是否开始喂养太晚？是否次数足够，效率却不足？是否妈妈确实有泌乳延迟的状况？宝宝大小便如何？体重下降如何？有没有其他问题？需要科学评估，最终目的是为了排除摄入量的问题和其他原因，并不是盲目地不查原因一律为了“预防”黄疸而补充奶粉。也不是坚持拒绝一切补充喂养，为了让宝宝降黄疸，而不允许妈妈喂奶，这是非常错误的，极端的态度都不可取。如果有黄疸的病因，就交给医生治疗，并不是只要加奶粉，孩子就不会出现病理性黄疸了。如果是因为饥饿、母乳喂养进行得不顺利，就必须改进，而不能放弃。

美国儿科学会明确反对给黄疸婴儿喂水、糖水、葡萄糖或者任何非奶类液体，这些不仅不能增加肠道胆红素的排泄速度，反而会加重黄疸。从黄疸的产生原因我们可以很清楚地看到，胆红素在宝宝出生后有一个短暂增加的过程，然后经由粪便排出代谢掉。宝宝多吃，多排大便，胆红素持续排出，慢慢地黄疸就会消退。喂水、糖水、葡萄糖等，都不能促进宝宝大便，对于退黄疸是没有帮助的。如果改善母乳喂养、进行补充喂养之后，宝宝的黄疸值还是升高到某个值，那么就需要寻找原因，及时进行干预。

茵栀黄是在我国广泛被使用来退黄疸的药物，有相当大一部分使用于新生宝宝，但中华医学会儿科学分会专家关于黄疸的治疗共识里，完全没有提到使用茵栀黄口服液。2016 年 8 月 31 日，国家食品药品监督管理总局也发布公告要求新生儿、幼儿禁用茵栀黄注射液。虽然没有禁用口服液，但它治疗黄疸的疗效并不确切，茵栀黄口服液容易导致腹泻，破坏肠道黏膜，影响宝宝肠道菌群的建立，甚至导致乳糖不耐受或者过敏的问题，也并不建议使用。

应对宝宝黄疸，什么样的方法是安全有效的？这就是光疗。

宝宝出生后的胆红素是一个动态变化的过程，出生胎龄、日龄，以及有没有前面提到的高危因素都是需要考虑的事。父母们需要了解，当宝宝的黄疸值在什么状态时，可能需要交给医生处理。

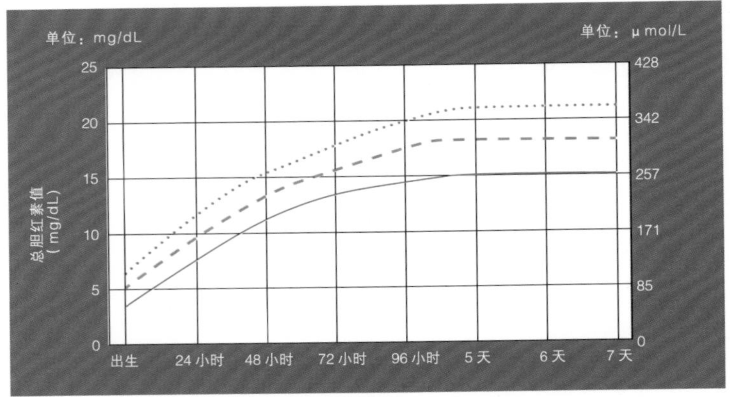

美国儿科学会的光疗标准示意图

对于不同的宝宝，处理方式当然不一样。如果宝宝出生时满 38 周，一般状况良好，黄疸值超过上图最上面那条线，就需要光疗了。满 38 周但是有高危因素的宝宝，就要看中间那条曲线，35~37+6 周出生，有高危因素的宝宝，看下面那条曲线。早产儿或者出生体重小于 2500 克的宝宝，光疗的值会更低。光疗是最常用的有效又安全的方法。如果光疗失败，需要进行换血疗法。妈妈们一方面需要了解光疗标准，查找黄疸的原因，排除病理性黄疸的原因，另一方面也要和儿科医生商量最合适的方案。如果有必要进行光疗，同时能做到母婴不分离，母乳喂养获得保护，是最理想的情况。

宝宝快满 2 个月了，黄疸还有，其实我都没怎么在乎这个，宝宝能吃能睡，今天一检查，脸上 8.2，身上 6.5，可是不能打疫苗，要求停母乳和吃茵栀黄退黄疸，可是我听说茵栀黄是泻药，让宝宝拉肚子，我好不容易进行母乳喂养，好不容易长上来的体重，我该怎么办？为什么不能打疫苗呢？黄疸多久才能退？

持续母乳喂养的宝宝，妈妈们可能会发现黄疸的持续时间延长，通常被认为是母乳喂养性黄疸，有一些宝宝甚至可能会持续2~3个月。母乳喂养性黄疸是生理性黄疸的延伸，是生理现象。妈妈乳汁中的某种现在还不明确的成分使肠道重新把胆红素又吸收了，所以宝宝出现黄疸消退慢的情况。因为胆红素是一种抗氧化剂，这可能是对新生儿的一种保护。母乳喂养性黄疸并没有被规定必须在几周内消失，否则就不能打疫苗，世界卫生组织的建议中，黄疸并不是疫苗的禁忌，若宝宝生长发育正常，一般状况良好，没有其他并发症，并不影响预防接种。

另一方面，尽管人工喂养的宝宝体内胆红素水平比母乳喂养的宝宝要低，但这并不能证明为宝宝带来更多的益处，很多宝宝虽然有黄疸，但是并没有什么病理原因，胆红素水平并不高，达不到前面所说的光疗要求，这就说明没有对宝宝造成什么伤害。

如果对宝宝进行纯母乳喂养或者大部分母乳喂养，没有其他导致黄疸的原因，黄疸值达不到光疗干预的程度，不同医院有不同的诊治方案。有的医院并不建议妈妈停母乳，而是用 B 超、血常规等一系列检查来排查是不是有什么病理性原因引起的黄疸，这种方法保护了母乳喂养，只是对宝宝增加了各种检查措施。还有的医院会直接让妈妈停 3 天母乳，观

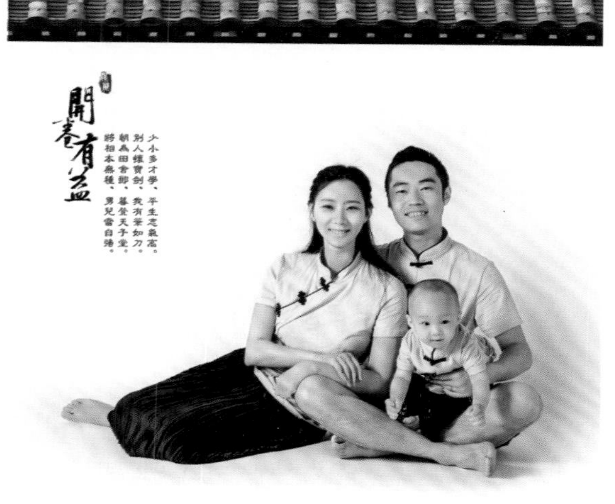

图 / 知妈堂会员：徐婉莹

察是母乳喂养性黄疸还是其他病理性原因引起的黄疸。这个方法有时候效果并不好，有些妈妈只是把全母乳变成了混喂，发现黄疸还是不降，担心有其他原因，从而增加焦虑。有些妈妈完全停喂，但是发现得乳腺炎了，随后奶量减少，等想恢复时孩子却不吃母乳了。所以，妈妈需要和医生商量谨慎选择这种排查方式，同时也必须考虑到配方奶添加的早期风险。这种方式给妈妈提出了更高的要求，有一些妈妈刚从奶瓶喂养转换为亲喂，如果又更换奶瓶喂养，需要注意观察宝宝是否平稳回归到吃母乳以及吃乳房。依靠吸奶器维持泌乳量可能有些难度，需要学会手挤奶并预防乳汁淤积，将母乳冷藏储存，等恢复母乳喂养后继续喂给宝宝。

生理性体重下降

我是顺产，我家宝宝从出生开始吃奶就很规律，睡醒来就吃，可是睡得也很长，都叫不醒。头三天吃奶的次数好像没达到每天 12 次，可是大小便还不错。到第三天晚上的时候，我老公用新买的秤给宝宝称了一下体重，发现体重下降超过了出生体重的 11%。这时候我发现自己的乳房胀起来了，于是我决定多喂，说来也奇怪，宝宝这晚上就像知道了似的，一个小时醒过来吃一次，吸吮也很有劲儿。前两天她是在保存体力吗？到了第四天早上，护士来称体重，竟然超过了出生体重，好神奇的变化！我相信上天就是这么安排的！

担心体重下降和脱水，可能是妈妈早期焦虑的原因，也确实需要密切关注。那么一个健康足月的宝宝，出生以后的体重变化到底是怎样的呢？

宝宝出生后，脱离了浸泡在羊水中的湿环境，皮肤上的水分逐渐挥发，呼吸时也有水分排出，胎粪、小便也排出来，早期胃容量小，吃进去的奶较少，所以体重非但不增加，反而还要减轻些。这种情况被称为“生理体重下降”，在出生后 3~4 天最明显，然后逐渐恢复，出生后 7~10 天恢复到出生体重。我们通常把 7% 作为区分线，体重下降超过出生体重的 7%，就可能被认为是异常情况。

实际上，生理性体重下降这个数字的背后，有很多影响因素，例如剖宫产、产前或产时输液、产后喂养问题等。曾有医院产科对出生的宝宝进行了测量和观察，产后 60 小时宝宝们的平均体重下降在 4.01%~10.08%，妈妈输液较少，宝宝的体重平均下降 5.51%，妈妈输液超过 1200

毫升，宝宝的体重平均下降 6.93%。在宝宝出生后 24 小时称量体重比较真实，下降的那些重量大部分是妈妈被输入的液体，并不是自己的体重。2014 年加州北部的 Kaiser Permanente 医院对超过 16 万个母乳喂养新生儿进行研究，发现在产后 48 小时，有 5% 的顺产宝宝和超过 10% 的剖宫产宝宝体重下降超过了出生体重的 10%，产后第三天还有超过 25% 的剖宫产宝宝体重下降超过 10%。

宝宝的生理性体重下降需要充分结合宝宝的大便变化、次数和量，小便的次数和量，以及宝宝的精神状态综合判断，当然在这种情况下持续加强有效的母乳喂养是非常重要的，产后 5~6 天的体重下降依旧大于 7% 出生体重的宝宝需要密切地监测，直到体重稳定增加。宝宝恢复出生体重的时间也有差异，产后 10~14 天都有可能，比如产后 10 天，宝宝虽然没有恢复到出生体重，但已有几天表现出稳定的增长，这可能是正常的，宝宝需要持续的密切随访，如果产后 14 天还未恢复，那么需要补充喂养。

宝宝总是睡

我的宝宝总是吃一会儿就睡着了，睡不了多久又醒过来哭着要吃奶，我就只能喂了，可是总也吃不久，一会儿就睡着了。我特别疲惫，是我的奶不够吗？为什么宝宝总是吃不饱的样子，又总是睡呢？

从前面我们提到的宝宝睡眠时长来看，宝宝的正常睡眠时长相差可达 8 个小时之多，每个宝宝的表现都不相同。有些宝宝在刚出生的头几天，吃一次可以睡很长时间，然而回到家以后就开始变得像闹钟般准时醒过来吃奶，甚至可以从下午吃到晚上，连续几个小时就像“长”在了乳房上一样。还有一些宝宝持续得更久一些，一直睡得很好，妈妈和家人都很满意这个“天使宝宝”，可到了满月甚至三个月，像上满了发条，开始出现单次睡眠缩短，频繁醒过来和妈妈互动。家人开始担忧宝宝是否“缺钙”，是否“母乳不足”，尤其是妈妈这时候如果供需平衡，乳房没有原来那么频繁胀奶了，更可能有这样的误会，但实际上，宝宝并没有问题。

宝宝每次总是睡很久，从月子里就这样了，白天一两个小时就醒，晚上如果我不叫醒他，他可以一直睡 6 个多小时，我担心他睡久了会低血糖，我特意上了闹钟 3 个小时无论他醒不醒都给他喂奶，好多次都不行，这样正常吗？

当妈妈感觉宝宝的睡眠影响到了吃奶，则需要从以下几个方面进行观察：

1. 宝宝的大小便排出量有不足的情况吗？生长发育有受到影响吗？

如果宝宝的大小便排出量充足，甚至吃完就拉，拉完再吃，通常不需要担心。如果宝宝身高、体重、头围等变化都很明显上涨，更不要慌张，持续观察。睡眠时间长并不能说明有问题，如果妈妈担忧，则可以观察宝宝的呼吸，如果呼吸均匀平稳，就不必要唤醒，如果宝宝出现各种动作，伴有哼哼唧唧等表现，也就是在浅睡眠时，可以和宝宝侧躺在一起，尝试让宝宝吸吮乳房，许多宝宝闻到奶香味，可以在睡眠中进食。如果宝宝可以完成一次进食，妈妈应该省却许多担心。

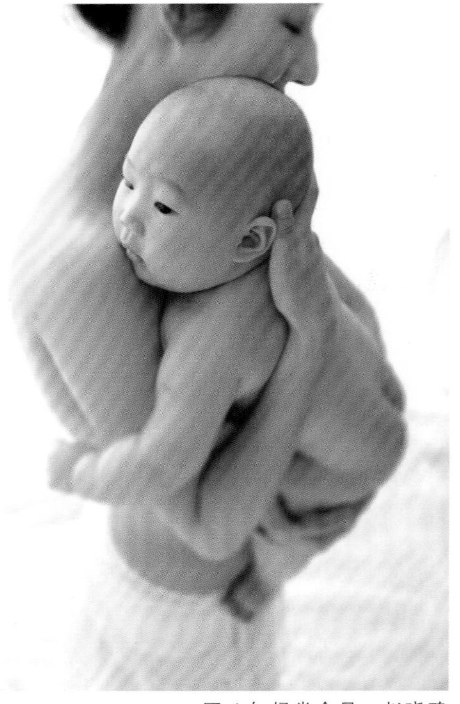

图 / 知妈堂会员：赵晓鸥

2. 宝宝在每一次吃奶的时候，有没有深而慢的吸吮？还是只是浅浅地"嘬"，寻求安抚而非真正有效在吃奶？

如果宝宝只是寻求安抚，并没有好好吃奶，那么可能是要求妈妈的拥抱。而宝宝只睡很短的时间就醒，也可能因为没有进入深睡眠，被睡眠惊跳惊醒了，宝宝再次寻求入睡的安抚，而不是饥饿。如果其他方式可以进行安抚，就不需要把自己变成"安抚奶嘴"。

但如果宝宝刚开始有深而慢的吸吮，慢慢地就力气越来越小，吃不动了歇一会儿，然后再努力吃，反复循环却最终筋疲力尽，累得睡过去了，那么可能是宝宝需要帮助了。妈妈可以在每次喂奶前，使用手挤奶时刺激喷乳反射的方法，让乳汁喷射，让宝宝吸吮时不需要花太多力气就可以吃到奶阵，同时在宝宝吃奶时，用自己的双手挤奶，给予轻柔的顺着乳腺管方向的压力，让宝宝能够得到更多的奶量，当奶阵结束，妈妈可以持续刺激多几个奶阵，让宝宝尽量吃到后奶。

妈妈们并不需要常规这样做，只有当宝宝总是吃、睡不好，影响生长发育，表现为需要帮助的时候才帮助他。很多宝宝随着月龄增加，自己也会更有力量，吃得越来越轻松。

含接和吸吮困难

> 我的宝宝36周多出生，体重不到5斤，在医院住了一周，回家以后，我发现宝宝吃奶不顺利，总是吃不上，我的乳头还算正常，可宝宝总是吃不到两口就哭闹，大小便都不太好，我怕是真的吃不饱，我该把奶吸出来喂吗？

美国国家儿童健康和人类发展研究所认为，出生在34周整到36周6天的宝宝应该被称为“晚期早产儿”，这些婴儿都是事实上的早产，不要因为其“接近足月”而放松警惕。相对大于等于39孕周出生的足月宝宝而言，晚期早产儿成熟度不足，警觉性较低，耐力更差，在含接和吸吮以及吞咽方面可能会面临更大的困难。妈妈们需要特别留心宝宝的喂养状况，但不要过度焦虑，大部分的宝宝都能很好过渡，少数宝宝适应没有那么好，必要的时候请有资质的哺乳顾问对母乳喂养进行及时而准确的评估。

有一些早产儿、出生缺陷的宝宝（例如唐氏综合征、先天性心脏病等）还可能伴有肌张力较低的问题，由于口咽结构控制的异常或者发育不良，或者由于力气不足、呼吸困难和不协调导致不能好好吃奶。

宝宝如果确实出现了摄入不足（例如大小便排出量少，体重下降过多或者增加不足，早期黄疸值高，低血糖表现）的情况，除了必要的医疗干预，帮助宝宝获取足够的乳汁是重中之重。

首先要确保这样的宝宝在出生后即刻尝试母乳喂养。如果没有非常紧要的医疗原因就不要轻易耽误。妈妈不要过度担忧和预设困难，很多宝宝就不一定会出现困难。

袋鼠式护理需要加强和鼓励。开始进行皮肤接触时，妈妈要处于完全清醒的状态，需要看到宝宝的脸，宝宝头伸直，不要堵塞呼吸道。如果宝宝偶尔吃得不太好，耐心尝试，减少穿盖让他稍稍凉一些，触摸后背、耳垂等来刺激宝宝警觉起来，以便更容易进行喂养。眼神接触和抚摸也能增加母婴之间的联结，当妈妈疲惫不堪时，爸爸需要做皮肤接触。

受过专业训练的哺乳顾问或者医护人员需要对宝宝的含接、吸吮和转移乳汁的能力进行合理评估和随访，确保能够进行正常喂养，必要情况下可以进行个体化的训练，例如口腔刺激、吸吮训练。

尝试母乳喂养时，要给宝宝提供良好的头部和身体支撑。可以使用背巾或者哺乳枕将宝宝支撑在一个躯干弯曲的体位，然后使用“舞蹈手势”。

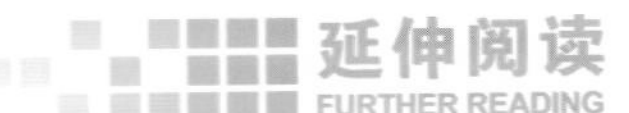

延伸阅读 FURTHER READING

舞蹈手势

妈妈可以把乳房抓握到掌心中（从下方握住自己的乳房），用中指、无名指和小手指卷曲在乳房另外一边来支持乳房，宝宝的下巴放在拇指和食指之间的虎口上可以得到支撑。拇指和食指还可以给咬肌一些温柔的压力。此外，把下巴略向前倾紧贴乳房可以让宝宝含接得更好。另外一只手也能够余出来支持宝宝的颈部和肩膀。

在哺乳的同时用手挤奶也是帮助宝宝转移乳汁的办法。如果在辅助之下亲喂有效果，就应该坚持。如果宝宝暂时没有办法通过吸吮乳房吃饱，妈妈需要尝试使用其他工具（例如勺、杯、注射器、滴管以及奶瓶）进行挤奶或者挤奶补充，具体工具要根据妈妈和宝宝的具体情况来选。（补充喂养的要点见第三章第三节）一些宝宝随着年龄的增加，吸吮力会越来越强，吸吮乳房会越来越回归到正常。一些患有疾病的宝宝，例如唐氏综合征、先天性心脏病等的患儿，本身出现喂养问题的风险就比较大，乳房喂养如果不能实现，挤出来喂养也同样至关重要。母乳喂养促进宝宝口腔运动、神经系统、认知和生长发育，降低感染和咬合不正的发生。一旦有机会，妈妈就可以尝试让宝宝回到妈妈的乳房上。同时寻求家人和专业人士的支持和鼓励，最终达成喂养成功的愿望。

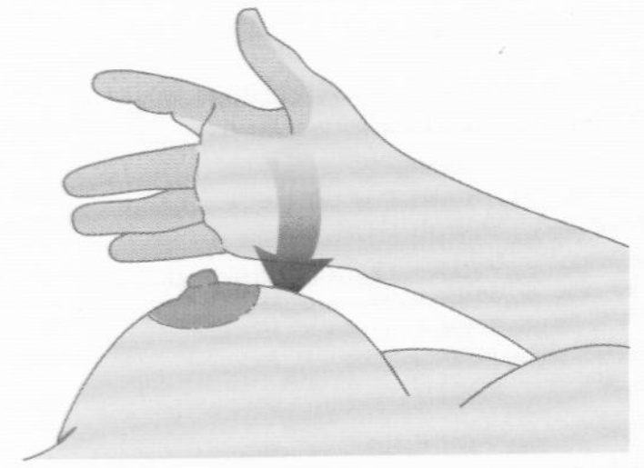
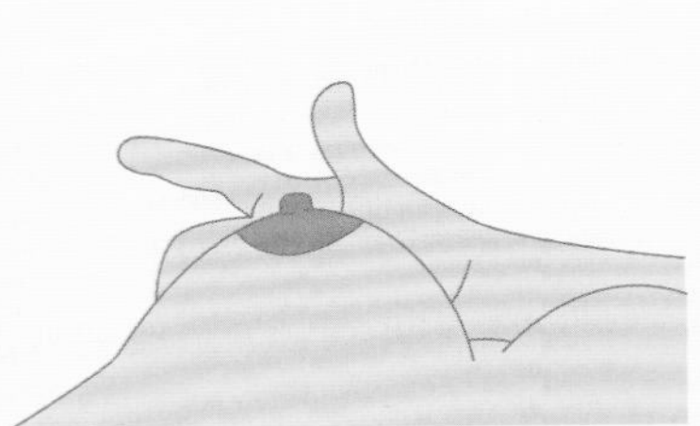
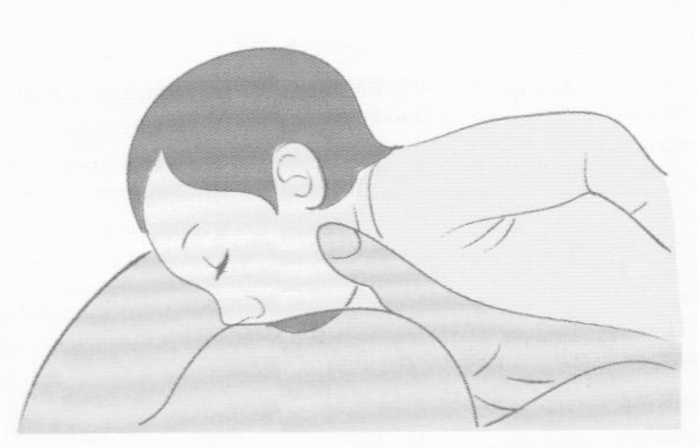

唇腭裂的宝宝

唇裂宝宝的嘴唇不连续，腭裂的宝宝口腔和鼻腔直接相通，唇裂或者腭裂的宝宝裂口范围很大，可能从简单的上唇凹口到完全裂开，扩展到鼻腔的底部，甚至累及门牙牙槽的部位。腭裂可能是口腔后方的软腭裂，往前延伸到硬腭，甚至硬腭全部裂开。

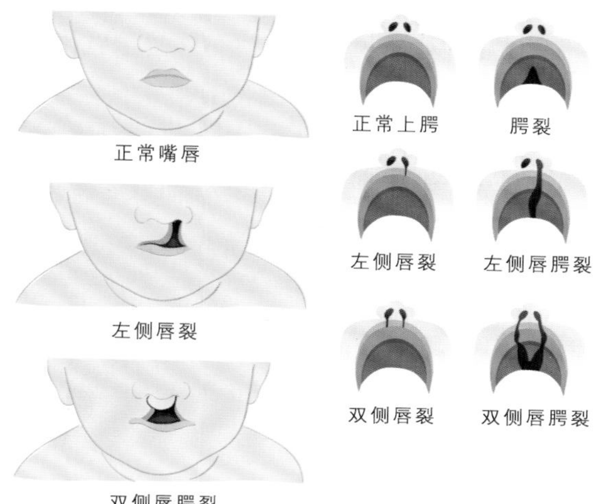

宝宝在吃奶的时候，嘴唇会外翻并压紧乳晕，口腔内是一个密封的环境。吸吮时舌头和上下颌按压乳房形成正压，舌头和下巴下降产生负压，从乳房当中吸出奶。

如果口腔内有裂口，负压就没法形成，宝宝就很难吸吮，也会特别累，很长时间吃不到足够的奶会影响生长发育，口腔内有裂口还会让奶液误吸到气管引起比较严重的问题。唇腭裂的宝宝误吸和患中耳炎等风险都比较高，母乳喂养更为推荐，吸吮乳房对口腔发育还有正面影响。只是妈妈和宝宝需要获得更多的帮助。

如果是唇裂的宝宝，可以形成一定的口腔负压，亲喂可以实现，妈妈尝试把唇裂部位面向乳房的顶端，交叉式或者橄榄球式都可以尝试（图1），用食指或者其他手指将宝宝的唇裂部位按压密封，同时尝试支持辅助宝宝的脸颊，以减少裂口宽度，增加在乳头周围的密闭空间。

对于唇裂宝宝，“正脸”跨坐姿势可能会比其他母乳喂养姿势更加有效（图2）。

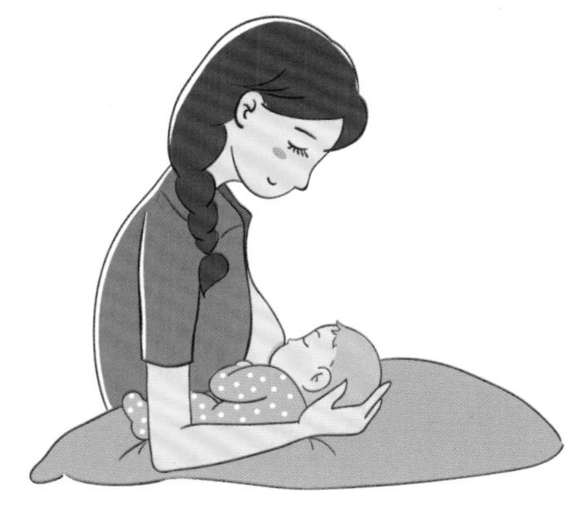
图 1 橄榄球式

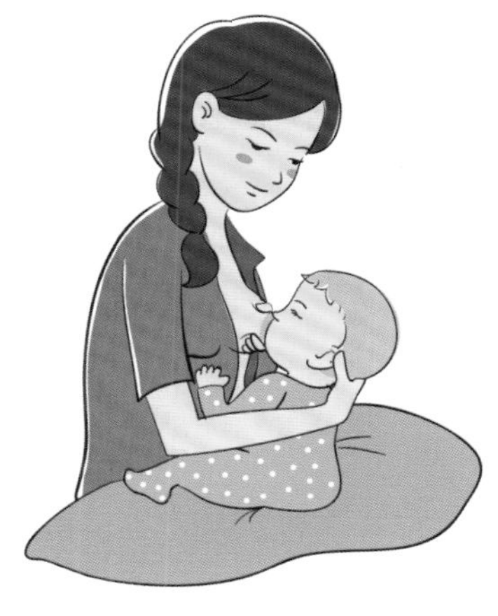
图 2 跨坐式

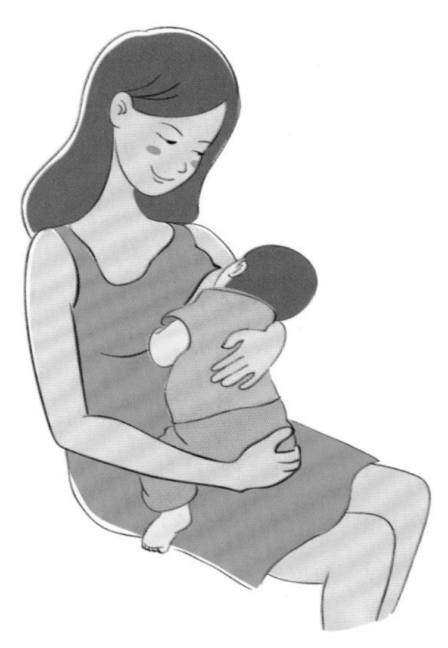

如果是腭裂或者唇腭裂都有的宝宝：

1. 宝宝的姿势处于半竖直体位可以减少鼻腔的倒流以及乳汁的反流进入咽鼓管。不要把乳头推向裂口的位置，朝向含有最完整骨骼的上颚面可以促进更好地进行按压。

2. 舞蹈手势仍然可以尝试，妈妈可能需要用手挤出乳汁刺激喷乳反射，来帮助宝宝吸吮和弥补按压不足的问题，减少力气消耗。

3. 如果亲喂不行，需要使用奶瓶。最好是选用宽大基底部的奶嘴（图 3），这样可以让宝宝张大嘴。有些宝宝适合较长的奶嘴，它可以避免乳汁直接进入裂隙中，具体要根据宝宝的情况来看。

有一些宝宝不能实现亲喂，普通奶瓶和奶嘴也不行，可能需要更特殊的奶嘴。有特别设计的阀门和奶嘴（图 4A）以及可变动的储奶腔，喂养的时候，喂养人可以挤出一点奶放入宝宝的口腔，奶液的流速匹配宝宝的需要。奶嘴里的裂口是十字形，宝宝没有压缩或吸吮时奶嘴关闭，避免奶液意外流入宝宝嘴里。或者设计出流出裂缝（图 4B），减少奶液转移所需要的口腔内负压量，奶嘴更软更易弯曲。

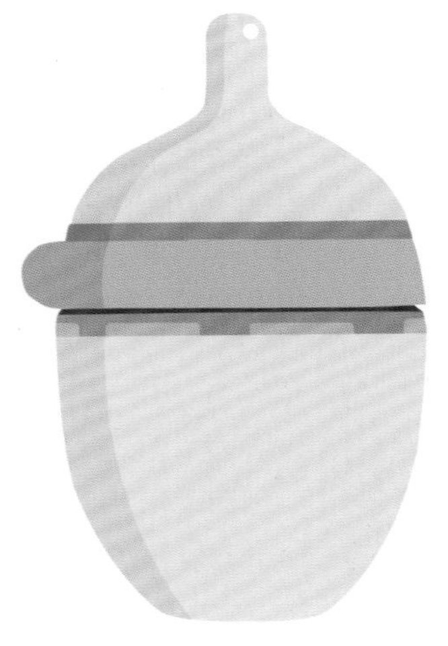

图 3 普通奶瓶 + 宽大基底部奶嘴

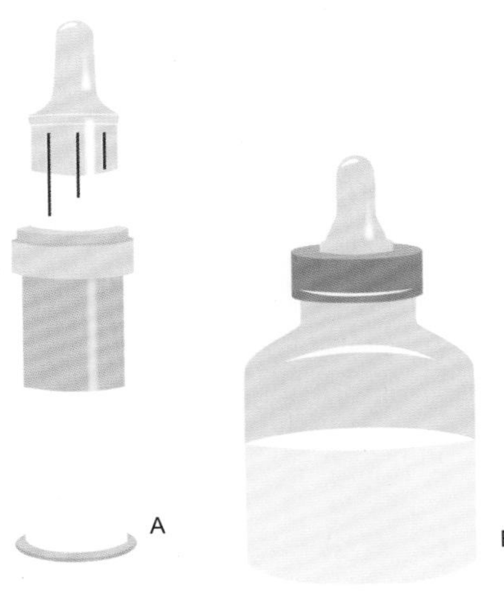

图 4 特殊奶瓶 A 和 B

给宝宝用奶瓶喂时需要注意，把宝宝面朝上方，身体斜向上 45° ，奶嘴向下倾斜，一定要小心流速和奶量控制，让宝宝有休息时间，避免误吸。

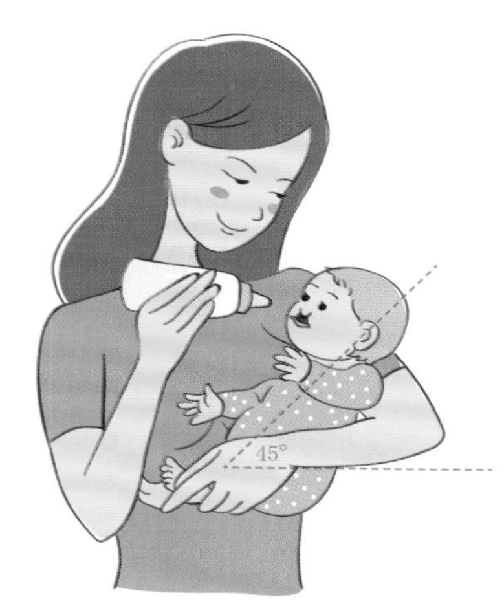

唇、舌系带短的宝宝

当妈妈非常仔细地检查和反复调整了姿势，乳头仍然有破损，就要检查是不是宝宝的唇、舌系带短缩引起的问题了。如果舌系带短，宝宝的舌头无法抬高，也不能伸长至下唇外；如果唇系带短，宝宝上唇无法外翻，这些情况都会对妈妈的乳头不停刮擦，妈妈无论如何调整哺乳姿势，宝宝的含接也有问题。

唇舌系带稍微短一些的宝宝的哺乳姿势采用半躺式效果较好，当宝宝趴在妈妈身上喂奶时，下巴紧贴乳房，上下唇都需要完全打开，才能很好地含上乳头。必要情况下，可以尝试使用乳盾。

宝宝的舌系带短，对哺乳的影响各有不同。妈妈们尤其要注意的是，每一个宝宝都是个体化的，外观上的舌系带状况和妈妈乳头的损伤程度并不是完全对应的，我们不能只看宝宝的舌系带就去下结论是不是“短”，无论是不是短，都要首先调整含乳姿势。有的宝宝的舌系带看上去似乎“短”，但是经过和妈妈的磨合，能够有效吃到奶，姿势对了妈妈也可以很舒适。少数的宝宝造成妈妈乳头的严重破损，这时需要请口腔科医生或者儿科医生对宝宝进行舌系带切开术，尤其是右图的情况，舌系带非常薄，医生使用手术剪并不会增加宝宝太多痛苦，出血量也不大，很快就能恢复正常喂养。还有一些宝宝虽然开始舌系带短，但反复吃奶的过程中可以“伸长”，也可以不用剪。

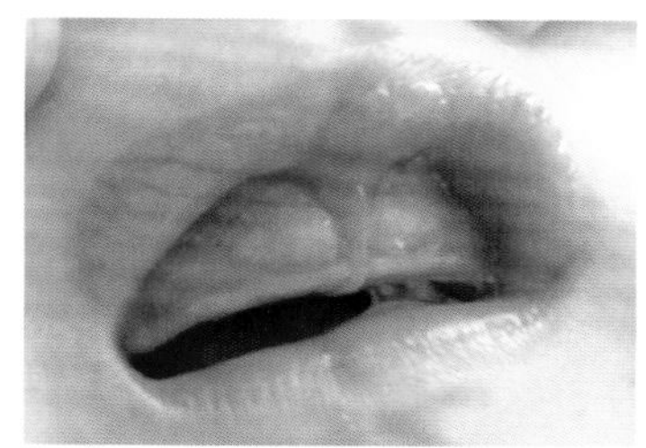

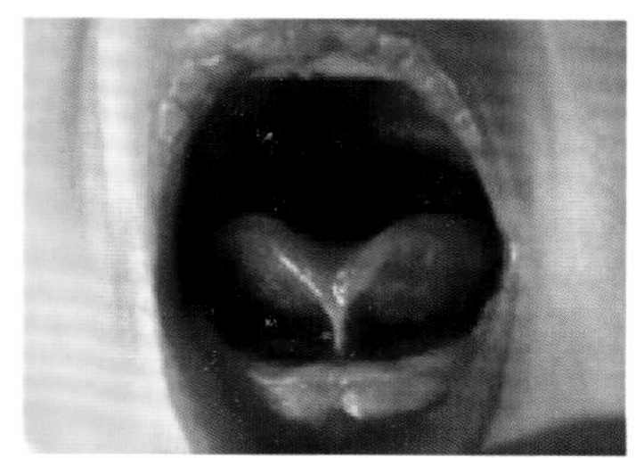

其中一种舌系带短缩

肠胀气

我的宝宝每天都在哭，他好像没有安静太长时间的情况，总是要抱着，肚子鼓鼓的，放屁也特别频繁，是胀气吗？是不是肠绞痛了？我应该怎么办呢？

婴儿胀气是比较常见的事情，爸爸妈妈不需要特别紧张。尤其是宝宝虽然肚子鼓鼓的，但非常有活力，能吃能喝，排便前哭闹，便后好转，且体重持续增加时，就不必太过担心。

如果宝宝的哭闹真的符合“333”的规则，即每天哭至少3个小时，每周至少哭3天，持续哭3周，就可以认为是“肠绞痛”。很多宝宝被判定为“肠绞痛”，但大部分的宝宝生长发育并没有受到影响。只是表现为肚子胀气，异常得烦躁，毫无理由地哭，吃奶抱哄都不奏效，这种哭起来让爸爸妈妈坐立不安的场景常常发生在傍晚，有的宝宝出生后2周就开始出现，但3个月以后，就很少有孩子继续过度哭闹了。

首先我们要清楚宝宝胀气哭闹的原因：

1. 自然生理发育原因

小宝宝的消化系统还没有成熟，支持消化的肌肉还没有调整出有效和有节律地移动食物通过消化道的能力，肠道平滑肌的不规则收缩可能导致宝宝不适。这是宝宝生长发育不可逾越的过程。宝宝出生后的几个月，心理上还需要待在如妈妈温暖的子宫内那样的环境，宝宝的神经系统也没有成熟，当他们在白天负荷了太多的陌生景象和声音，就会导致入眠时的困难，身体的不舒服加上心理的需求，致使他们哭闹更加严重。

2. 可疑的食物

进行母乳喂养的妈妈可以适当回避豆类、花菜以及辛辣食物，以及含有可导致肠胀气的纤维食物，浓茶、咖啡等含有咖啡因的食物，来看看宝宝是否有好转。每个宝宝对同样的食物有不同的反应，妈妈要根据宝宝的具体情况来判断，也不必盲目地什么都回避，除非确定孩子有反应。此外，牛奶蛋白过敏也是很常见的胀气原因。建议妈妈们在纯母乳喂养期间，如果宝宝有特别严重的胀气，需要留意含有牛奶蛋白的食物。

3. 喂养方式

有一些宝宝的胀气伴随吐奶，可能是胃里不舒服，宝宝以奶瓶喂食时如果吸吮太急，或者奶瓶的奶嘴孔大小不适当或瓶身倾斜时，空气经由奶嘴缝隙被宝宝吸入肚内，这种情况较常见，但是吃得过快过急宝宝来不及把空气排出来，就会过度哭闹，而哭闹时又会吞进大量的空气，造成恶性循环：哭闹—胀气—腹胀不舒服—进一步哭闹—胀气更厉害。用乳房亲喂的宝宝也有可能出现这种情况，宝宝吃得太急，吃到一半就开始烦躁不安，同时想要寻找安抚，往往表现为吐出乳头，又“找奶”，反而让新手父母误认为宝宝没有吃饱，加重过度喂养的状况。

了解了宝宝胀气哭闹的原因，我们来看看有什么应对技巧：

1. 寻求喂养线索

新手妈妈如果在宝宝刚刚表现出寻找线索的时候就提前喂奶，宝宝就不会因为大哭大闹而吸进很多空气造成不舒服。

2. 哺乳后轻拍背部

如果宝宝经常在吃完一边乳房或者吃到一半时就开始烦躁，可以尝试将宝宝竖抱起来，头靠上妈妈的肩头，轻轻拍打背部以促进打嗝和排气。当然，需要提醒大家的是，拍嗝不必走极端，如果是躺喂，宝宝吃完奶已经入睡，就不需要强行将宝宝抱起来拍嗝，反而打扰了宝宝的睡眠。

3. 学会安抚方式，避免宝宝哭闹太久

新手爸爸妈妈要尽可能多地和宝宝磨合，安抚宝宝的情绪，带着耐心和爱多多学习如何安抚宝宝。宝宝哭泣就是有需求，但是并不是看到宝宝哭，就拼命给他喝奶，或用吸奶嘴的办法安慰宝宝，这反而可能令他撑得更不舒服。有时宝宝的哭闹，只是希望爸爸或妈妈多抱抱他陪陪他而已。

4. 常常给宝宝做腹部抚触

常常给宝宝进行顺时针的腹部抚触促进排便，也可以帮助宝宝很好地排气。抚触本身对于宝宝身体皮肤的温和刺激就有助于宝宝的生长发育，对于这样一个亲密接触的时机，爸爸妈妈们一定不要错过。

下面，教大家胀气宝宝的抱姿：

好的抱抱，让宝宝舒服不哭闹！

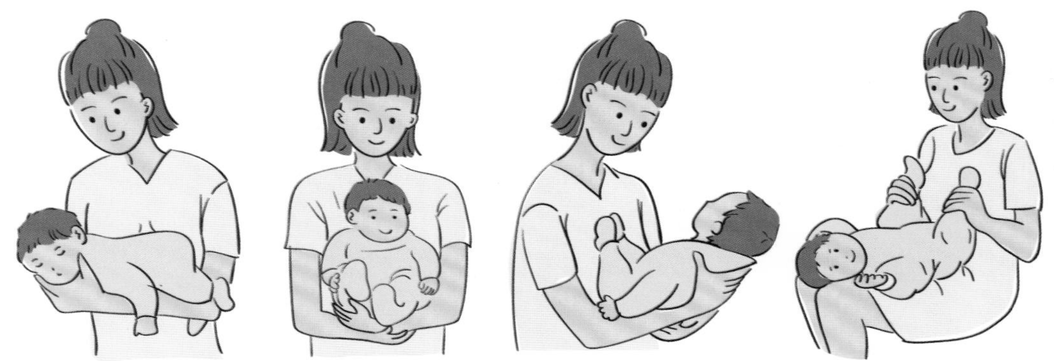

第一个姿势飞机抱，第二个肠绞痛抱姿（朝前），第三个肠绞痛抱姿（朝后），第四个大腿运动抱姿。要注意，吃完奶过一阵再抱，避免压迫腹部造成吐奶。

好的抱抱：飞机抱

宝宝天生和爸爸之间就有神秘的身体语言交流，爸爸有力的双臂是宝宝坚实的依靠，在宝宝肠胀气的日子里，爸爸抱着宝宝度过了亲密的时光。

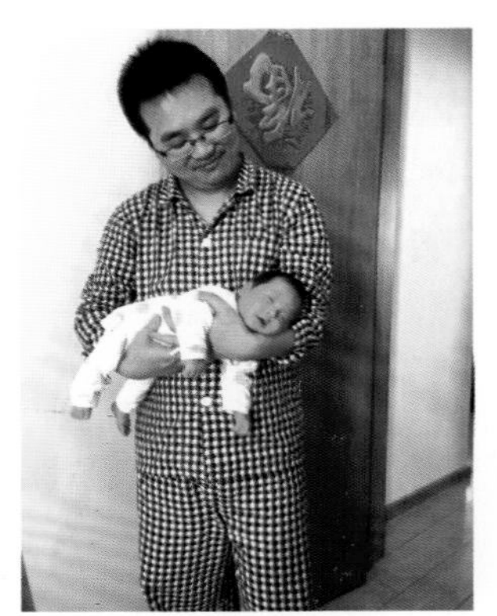

当当和爸爸

过敏

食物过敏，特别是牛奶蛋白过敏已经成为世界范围内的公共卫生问题，2015年中国疾病预防控制中心妇幼保健中心《城市婴幼儿过敏流行病学调查项目》，进行调查的33个城市的部分儿童中，有过过敏症状的宝宝超过40%。由过敏引起的很多宝宝身体上的表现例如湿疹、便血等也成为新手爸爸妈妈们较为头疼的问题。

造成过敏的较大风险因素除了遗传，还有另外两个，即剖宫产和产后早期配方奶喂养。剖宫产出生的宝宝有44%出现过敏性疾病症状，比自然分娩的风险增加了30%。出生3天内的配方奶添加使过敏风险也增加了40%。美国儿科学会母乳喂养与人乳使用政策提出，纯母乳喂养大于6个月，降低40%的哮喘发生率，降低42%的特应性皮炎发生率，降低52%的乳糜泻（谷物蛋白过敏）发生率。

因为肠道菌群是婴儿肠道黏膜免疫系统形成的重要因素，剖宫产的宝宝没有获得母亲产道当中的益生菌群，而早期奶粉喂养则使得牛奶蛋白在黏膜免疫系统形成之前进入肠道间隙，使肠道不能尽早密闭，导致孩子对过敏原很容易出现反应。因此，自然分娩与母乳喂养是婴幼儿免疫的重要组成部分，一旦破坏这个自然过程，就会增加过敏的概率。

除此之外，还有一些比较常见的风险因素，例如不合理使用抗生素或解热镇痛药、经常使用消毒剂或杀虫驱蚊、吸烟或经常接触吸烟环境、接触毛绒玩具等。

我的宝宝现在2个月大，出生以后先喝了奶粉，到第五天就喂纯母乳了，可是她拉大便总是带血丝，虽然她别的都好，长得也很好，可我还是担心，就去检查，医生说是对我的母乳过敏，让我忌口，但还是便血，我只能停母乳，给宝宝喂了奶粉，停一个多月了，我的奶都快没了，我想喂奶，可是担心啊，我该怎么办?

β-乳球蛋白是牛奶当中含量最丰富的乳清蛋白，也是最主要的过敏源，人乳当中不含有β-乳球蛋白，因此人乳蛋白本身不致敏，人乳是天然的低敏乳汁，世界各权威组织都建议，为了降低婴儿过敏的风险，建议纯母乳喂养至少4个月。牛奶蛋白和妈妈乳汁当中的蛋白存在交叉反应，对于有过敏家族史的宝宝来说，出生后头三天内，可能只需要一瓶配方奶，就足以使宝宝致敏，即使妈妈恢复到全母乳喂养，乳汁当中的蛋白或者多肽片段仍然可以让宝宝出现恼人的过敏症状。这并不是对母乳本身过敏，罪魁祸首仍旧是最开始添加的牛奶蛋白，而母乳又背了一次黑锅。

如果宝宝有牛奶蛋白过敏的状况，需要停止牛奶蛋白的摄入，奶粉喂养的宝宝需要更换成氨基酸配方奶喂养，母乳喂养的宝宝，妈妈需要完全避免牛奶蛋白，这段时间要持续2~4周，妈妈一定要有耐心，宝宝的肠道需要时间修复。如果症状改善，妈妈可以逐渐恢复含有牛奶的饮食，但如果恢复之后症状又出现，则在整个哺乳期，都要完全回避牛奶蛋白。随着时间的推移，宝宝的肠道发育完善，也可以逐渐耐受牛奶蛋白，超过95%的3岁左右的孩子都可以直接摄入牛奶了。极少数牛奶蛋白过敏非常严重的宝宝，出现便血严重，造成贫血，甚至影响生长发育，妈妈可以考虑暂时不让宝宝吃母乳，保持挤奶，同时也把自己饮食当中的牛奶蛋白剔除，使用氨基酸配方奶进行替代喂养，4周以后再缓慢尝试恢复母乳喂养，观察宝宝的情况，很多妈妈最终也能恢复全母乳喂养。

我和我的先生都过敏，我很担心我的宝宝过敏，我可以从现在就不喝牛奶吗？会不会有帮助？还有哪些食物可能导致过敏？我现在想要一个食物清单，告诉家人不再买这些东西了。

我也担心我的宝宝过敏，我自己就有过敏性鼻炎，可难受了，万一我的奶不够，是不是要准备水解配方的奶粉呢？羊奶粉什么的可以吗？还有大豆配方奶听说挺好的，不容易过敏？

听说吃益生菌对于预防宝宝过敏有帮助，那我可以从孕期就吃吗？宝宝出生后吃什么益生菌呢？

过敏宝宝的辅食添加在几个月开始呢？我的宝宝有湿疹，可以添加辅食吗？

妈妈在怀孕时和哺乳期完全回避牛奶和鸡蛋，并不一定会减少宝宝过敏性疾病的发生率，妈妈喂奶期间的饮食干预，可以短时间降低湿疹的发生率或严重程度，却并不能减少后期其他过敏性疾病的发生。盲目回避食物，还会导致营养不均衡，所以并不推荐孕期和哺乳期的妈妈遵循一张“过敏食物回避清单”，实际上也没有这样的食物清单，每一对妈妈和宝宝都是不一样的，同样的食物别人家宝宝有不适应，自己的宝宝却未必。

纯母乳喂养对于宝宝来讲有助于降低 2 岁以内儿童特应性皮炎和牛奶过敏的发生，但水解配方并不比纯母乳喂养更占优势。羊奶配方同样和牛奶蛋白存在交叉过敏反应的影响，对牛奶蛋白过敏的宝宝，大多数也是对羊奶蛋白过敏。大豆蛋白配方奶虽然不含有动物蛋白，但交叉过敏反应同样存在，且营养成分不足，过敏宝宝谨慎使用。

科学家们一直都在研究益生菌的功效，但始终存在争议，美国食品及药品管理局（FDA）一直警告，益生菌相关制造商不能做夸张益生菌临床功效的宣传，而欧洲食品安全局（ESPA）规定，有关益生菌的健康声明必须有严格的对照研究支持。国际过敏组织（World Allergy Organization）曾提到，如果妈妈自己有过敏史，在孕期和哺乳期可以吃益生菌，过敏的宝宝也可以吃益生菌。但这个指导本身也说了，这个推荐是基于证据非常薄弱的一部分研究，其中不乏由生产商家赞助经费的实验，指导意见也明确表示，益生菌并不能预防食物过敏。

益生菌种类非常多，母乳当中就有现成的来源，还能和其他成分配合进入肠道发挥作用，而补充剂当中的益生菌是否真正有效，并不确定，且大部分还没有到达肠道可能就已经失去活性了，有效性也可想而知。

过敏宝宝的辅食添加依然是遵循婴幼儿喂养的一般建议，完全不需要人为延迟添加某些“容易过敏”的食物。但是对于这些宝宝来说，添加每一种辅食，都需要更仔细地观察宝宝是否有过敏的表现，以便及时调整，有一些特别敏感的宝宝，接受辅食相对更晚，可能别的宝宝都能吃很多食物了，他才接受几种辅食，爸爸妈妈不要着急，需要耐心尝试和等待。

当纯母乳喂养的宝宝对妈妈的食物表现出敏感，可能会有不同的反应，例如无法安抚的哭闹、腹泻、便血、皮疹、喘息、呕吐等。当妈妈发现宝宝的反应时，就回避相应的食物，有的时候未见得立刻找到原因，妈妈需要耐心观察。首先剔除过敏嫌疑比较大的食物，例如牛奶蛋白、鸡蛋蛋白、鱼、虾、核桃、花生、各种带籽的水果，各种膳食补充剂等，以及某些妈妈并不喜欢，但是因为“对宝宝有益处”而吃的食物，还有最近吃过的食物，慢慢进行排除。如果宝宝的状况非常严重，影响生长发育了，如有需要，妈妈可以短时间内只进食三种食物，即大米饭、清水煮青菜和清水煮猪肉，只放盐，其他食物均剔除。坚持至少一周，然后观察宝宝的表现，如果症状缓解，再将其他食物逐渐添加回来，一定不要长期进行饮食限制，妈妈需要保证营养均衡。如果宝宝只是有皮肤表现，可能不是食物过敏，需护理和用药，通常不需要妈妈严格忌口。

乳糖不耐受

宝宝一直大便很多，每天十几次，体重在正常范围，但是比较偏低，被诊断为乳糖不耐受，要求停母乳，我实在不想停，好不容易进行的全母乳喂养，乳糖不耐受到底是什么？宝宝怎么会不耐受呢？

乳糖是人类乳汁当中非常重要的碳水化合物，人类乳汁的乳糖含量是所有哺乳动物当中最高的，乳糖为宝宝快速发育的大脑提供能量并促进神经系统发育。宝宝消化乳糖需要乳糖酶，胎宝宝24周大的时候，小肠绒毛上面已经开始出现乳糖酶了，宝宝出生时的乳糖酶浓度是很高的。如果体内缺乏乳糖酶，是先天性乳糖酶缺乏症，生来就没有办法把乳糖分解，这就麻烦大了，宝宝会出现严重问题，很可能有生命危险，所以，能正常生存下来的宝宝，都是耐受乳糖的。

从进化的角度来看，人体内的乳糖酶就是随年龄增加逐渐减少的，因为人类断离母乳之后，食物当中原本没有奶类，直到近代，人们开始养牛，才开始喝奶，也才开始发现乳糖酶不足的情况。全球范围内，北欧人有长久的喝奶的传统，他们对乳糖是耐受的。亚洲人、美洲印第安人等，肚子里乳糖酶最少，乳糖不耐受的情况最为普遍。所以很多成年人喝大量的奶就腹痛拉

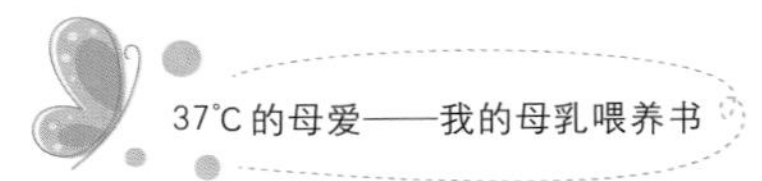

肚子，这叫做成人性乳糖不耐受。这几乎可以算是一种正常现象，因为人类在刚出生的时候喝母乳，体内乳糖酶丰富，等到慢慢长大，慢慢开始吃饭不吃奶了，然后乳糖酶就没啥用处了，自然就减少了。

对于小宝宝来说，正常情况下乳糖酶是足够的，如果妈妈的前奶充足，含乳糖量高，确实有可能出现腹胀腹痛，大便次数多和稀的情况。妈妈如果遇到宝宝出现这种情况，可以适当调整喂奶方式，例如把一边乳房彻底喂软了再换边喂。通过变换抱姿应对胀气，多多提升安抚技巧。即使大便稀和次数多，只要不影响生长发育，并不需要特殊对待。极少数宝宝因为拉得太多体重增加有问题，需要使用乳糖酶帮助分解乳糖，但母乳当中有很多保护和促进肠道功能完善的成分，坚持哺乳仍然很重要。

宝宝出现乳糖不耐受，常常是继发性的，也就是说背后有原因，比如发生在各种细菌或者病毒感染的腹泻（例如秋季腹泻）、牛奶蛋白过敏引起的肠道损伤之后，肠绒毛也会受到破坏，乳糖酶也会暂时不够用，这就是继发性乳糖不耐受。不是因为宝宝乳糖不耐受才拉肚子，而是宝宝因为各种原因拉肚子了，才会造成乳糖酶的缺乏从而乳糖不耐受。所以，找到引起腹泻的原因是最关键的。可以暂时补充乳糖酶，治疗肠胃炎和应对牛奶蛋白过敏，解决肠道的损伤，同时等待肠道慢慢恢复，分泌出足量的乳糖酶。每个宝宝的恢复时间不一样。母乳当中有大量的抗病毒抗感染成分，对促进肠道修复很重要，不要轻易停止母乳喂养。

睡眠安全

人作为高等哺乳动物，孩子一直都是和母亲同睡，母婴同睡的好处其实不胜枚举，从生理上来讲，可以调节呼吸节律、稳定体温、稳定血糖、及时发现窒息，是稳定生命体征的一项重要举措。另外，从心理上来看是母婴之间的情感纽带，能够缓解焦虑，有安抚作用，在宝宝的生命之初，使得他舒适并有助于安全感的建立。进入现代文明之后，母婴之间的生理与心理联结从未改变。

美国儿科学会最新的指南建议宝宝和大人同房不同床睡，只有在喂奶或者安抚时才能抱宝宝到大人床上，避免宝宝睡在沙发、扶手椅或者其他的床上，这是为了避免婴儿猝死综合征（SIDS）的发生。

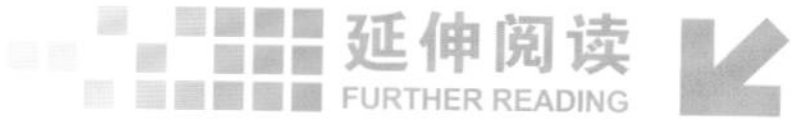

婴儿猝死综合征（SIDS）

婴儿猝死综合征（SIDS）是指引起婴幼儿突然死亡的症候群，是2周到1岁宝宝常见的死亡原因，发达国家中发生率最低的是日本，为0.09‰，英格兰最高，为0.8‰，美国大约是0.57‰，但不同地区差异非常大，其分布是全世界性的，发生的高峰为出生后2～4个月，90%的SIDS发生在1岁以前，几乎所有婴儿SIDS都发生在睡眠中，常见于秋、冬和早春季节。

来自著名的梅奥诊所的信息，SIDS的原因目前并不清晰，可能与宝宝大脑某个部分对呼吸控制和从睡眠中觉醒的功能异常有关系。但大量的研究人员也发现了一些其他因素：

生理因素：例如大脑的异常，低出生体重，呼吸道的感染。

睡眠环境因素：例如趴着睡或者侧卧睡、床面太软、和父母一起睡，和父母一起睡增加的风险很大程度上是由于床的原因。

宝宝方面的因素：两三个月大的宝宝风险是最高的，吸二手烟，早产等。

妈妈方面的因素：例如抽烟，滥用药物或者酗酒，孕期宫内环境差，年龄太小等。

配方奶喂养是会增加SIDS风险的；主要跟睡眠的延长和沉睡有关，干扰了宝宝的警醒状态。尽管风险因素很多，但是解决问题的方法很明确：第一，优生优育；第二，母乳喂养。

对于哺乳妈妈来说，夜间醒来安抚宝宝，并将其放下继续入睡，同时还要保证宝宝不在放下的过程中醒过来，这是需要花费时间并且非常干扰妈妈睡眠的，我们既要保证宝宝的安全睡眠，也要保证让母乳喂养更加顺利地进行。2014年国际母乳会出版的母乳喂养家庭全天候睡眠策略《甜睡》给想要母婴同眠的妈妈们提出了“安睡七条”的建议。如果妈妈们做到这“安睡七条”，母婴同眠的风险并不比分床睡的风险更高。犹如开车增加了车祸的风险，但我们并不会因为被吓到永不开车了，而是做到遵守交通规则，系好安全带，安全开车。

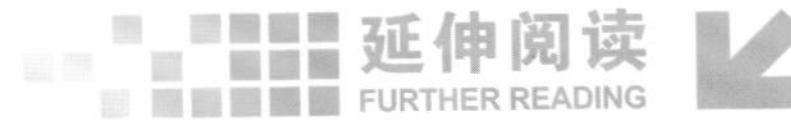

安睡七条

第一条：不抽烟的妈妈

妈妈孕期、哺乳期都不抽烟。抽烟是非常明确的增加危险的行为，因此哺乳期的妈妈母婴同眠时请不要抽烟。除此之外，爸爸也不应抽烟，要最大限度地避免婴儿暴露于二手烟当中。

第二条：妈妈清醒

妈妈没有服用镇静药物（抗抑郁药物或者止痛药），没有酒精依赖，毒品滥用，也没有因为过度疲劳而完全丧失清醒过来的警觉性。这里的清醒并不是要妈妈必须保持完全不能睡觉的清醒状态，而是避免因为药物或者嗜好品丧失意识。

第三条：母乳喂养

除非有特殊的禁忌，纯母乳喂养 6 个月应是所有婴儿正常的喂养方式，纯母乳喂养对 SIDS 的保护效应最大，降低至少 36% 的 SIDS 风险。哪怕是部分母乳喂养，也好过没有母乳喂养。

第四条：婴儿健康

婴儿本身足月健康，没有其他风险因素，例如早产、低出生体重、出生时的窒息，有心脏、呼吸和免疫系统等疾病，以及其他可能的风险因素。有很多研究当中提到母婴同眠时出现危险的宝宝本身就有自身的疾病因素。

第五条：仰卧睡眠

安全睡眠的姿势建议是仰卧，让宝宝趴着睡能不能睡成“小脸”并没有人知道，然而趴着睡觉很危险却是每个妈妈必须知道的内容。只要能做到，无论白天黑夜，宝宝都应该躺着睡觉，除非宝宝有特殊的气道畸形。躺着睡觉气管在食管的上方，即使宝宝有吐奶的情况，也不容易误吸到气管里去，而其他的姿势却很容易。

但如果宝宝自己学会翻身了，妈妈们不必强迫将宝宝翻过来躺着睡。因为宝宝的头部可以自由活动，早就已经大大降低了 SIDS 的风险，爸爸妈妈们需要保证床面安全。

第六条：衣着轻便，避免遮盖头部

宝宝应和爸爸妈妈穿得厚薄一致，避免过度穿盖和包裹。注意室内温度舒适并通风透气，确保宝宝没有过度出汗。尤其是头面部不要遮盖东西，包括帽子。

第七条：床的表面结实平坦

一定要避免沙发、躺椅、软榻、水床、非常柔软的床垫等，建议使用硬板床，而且床上避免任何可能覆盖宝宝的枕头、抱枕、靠垫、毛绒玩具、毯子、被子等。很多研究发现母婴同眠出现意外，是因为睡在沙发等柔软的床面上，堵住了呼吸道。

这七条要求非常重要，谈到了很多降低风险的办法。还有一些方式例如出生后尽快和妈妈做皮肤接触，在我们前面的内容当中也讲过了。

需要和宝宝分开睡的情况

有一些情况，需要和宝宝分开睡，例如，父母任何一方为吸烟者，宝宝有吸二手烟的情况，建议不和宝宝一起睡。但如果爸爸抽烟，但是不在宝宝面前抽烟，也避免将衣服上的二手烟尘带回家，宝宝和妈妈满足“安睡七条”，母婴同眠是可以实现的。

其次，妈妈如果醉酒或者服用导致嗜睡的药物、麻醉尚未恢复、丧失意志，或者妈妈有非常严重的抑郁症等情况，都需要和宝宝分开睡。

家庭睡眠安排

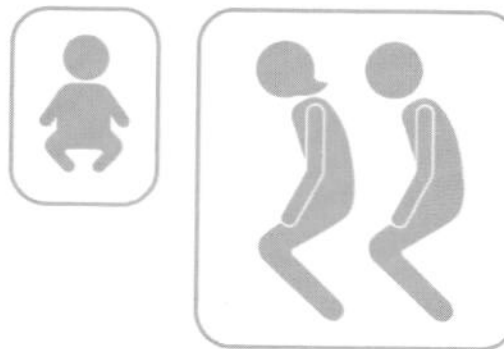
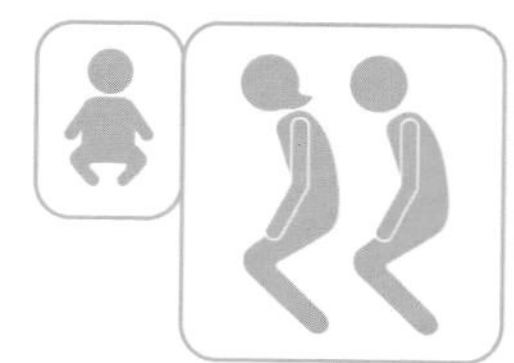
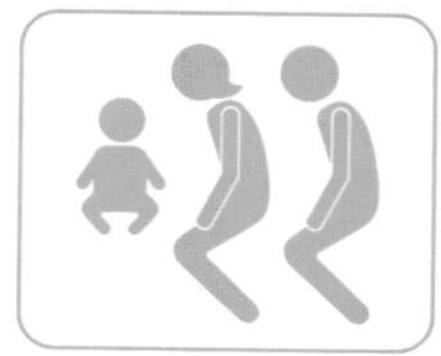
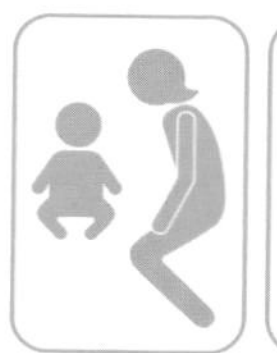
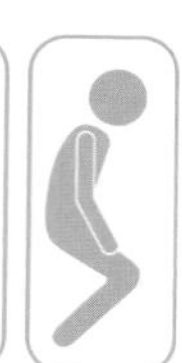

图片来自《sweet sleep》

以上几种家庭睡眠安排，一种是宝宝单独睡小床，记得床面同样要结实平坦，避免太多的东西堆积以及误盖到宝宝的头上，妈妈们可以根据自己的情况进行选择。另一种是把小床无缝拼接到爸爸妈妈的床边，夜间宝宝醒来时，妈妈可以把宝宝抱过来喂奶，如果担心抱起放下的时候容易将宝宝惊醒，可以将宝宝放在垫子上，平移到小床。第三种姿势是母婴同眠，需要选择大床，不要拥挤，或者选择第四种，并在床边有保护，妈妈和宝宝都要符合“安睡七条”的原则，爸爸必须避免抽烟。

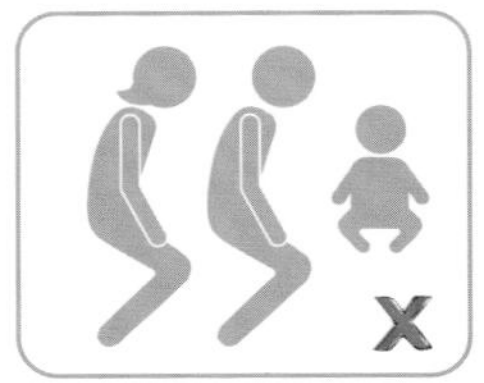

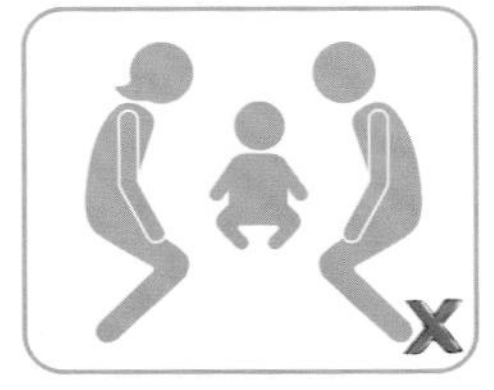

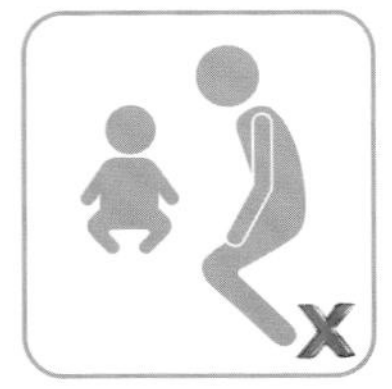

以上三个图片当中的睡姿是不推荐的家庭睡眠方式。需要注意的是，宝宝是否和哺乳妈妈同眠，妈妈可以根据自己的情况选择，但宝宝不可以和除了哺乳妈妈之外的其他人单独同眠，包括爸爸、家里的长辈、月嫂以及家里的大宝宝、宠物等。因为哺乳妈妈有一种天然的警觉性，而其他人不具备。在这种情况下，宝宝独自睡小床的安全性是最高的。

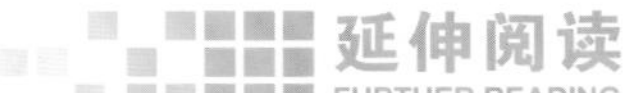
延伸阅读
FURTHER READING

母乳妈妈的躺喂姿势

对于哺乳妈妈来说，夜间的喂养少不了躺喂，妈妈的舒适度非常重要，直接关系到母乳喂养的顺利进行，同样来自国际母乳会的哺乳妈妈家庭全天候睡眠策略提供给大家一种非常好的喂养姿势。

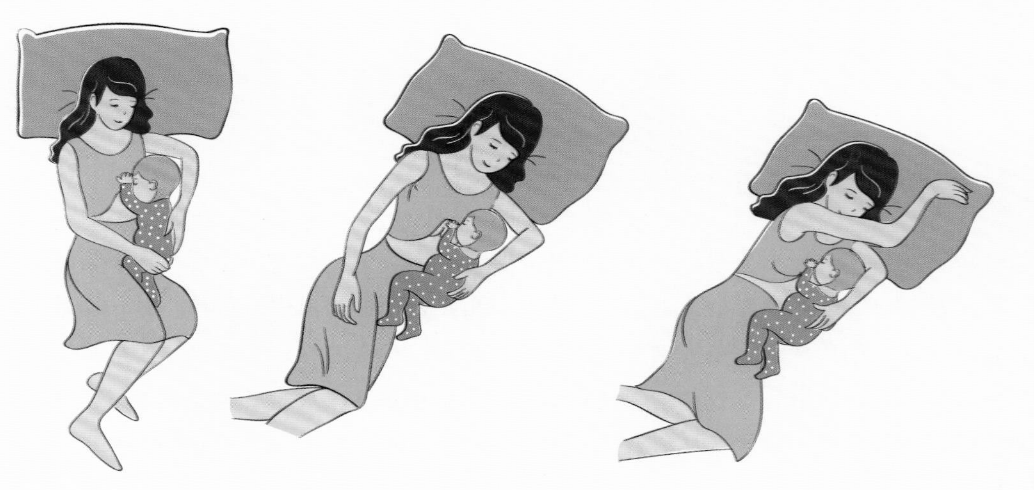

这个姿势与侧躺喂的姿势是一样的，妈妈的手臂可以放在床上，或者是枕在枕头下，让宝宝侧躺，不会翻身的小宝宝需要妈妈帮助侧身，妈妈的膝盖弯曲，整个身体呈现出两个三角形的状态，这个姿势也是模拟急救常用的复原体位，即便是在妈妈失去意识的状态下，也很难翻身压到宝宝，因此是很安全的喂养姿势。

妈妈的问题

挤不出奶怎么办

我的宝宝出生2天了，我听说即使我奶够了，也必须每天加一次奶粉，否则以后宝宝就不认奶粉的味道了。家人一直在劝我，关键是我现在奶不太能挤出来，吸奶器也没有用，我该怎么办？

孕期妈妈就有产奶的能力了，但是个体差异不同。用手挤奶是用手的力量在乳晕上施以正压，吸奶器是使用负压抽吸，而宝宝的吸吮包含了上下颌的正压以及舌头蠕动并下沉导致的负压，是两者的完美结合，因此，宝宝会比你看到的吃得更多，挤不出来或者吸奶器吸不出来，不是奶够不够的标准，我们还是需要根据宝宝的排出量客观地去衡量摄入量。

乳头特殊宝宝吃不上奶怎么办

关于乳头的形态，每一个妈妈都不一样，妈妈们不要事先给自己压力，不要认为自己一定会遇上困难。无论是什么样的“特殊”乳头，都不要在没有正确做好喂养的准备和尝试时，就主动放弃。因为对于宝宝来说，吃母乳并不是单单把乳头含进嘴里，而是含接全部的乳头和部分乳晕，把这部分拉长成为一个长长的“乳头”，所以乳头的形状还在其次，乳晕的延展性才是最重要的。

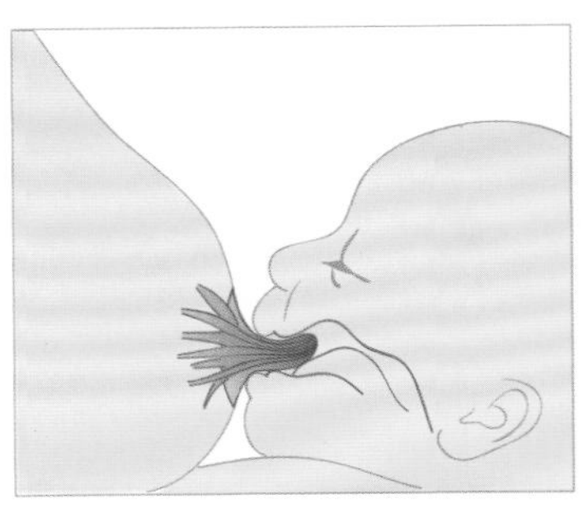

图 1

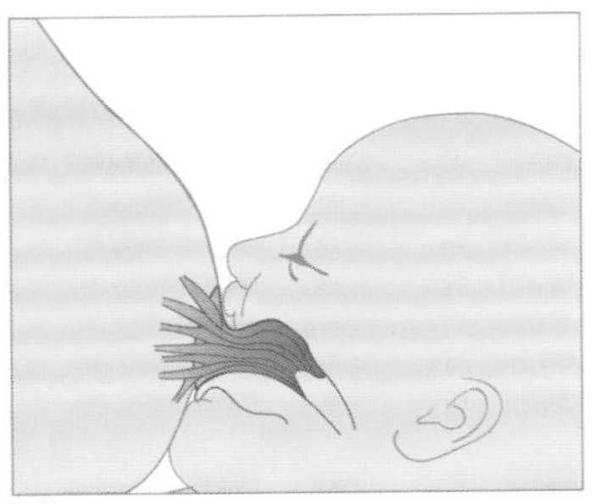

图 2

图 1：如果认为宝宝只是浅浅地含住乳头，那么乳头完全扁平或者凹陷确实“含不住”。但这本身就是错误的含接方式，宝宝的舌头没有伸长，妈妈的乳头会很受伤。

图 2：宝宝含住了乳晕的部位，乳头深入到软硬腭的交界处，舌头伸得很长，超出下唇平面。宝宝上下颌对乳晕的按压确保了能够顺利吃到乳汁，乳头即使有扁平或者凹陷，也并不影响乳汁的排出。

乳头特别大、特别小、很长、扁平，甚至乳头凹陷，这些都是相对而言的，且都有成功喂养的例子，笼统地说什么样的乳头一定不会有问题，什么样的乳头肯定不能成功，是不合理的。提前担忧并无任何的帮助，因为乳头大小长短这样的状况无法改变，孕期和产后早期也无法进行手术，未孕也不建议手术，过度关注只会徒增焦虑。另外，妈妈的乳房、乳头情况并不一定会对哺乳产生具体的影响，因为宝宝并不知道自己未来的“饭碗”长什么样，在没有比较的情况下，他会接受最初给到自己的东西，反复调整哺乳姿势，做好皮肤接触，绝大部分“条件不好”的乳头和乳房最终都能成功实现用乳房亲自喂养。

相反，如果本身乳头有些特别，宝宝出生以后还没有熟练掌握吃母乳的技巧，就使用了奶嘴或者安抚奶嘴，两者与吸吮乳头的方式有很大的区别。如果宝宝早期受到了干扰，在乳房上的有效乳汁移除就会受到不同程度的破坏，进而会影响多方面，例如妈妈乳头可能会受伤，宝宝可能会真的摄入不够，而这就会进一步降低奶量。

新妈妈分享

我的成功哺乳经历

我从怀孕之前就发现自己乳头凹陷，我还曾经想过是否能做手术使乳头突出，然而这可能会损伤乳头的神经，而这些神经是帮助妈妈接收宝宝吸吮的信号，便于产奶的。我只能自己想办法让宝宝来帮忙了。

在孕期我尝试过“十字操”：用双手的大拇指或者食指在乳头根部的两端，分别向对侧挤压乳头的根部，然后往水平和竖直方向都牵拉几次，看看乳头能不能挺立出来，我发现变化并不是很大。我也尝试过用“乳头矫正器”，就是一种负压的小器具，把乳头抽吸出来，我确实能看到乳头被牵拉出来了一些，只是把这个矫正器取下来不久，乳头就又缩回去了。我本想每天都多拉一阵子，但是感觉自己不是很舒服，我有点排斥用这个，就没怎么用了，想着产后让宝宝好好吃还是最好的办法。

谢天谢地宝宝出生以后什么问题都没有，我直接要求护士把宝宝抱来给我做皮肤接触了。我用的是半躺式，就让宝宝趴在我身上，等他自己吃，他过了好长时间才慢慢开始舔，我心里都要急坏了，真庆幸我请了哺乳顾问帮我，否则还真是顶不住压力，大家都说那时没奶，宝宝吃不上就先吃点奶粉。我坚持住了，我想我真是运气好，宝宝很有力，吸得很用力，并没有哭闹，我简直要掉泪了。宝宝吃过以后，我的乳头好像平了些，有点痛感，但是他好像很满足的样子，我也很满足。后来我就频繁地喂他，让他努力趴着吃，我感觉他就像一个趴在地上啃小包子的小朋友，一边想一边笑。刚开始喂奶乳头虽然被他嘬得有点痛，我也觉得没那么辛苦了，过了几天我的乳头还是被宝宝强大的吸力磨破了些，但是我也发现乳头出来一些，我看到了希望，一直坚持了下来。出了月子基本上没有痛感了，最让我有成就感的是，虽然我好好学了用手挤奶，也试着把奶挤出来，但我一直和宝宝皮肤接触，一直让他趴着啃“小包子”，想着不到万不得已不给宝宝吸出来喂，不然他就不吃了。后来确实没给宝宝用过奶瓶，我也没用别的工具，有两次我半夜醒过来发现奶胀得不行，他竟然也吃开了。

直到2个月左右，我才能在吃完奶好一阵子看到乳头不下去一直保持突出来一点的状态。不过我已经不在乎乳头啥样了，宝宝能吃到就是好样的！

我有几点个人经验想要分享给妈妈们：

1.不管乳头啥样，让新生宝宝第一时间在乳房上感受和练习，不要着急上奶瓶，至关重要！

抓住出生后的黄金时间不要错过，否则宝宝睡一觉起来好像就不太乐意了！

2. 半躺式特别有用，妈妈也不累，宝宝也喜欢，时间没有限制，妈妈方便就行。宝宝哭就哭吧，再哄一哄，跟宝宝说话再试。

3. 妈妈们要注意避免在胀奶时喂奶，胀奶时我的乳头感觉更凹了，旁边还硬。一定要学会用手挤奶，我用手在乳晕周围往里按一按，感觉软一点，然后捏着乳晕周围，似乎能出来一些，让宝宝吃得到。

4. 最后就是坚持吧，刚开始是比较辛苦，得跟宝宝反复磨合，不强迫他，再着急也不能强迫。

莉莉株

这个妈妈的喂养实在是大家的榜样，虽然她总说自己是幸运的那一个。但她孕期对喂养知识的理解和努力练习用手挤奶，以及用正确的方法反复让宝宝尝试，确实值得大家学习。孕期做的“十字操”如果可以将乳头牵拉出来的话，一般不会影响喂奶，无须太担心。孕期使用“乳头矫正器”是不是有必要，或者说能否使乳头很好地外凸，每个妈妈的情况是差异很大的，如果使用之后效果不佳，就不建议妈妈们长期使用。孕期刺激乳头对于一些敏感的妈妈，可能会导致宫缩，当妈妈有担忧的时候，就不要过多刺激了，安全起见需等到宝宝出生以后，哺乳前再做刺激使乳头挺立起来。

如果经过各种方法无法使得乳头挺立，甚至发现凹陷得更为严重，那么需要个体化的评估，并确保在产后第一时间内让宝宝与妈妈皮肤接触和自主寻乳。如果妈妈无法让宝宝成功含乳，在必要时需寻求哺乳顾问的帮助。“偏心式C形含乳”和乳盾（通常所说的乳头保护罩）可以在特殊情况下使用。

偏心式C形含乳

1. 把大拇指和其他四个手指分开，分别在乳头两侧呈“C”字形将乳房托起来。把乳房组织整个变成“三明治”结构，拇指在乳房上方，可以轻轻按压乳晕部位，让乳头部位往上翘，然后递到宝宝鼻尖，引导宝宝张大嘴，再将这个“三明治”结构放到宝宝嘴里，宝宝含乳一定是深入的，包括了很大一部分的乳房组织。

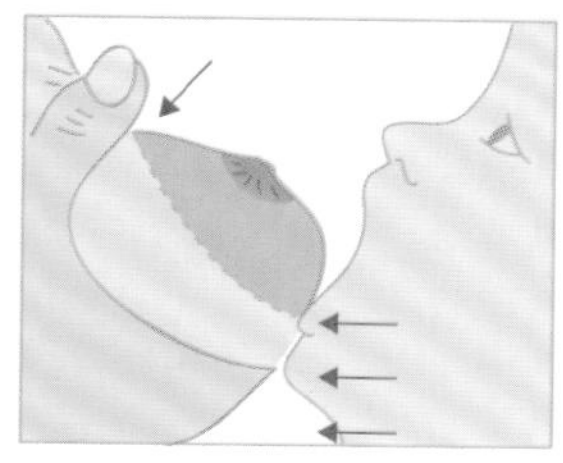
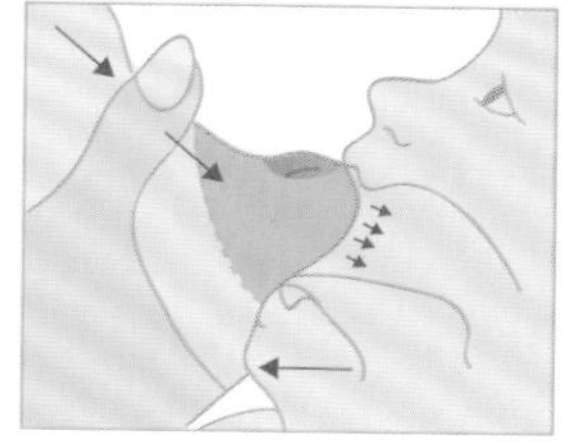
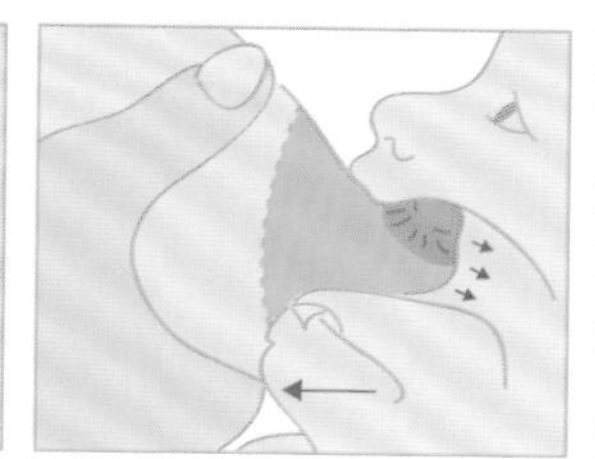
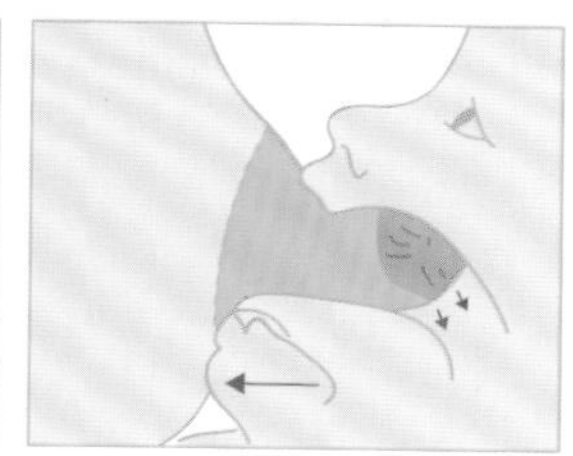

图 1 妈妈自己做的示意图

2. 当宝宝含接时，下巴紧贴妈妈的乳房，乳晕下半部分含入明显要比上半部分含入得多，形成一个“偏心式”的“三明治”。

一般情况下，妈妈用自己的手就可以实现偏心式含乳，特别情况下，需要哺乳顾问辅助。可以根据姿势调整，角度和方向托住宝宝的头颈部，注意不要压迫后脑勺。

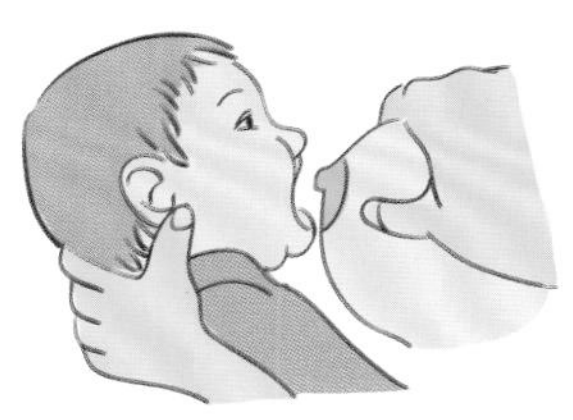
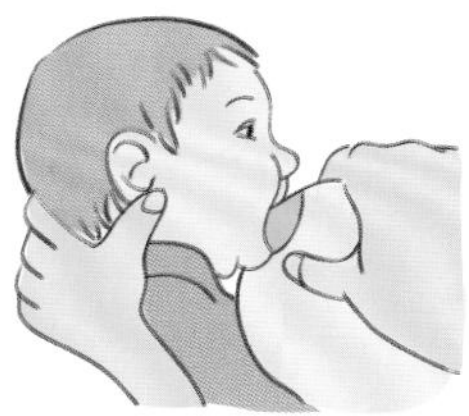

图 2 他人辅助的示意图

乳房肿胀硬得像石头怎么办

产后 3~8 天，就是民间常说“下奶”的时候，虽然我们已经学习到了并不是前三天没有奶，而是这时候乳汁没有大量产生。有的妈妈发现自己的乳房一夜之间肿胀，硬得像石头一样。

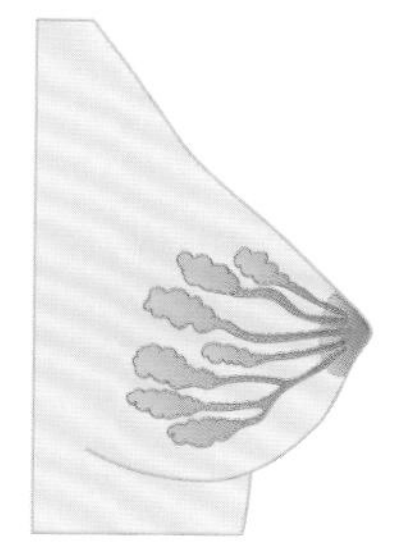

未胀奶

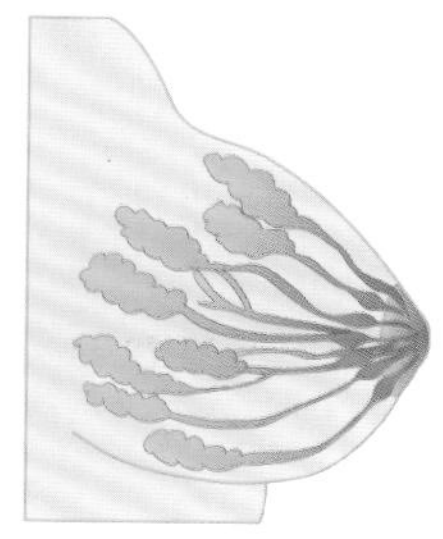

胀奶

这个叫作“生理性乳胀”，这时候胀奶的乳房，除了乳腺管里的乳汁，还堆积着大量的淋巴液组织间液等，充满了整个乳房。妈妈们可能会觉得胀痛难忍，但只要处理得当，大部分都会在 12~48 小时内缓解。

应对方法：

1. 预防最重要

产后第一时间和宝宝做皮肤接触，频繁不设限制地进行有效喂养。24 小时和宝宝不分离，并按需哺乳，让宝宝在前几天乳房较柔软的时候学会吃奶。

2. 勤喂、亲喂

尽管出现乳房胀、硬起来的情况，频繁有效地亲喂仍然可以把奶尽量多地吃出来，这样会大大缓解妈妈的不适。喂养之前可以刺激乳头引发喷乳反射，让宝宝尽快吃到奶。如果妈妈乳晕处胀得很厉害，乳头变得扁平不好含接，可以适当用拇指、食指、中指三个指头轻捏乳头基底部，并向胸壁方向按压，将乳晕周围变得柔软，便于宝宝含接。

3. 冷敷，切记不要大力按揉

可以使用常温水浸湿并拧干的凉毛巾在喂完奶之后冷敷。在不过敏的情况下，有一些妈妈使用卷心菜冷敷减缓疼痛的效果也不错，且材料方便可得。将卷心菜叶洗干净，放在菜板上用擀面杖擀平了，带汁液一并敷在乳房上，避开乳头乳晕处，给乳房“做个面膜”。或者使用切成薄片的土豆片、面团，一些妈妈使用后表示也不错。只要妈妈的情况允许，使用冷敷没有时间限制，凉毛巾或者卷心菜温度升高了就可以更换。

宝宝不吃乳房怎么办

我的宝宝早产了，在医院住院 2 周，回家以后发现不吃我的乳房了，我觉得我的奶是足够的，但是宝宝怎么也不吃，我不得不吸出来喂，怎么才能让她吃乳房呀！

前面我们学习了用奶瓶喂养和乳房亲喂两种不同方式的差别，宝宝就是体会了差别从而偏好于用奶瓶吃奶。这对妈妈进行乳房亲喂影响是很大的，宝宝无法进行乳汁的频繁移出，妈妈就不得不使用吸奶器替代，这是乳头混淆的一种类型。另外一种类型就是宝宝还会吃妈妈乳头，但却用了吃奶嘴的方式，导致妈妈乳头损伤严重。这两种情况都要重在预防。

如果宝宝已经表示喜欢奶嘴了，我们应该怎么让他回到乳房上来呢?

1. 皮肤接触，开启本能

尽可能多地把宝宝放到胸前裸露的肌肤上做皮肤接触，修复母婴关系。宝宝会体会到妈妈的温暖，重温出生后爬行到乳房上的过程，这个过程可以开启他努力寻找乳房并自主含乳的能力。皮肤接触没有时间限制，只要妈妈可以实现，就尽可能多地和宝宝皮肤接触。刚开始的时候不要着急让宝宝含接乳房，要在皮肤接触后宝宝有自然含接需求的时候再进行。

2. 尽量在不太饥饿的时候尝试亲喂

当宝宝饥饿烦躁的时候，是没有心情尝试新东西的，妈妈要提前发现宝宝给出的信号，在他情绪尚好的时候及时让他含接乳头和部分乳晕，哪怕宝宝出现没有耐心的表现，也尽可能等待他自行含接，而不是强行将乳房硬塞进去。如果尝试不成功，给宝宝用奶瓶喂的次数、奶量、持续时间已经很长，短时间内一次性扔掉瓶喂并不现实，某次亲喂尝试失败可以根据宝宝状态先给瓶喂，但是奶量减半，在宝宝吃个半饱的时候，情绪比较稳定时，再让他含接乳房。如果宝宝可以在入睡前接受"迷糊奶"，也可以尽量尝试。无论选取哪种方式，宝宝在乳房上直接获得的奶量增加了，需要奶瓶补充的次数和量也就自然减少。

3. 吸吮方式训练

当宝宝始终用吃奶嘴的方式吃乳头时，可以尝试吸吮方式训练，妈妈需要在每一次喂奶前，重复让宝宝练习吸吮手指 2~3 分钟，完全伸长舌头，再喂奶。

妈妈洗干净手，剪整齐手指甲，用手指轻轻抚摸宝宝的脸颊，并向嘴唇移动，然后用干净的食指在嘴唇上轻触，引逗宝宝张大嘴。

先将手指自然轻轻地放在宝宝舌尖，指腹向下，感受宝宝吸吮的方式，如果体会宝宝舌头伸展不佳，例如舌尖刮擦妈妈指尖，说明宝宝含接乳房也并不深入。

妈妈需要用食指指腹在宝宝舌尖的上方轻轻向下按压，根据宝宝的状态慢慢地数几个数，然后释放压力。

保持手指在宝宝嘴里，从舌头尖部轻轻往后移动到后部，再次向下按压，数几个数再放松，让宝宝的舌头尽量伸长，完全包裹手指头吸吮，压力不要太大，手指深入不能太长，宝宝如果有呕吐，就要把手指往前放。

妈妈需要在宝宝情绪稳定时尝试做，引逗宝宝张嘴自然吸吮手指，不要强迫伸入导致多次呕吐，避免引起宝宝的厌恶。

吸吮训练需要坚持在每一次哺乳前做，使用时间也是因人而异。当妈妈感觉到宝宝吸吮手指头已经很顺利，舌头可以自然伸长，不再回缩刮擦妈妈乳头时，就可以减少次数，直到完全恢复用乳房亲喂。

乳头混淆的纠正需要妈妈有极大的耐心和家人的持续支持，一般来讲，越小的宝宝越容易纠正，大月龄的宝宝有了一定的选择偏好，相对来说回到含接乳房吃奶需要花的时间就越长。

乳头皲裂

宝宝含接姿势或者吸吮方式不恰当，会导致妈妈的乳头遭受压迫，较轻的情况是乳头变成"唇膏状"或者有压痕，持续时间长通常会导致乳头表面磨损、擦伤、皲裂，产生红色或者褐色的"血泡"。除了宝宝含接和吸吮问题导致的乳头皲裂，吸奶器和乳盾的不合适也会导致乳头损伤。

要避免出现乳头皲裂，改善含乳姿势是重中之重，前面我们学习了各种不同的哺乳姿势，不同的姿势各有特点，但核心都是保证乳头不受伤，乳汁有正常的转移。当妈妈喂奶时感觉疼痛，喂完奶出现乳头皲裂，需要反复调整宝宝的含乳姿势，使用偏心式"C"形含乳的方法来调整也可以进行尝试。必要的时候，妈妈可能需要检查宝宝的口腔，是不是因为舌系带短导致的宝宝舌头无法抬高和伸长，喂奶时不停刮擦妈妈乳头。

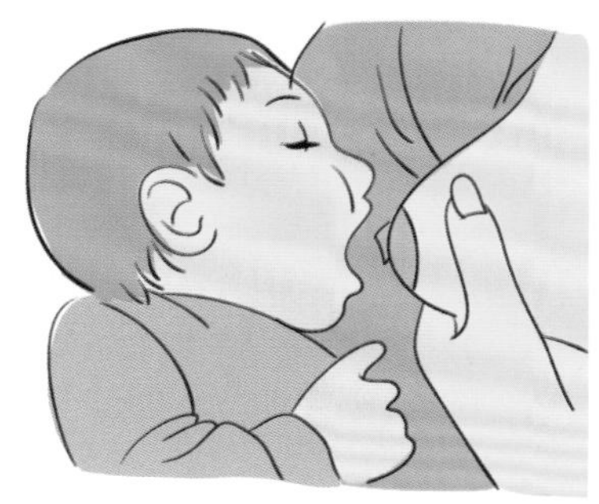

错误的含乳姿势，妈妈的乳头压扁。

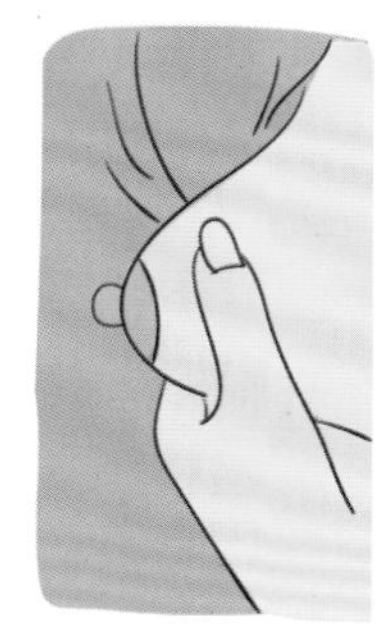

正确的含乳姿势，保证乳头在吃完奶之后不变形。

当乳头出现皲裂伤口，即使调整好姿势，短暂的疼痛也很难避免，如果吸出来用瓶喂养养伤，担心宝宝会出现混淆，可是亲喂又实在太疼，这时候的妈妈们往往左右为难。快速修复伤口是最急需了解的知识。

1. 持续纠正宝宝的含接姿势本身即是修复伤口的根本措施。必要的时候妈妈可以寻求专业哺乳顾问的帮助。反复调整舒服的姿势，喂奶前洗干净手，将手指沿着宝宝嘴角的位置深入并放在上下牙龈之间，退出乳房重新含接，避免生拉硬拽，也不要试图用乳房挡住宝宝鼻子让他松开嘴巴，这常常导致的结果是宝宝拖着乳头往远处拉，加重了乳头受伤。

2. 可以试着从没有受伤的那一侧开始喂奶，宝宝在吃第二边乳房的时候，已经没有那么饥饿和急躁了，拉拽和狠咬程度都减轻。喂完奶之后，可以用半汤匙的盐混入大约240毫升热水当中，将乳头浸泡几分钟，然后冲洗，预防细菌滋生，并冲洗掉坏死皮肤组织，然后将乳头风干或者用干净的棉布擦干。

3. 在医生的指导下，使用促进伤口恢复的药物来促进愈合。有一些妈妈使用鸡蛋黄熬制的蛋黄油涂抹，用来缓解疼痛。由于使用量非常少，即使妈妈喂奶前忘记冲洗掉，被宝宝吃掉也是非常微量的。如果乳头有细菌或真菌感染还需要薄薄地抹上一层抗菌药膏。

4. 两次喂养之间，妈妈要保持乳头尽可能暴露在空气中，若穿内衣，可以使用干净的一次性防溢乳垫，及时更换保持干燥。有一些妈妈使用乳头护罩来将乳头和内衣隔开，避免摩擦和潮湿不透气。但乳头护罩的使用效果因人而异，妈妈们应该根据自己的情况选择。

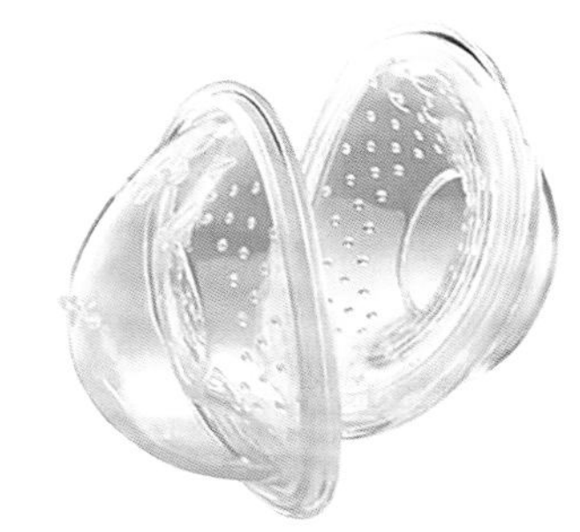
乳头护罩，用来保护妈妈受伤的乳头避免和衣服摩擦，和乳盾（乳头保护罩）不同。

在国外，布洛芬由于其安全性，被广泛使用于哺乳期的妈妈，作为乳腺炎、乳头或乳房疼痛的消炎止痛药，但在国内的使用非常少。妈妈们可以根据自己的情况咨询医生。

如果在恢复过程中，发现自己有发烧的症状，乳头或者乳房某个部位出现红肿热痛的情况，乳头有渗出液、流脓或者其他有感染的情况，就要及时就医，排除同时存在细菌和真菌感染的情况，必要的时候可能要口服抗菌药物。

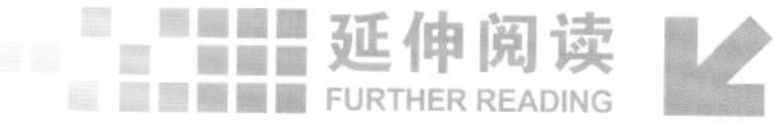

乳盾（乳头保护罩）

通常我们所说的乳头保护罩的英文单词是“Nipple Shield”，翻译为乳盾。早在17世纪就出现在一些医学文献当中了，它看起来像扣在乳头上的一个帽子，人们设计它来替代妈妈的扁平乳头，预防乳头疼痛，甚至用来治疗乳头皲裂、疼痛或者感染，还用来预防乳汁渗漏弄脏衣服。尽管现在的设计已经很好，但乳盾并不是母乳喂养的必备，因为正确的哺乳姿势本身就能够保护乳头。

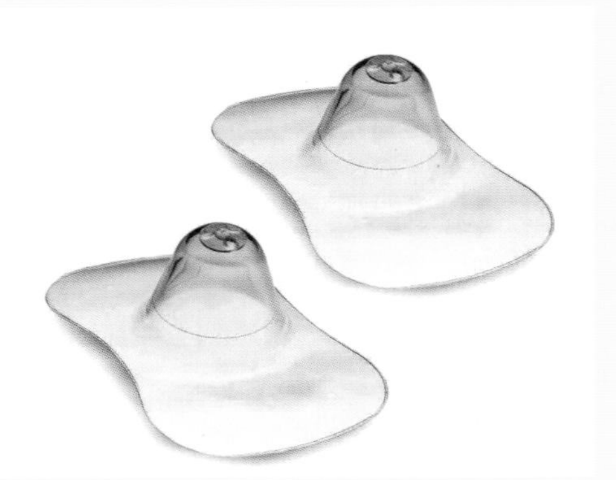

很多妈妈的使用经验表明，如果不能找出导致妈妈乳头受伤的直接原因，即使使用乳头保护罩，也不能够纠正宝宝的吸吮方式，问题依然存在，宝宝仍然可能因为不正确的含乳和吸吮方式导致不能够摄入足够的乳汁，妈妈也仍然可能因为乳头在宝宝口中较浅而仍旧感到疼痛并且不能很好地恢复。正常喂养的妈妈，不需要刻意使用乳盾。

那么乳盾可以在什么样的情况下尝试呢?

当宝宝确实有含接困难时

有些早产、低体重或者出生时有产伤、住院插管的宝宝可能会有含接困难，妈妈首先需要尝试亲喂，如果不成功，宝宝确实吸吮不好，可以在有经验的哺乳顾问指导下尝试短暂过渡使用。

当宝宝确实有口腔异常问题时

有些宝宝如果有腭裂、下颌过度回缩等解剖结构异常，导致宝宝吸吮困难，可以尝试使用，提升吸吮力。

硅胶乳盾的奶嘴相对薄，柔韧，奶嘴的头部是硬的，这样的设计（尾部软，嘴部硬）对有以上情况的宝宝来说，在吸吮力不足以获得足够的乳汁的情况下，正确地使用乳头保护罩，可以让相对硬的奶嘴部在宝宝吸吮下，增加对乳晕处的按压，从而使更多乳汁顺畅地流出，提高宝宝的摄入量。

当宝宝确实有吸吮习惯问题，其他方法无效时

宝宝出生后早期受到人工奶嘴干扰，产生了乳头混淆偏好，或者出现了用勺子、滴管等喂养后，完全无法吸吮，妈妈需要重新让宝宝含接乳房但又并不顺利的情况下，可以尝试先使用乳头保护罩作为过渡（但这并非必需，很多情况下通过足够的皮肤接触可以直接实现亲喂），个别宝宝需要时间学习，在正确地评估之后，可以使用其作为辅助。

当妈妈确实乳头有问题且其他方法无效时：

大部分妈妈遇到乳头异常情况，都可以通过频繁亲喂尝试获得成功，很少数情况下可以试试。但是妈妈乳头有问题使用乳盾的效果因人而异。

乳盾的使用条件是有所限制的，对于有口腔问题的宝宝，正确用乳盾可以给予持续口腔刺激，保持清醒，帮助含接，吸吮更久，提供学习吸吮乳房的机会，对于母亲乳头有问题的情况，有可能提供适当的帮助。

如何选择乳盾

选择比你的乳头直径大 2 毫米 ~3 毫米直径的乳盾。

乳盾的奶嘴需要适当比你的乳头直径稍大一点点，这样可以让宝宝在含接的时候含住所有的奶嘴部位和部分相对柔软的尾部，对乳晕处造成一定的按压，有利于增加乳汁的移出。

使用方法

将乳盾的尾部翻过来，翻成内里朝外的形式，奶嘴部放置紧贴于乳头上，再慢慢地将尾部翻回到刚开始的位置，由于负压的产生，乳盾会紧贴在乳房上。

乳盾也是会混淆的

乳盾的使用同样是有风险的，很多研究表明，使用乳盾时，乳汁从乳房内被宝宝移出的效率会下降，吮吸同样的乳汁会花掉宝宝更多的时间。因为减少了妈妈的乳房感受宝宝吮吸的机会，催产素的释放减少，这可能造成继发性的奶量下降，还有可能使宝宝习惯了这样的奶嘴，从而忘记吮吸妈妈乳头的感觉。乳盾造成乳头混淆的例子也并不少见。

因此，只有在有经验的哺乳顾问的合理评估下，对于某些处于特殊情况的宝宝，其他方法使用无效的时候使用。且在使用之后，妈妈要尽可能使用手挤奶或者吸奶的方式保证奶量。

及时恢复亲自哺喂宝宝

即使使用乳盾，也是一个短暂的过渡，当宝宝有能力吮吸到足够的乳汁时，或者妈妈的乳房问题有所缓解时，就需要逐渐地移除乳盾，让宝宝和妈妈实现最自然、最直接的连接。移除方法因人而异，可以在哺乳时先用乳盾，然后在宝宝吸吮暂停的间歇，快速移除。也可以在每次哺乳时，先尝试哺乳。只要妈妈有耐心，温柔而坚定地与宝宝保持亲密接触，假以时日，大多数的宝宝都可以重新含接乳房。

乳汁淤积

乳汁淤积俗称堵奶，是很多哺乳妈妈们遇到的问题。堵奶在产后前三个月的发生率很高，但如果不注意，宝宝 1 岁以后，妈妈也仍然会有可能发生堵奶。和生理性乳胀有所不同，乳汁淤积一开始并不是整个乳房都变得硬邦邦的，而是在宝宝正常吃完奶之后，局部某一个地方乳汁排出不顺畅，有包块，摸起来有痛感。如果一直这样，乳汁就淤积得越来越多，妈妈很可能就发烧了，乳房就红肿了，这就是乳腺炎。乳腺炎常常是乳汁淤积没有好好处理的结果。

造成淤积的原因，在于乳汁没有被足够频繁地排出乳房。再进一步深究原因，常常有以下几种：

1. 妈妈的奶量太大，宝宝吃饱了，但剩下太多乳汁吸不出去，装不下了，于是淤积。

2. 宝宝的吸吮和含接不对，虽然在吃奶，但是效果太差，奶出不去，乳房装不下了，造成淤积。

3. 宝宝不小心踹到妈妈的乳房，妈妈睡觉时不小心压到乳房，或者内衣过紧局部压迫乳房，导致乳腺管损伤，出奶不顺畅，造成淤积。

奶太多，要不要吸出来

宝宝现在还没有满月，但是晚上可以睡6小时，即使醒来了一次也只吃一边，我的奶总是胀得不行，我听说一边不吃必须要吸出来，不然容易堵奶，甚至会变成乳腺炎，是这样吗？如果要吸，我应该吸多少呢？

有这种困惑的妈妈并不在少数，很多妈妈产后被告知，需要2小时挤一次奶，如果宝宝吃奶只吃一边，一定要把另外一边乳房排空，否则就容易得乳腺炎。

妈妈怕宝宝的粮仓受损，按时挤奶，半夜再困也不敢怠慢。渐渐地，却发现胀奶越来越厉害，到点了必须吸奶，否则乳房硬得像石头一样，甚至还会发烧。

前面我们说过了，根据泌乳的原理，乳汁的产量是受排出量决定的，排出（包括宝宝吃掉的和吸奶器吸出来的）得越多，产量越大。产后早期乳量很小，给了妈妈和宝宝充分的机会配合，学习哺乳技巧，所以妈妈要多喂，宝宝要多吃。随后乳房全力产奶，产量常常是超过宝宝需求的，大多数的妈妈都会发现自己几个小时不喂就会胀奶。如果这个时候妈妈继续增加排空，显然大脑得到的信号就是持续加大产能，奶量越来越大。因此，正确的做法就是按需喂养，多余的奶量如果让妈妈不舒服，就稍微挤出一点到舒服为止，不需要完全排空，给予大脑错误的继续产奶的信号，让自己掉进没完没了的挤奶大坑里。喂完之后适当配合冷敷，也可以让乳房产奶更慢一些，不要那么快胀满，乳房会根据充盈程度来调整产奶量，时间长了，就会慢慢下调到宝宝需要的奶量。

我隔一两个小时就给宝宝喂奶，宝宝常常一吃就是40分钟，甚至1小时，为什么我拔出乳头后，他还是一副没吃饱的样子？我的奶真的少吗？我这个月都堵两回了！是因为我的乳腺管不通，宝宝才吃不到奶吗？我该怎么办？

宝宝总是在吃奶，小嘴吸上乳头就动个不停，妈妈总以为宝宝就在吃奶，殊不知，宝宝并没有好好吃，吃吃停停睡睡，很快一个小时过去了，猛地醒来，发现确实还想再吃，时间却已经过去好久了。遇到这种状况的妈妈不在少数。诚然，要想让宝宝吃到更多，要增加喂养次数，这话本是没错的，但每一次喂养时妈妈都需要感受一下，自己的乳头疼不疼？乳头拿出来时，表面被压扁了吗？宝宝有没有在认真吃奶？还是把妈妈的乳头当安抚奶嘴？胀胀的乳房放到宝宝嘴里，有没有被吃得更软？当然，还要判断宝宝的大小便和体重的客观变化。一个妈妈发现，宝宝的吸吮并不正确，她的乳头一直是被压扁的，乳房经常胀，但宝宝吃好久，拿出来依然沉甸甸的，很显然，奶还在乳房里待着，没有被吃到肚子里去，自然就容易淤积。

该怎么办呢？首先调整姿势！检查宝宝的下巴有没有贴紧、嘴巴有没有张大，在宝宝吃奶前，妈妈可以用手指先刺激奶阵，然后喂奶，在宝宝吸吮的过程中，妈妈可以用手挤奶，刺激宝宝快速吞咽，吃到奶以后，宝宝有了更多的体力，也能够在乳房上多吃一会儿。妈妈要注意观察宝宝，他真的不再吃了，而乳房相比吃之前有了明显的变化，这就可以放心采取其他的安抚方式。下一次真的要吃奶了，再好好喂。

妈妈在这种情况下，反而更要谨慎进行乳房疏通。因为乳汁的淤积只是一个结果，宝宝吃得不好，这才是原因，无论是有效哺乳还是用手挤奶，都符合“奶越吃越有，越排出越生产”的道理，除非是已经堵奶了，依靠手挤奶短时间内缓解淤积带来的肿痛。如果要避免这种状况再次出现，核心是要提高宝宝从乳房当中移除乳汁的能力，妈妈应该把目光更多地放到宝宝上。反过来，频繁用手排出奶，虽然奶是出去了却不是宝宝吃掉的，哺乳问题并没有纠正，排出奶给了身体“增加奶量”的信号，宝宝的移除却没有跟上来，与之相匹配，产出更多奶更容易造成乳腺堵塞，效果适得其反。这也就是为什么很多妈妈出现通完就堵、越通越堵的现象。

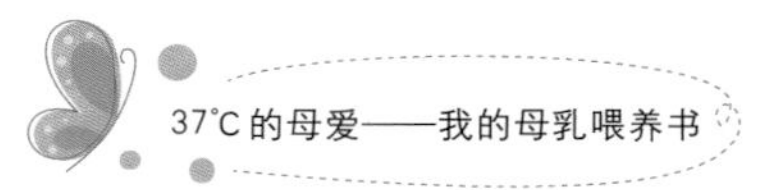

已经堵奶了，怎么办

已经堵奶了，乳房一边疼，我该怎么办呢？还能喂奶吗？有什么好办法？宝宝不怎么吃，一吃就打挺，我怕他吃不饱。

如果妈妈有乳汁淤积的情况，不要害怕，就像我们常常会感冒，每个妈妈都可能会遇到乳汁淤积，这个时候，宝宝的有效吸吮是妈妈首先要好好利用的工具。需要注意的是，如果宝宝常常使用奶瓶，知道了还有这样一种轻轻一吸就能毫不费力吃到源源不断的奶的方式，当妈妈的乳房一吃就喷奶时，宝宝还能勉强接受，当妈妈的奶阵一过，宝宝就开始哼哼唧唧表示抗议了。如果妈妈这时候因为各种原因堵奶了，宝宝可能就直接扭头不干了，不愿意帮助妈妈解决问题，如果妈妈着急让宝宝吃，还可能会使得反抗更加剧烈。

为什么要首先让宝宝有效吃奶呢？因为吸吮可以刺激妈妈的乳房，让妈妈的泌乳素、催产素分泌都增加。催产素的释放会收缩腺泡周围的肌上皮细胞，压缩腺泡，将乳汁喷射到乳腺管中，腺管大大扩张，原本堵塞的部位由于腺管扩张，乳汁冲刷，就能沿着乳腺管被排到乳头的方向，如果宝宝吸吮有力，就可能将堵塞的部位变得通畅。

如果宝宝只是轻轻"嘬"妈妈的乳头，是无法将堵塞位置往乳头出口方向移动的，这种情况下，反而不建议妈妈抱着宝宝徒劳地喂奶，而是尝试冷敷。和生理性乳胀一样的方法，使用凉毛巾、卷心菜叶、土豆片等外敷乳房肿块处，可以帮助妈妈缓解不适。局部的乳腺腺泡产出的奶没有被排出去，身体也会下调产量，但需要时间，妈妈需要耐心等待，到宝宝饿了需要吃奶的时候，再一次进行有效吸吮，反复扩张和压缩堵塞的乳腺管，将淤积的奶吃出来。

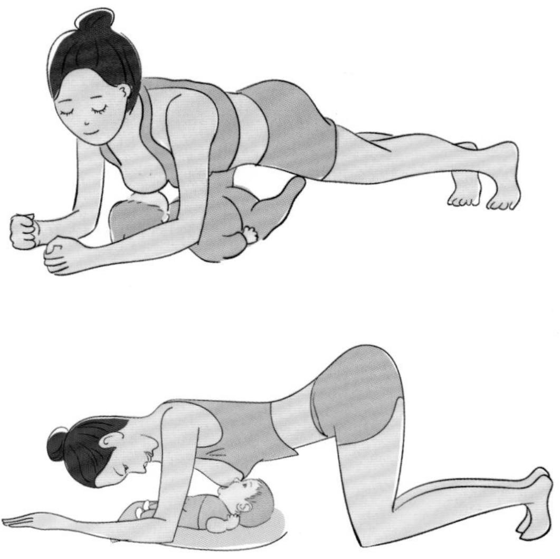

妈妈们可以采用一个比较特殊的哺乳姿势，即半平板式（见第二章第三节）。

妈妈支撑好身体之后，乳房自然下垂成漏斗状，放在宝宝嘴里，利用重力的作用将乳汁更多更快地排出，淤积部位也能被压力冲刷，从而保持通畅。

根据淤积的不同方位，可以让宝宝的头部以妈妈乳房为中心360度旋转，下巴分别对准淤积处，效果更佳。

尝试用这样的“急救”哺乳姿势也需要耐心等待宝宝吸吮，妈妈不要强迫宝宝。宝宝吃奶时，尝试用手指指腹在淤积靠近乳头的位置沿着乳腺管的方向轻轻推动。吃奶后如果效果不佳，可以再次尝试刺激乳头，引发奶阵，用手挤奶的方法增加排出。吸奶器的效果常常不理想，妈妈们也不要盲目加大吸力和延长吸奶时间。

乳汁淤积也像感冒一样，一旦“中招”，除了做好以上处理，也要等待身体的调节，过几天以后才能彻底缓解。在着急难耐的情况下，妈妈可能会使用各种方法，例如频繁热敷，用指尖的力量在淤积处用力按揉，期待把堵塞部位“揉散”“揉开”，或者使用梳子刮等。这些方法并不建议，容易造成额外的损伤，淤积堵塞的部位充满了乳汁，单靠外力是没有办法让它消失的，就像一个充气的气球，打开进气口的皮筋，气球里的气自然放掉。出口被堵住，只靠外力按压气球，并不能排气，只能使气球爆裂。

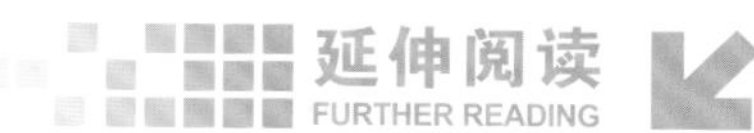

小白点

有的时候，妈妈们发现自己堵奶了、乳房或者乳头疼，可能在乳头处找到一些信号，例如有一个小白点儿或者小白泡，这是由于一小块表皮的过度生长覆盖了乳腺导管的出口，下方的乳腺管中充满了乳汁无法排出，堵成突出的条索状。尝试用手挤奶的方法按压白点下方的乳腺管，会发现白泡表面的膜有突出来的压力表现。这个小白点或者白泡可能会持续存在，在喂养过程中也可能有很明显的痛感，可能会持续几天甚至一两周，会在用手挤奶和宝宝正常吸吮的压力下被

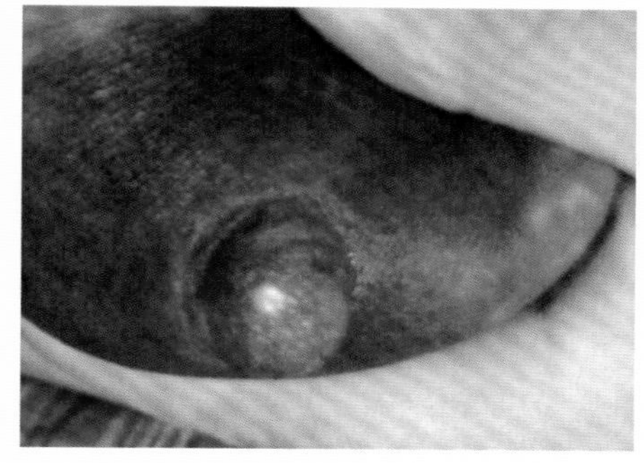

奶阵冲破，或者人为将表皮擦破，乳汁快速排出后痛感就明显减轻。

乳头上的小白点也有可能是由于某根乳腺导管内部被一块非常小的干硬乳块或者非常油腻的半固体化的“奶条”堵塞了，乳汁长时间没有流出。这种情况下，妈妈乳头上的信号可能不明显，但乳房上区域的淤积可以明显感觉到。需要让宝宝有效吸吮，配合使用针对性地用手挤奶方式，将小奶条缓慢排出乳腺管。从很多妈妈的经验上来看，减少饱和脂肪的摄入可能会有助于预防这种类型的堵塞，但有的妈妈完全回避荤食，还是反复出现了小白点，需要哺乳顾问详细评估妈妈的喂养方式。

小白点的成因有很多，比如奶量过多，妈妈的乳房某处受到外来压力，以及乳腺导管的堵塞，导致乳头尖部的擦伤，含接、吸吮或者舌头的问题等。一般堵塞造成的小白点会在乳房中奶被排出后感觉好一些。乳头的念珠菌感染也会导致小白点，情况会有所不同，尤其可能导致同时出现几个小白点，堵塞几个输乳孔，还会导致一种特殊的“灼烧样”痛，而且在喂完奶或者用完吸奶器之后加重。妈妈可以根据具体情况去区分。

小白点的应对方法：

1. 喂养之前，使用盐水浸泡乳头，然后湿热敷软化小白泡，每天重复几次。有一些国外的妈妈使用泻盐（七水硫酸镁），将 2 汤匙泻盐融化进 1 杯热水中，加冷水到合适的温度，将乳头放进去湿敷，每天至少 4 次。在浸泡完泻盐之后，用棉球蘸更热的水湿敷乳头，注意不要把自己烫伤。或者使用浸有橄榄油的棉球来软化小白泡。然后进行有效喂养，前文针对乳汁淤积的应对方法都可以用来应对小白点。

2. 如果湿热敷软化加上宝宝的有效吸吮能解决问题，可以不用单独清理表皮，但是有些时候前面两个措施的效果不佳，可以继续进行下面几步：用湿纱布摩擦乳头白泡区域，如果白泡已经突出于乳头表面，轻轻用干净的指甲配合手挤就可以撕破白泡皮。

如果上述方法都无效，白泡又非常表浅，需要准备消毒的无菌针沿着表皮轻轻向上挑起白泡表皮并刺破，如果没有无菌针，可以使用家用缝线针在火苗上烧红冷却后或者用酒精浸泡 10 分钟后使用。为了降低感染的风险，请在医生指导下做，不要自己往深处扎破白泡。

3. 白泡挑破之后，多余的泡皮需要尽可能清除掉，破损皮肤的修复方法请参照“乳头皲裂”部分。需要注意的是，覆盖输乳孔的皮肤虽然被刺破，输乳孔周围的坏死皮肤组织一定要注意清除，如果直接涂抹厚厚的一层药膏，很容易在愈合过程中重新封住输乳孔，导致反复堵塞。

血管痉挛

某些妈妈在喂完奶之后，乳头从宝宝嘴里抽出来时，会骤然感到乳房出现强烈的抽搐痛，乳头处变得发麻，颜色变浅，变得苍白，甚至变成蓝紫色，过好一阵子才能够慢慢恢复到正常的颜色。这一般是由于乳头之前有伤，乳头处的血管出现了痉挛，乳头颜色发白也跟突然受到冷刺激，血管收缩而导致血供不足有关。

应对方式：

如果有乳头损伤，需要找到造成损伤的原因，及时纠正，这是最重要的方法。其次需要在喂完奶之后，用手心或者热毛巾进行保暖，避免冷刺激，可以使疼痛有所缓解。如果疼痛非常严重，可以请医生开布洛芬止痛，严重的血管痉挛可能会使用硝苯地平，但用药需遵医嘱。

念珠菌感染

妈妈的乳头出现持续疼痛，乳头或者乳晕变得粉红发亮，乳头疼痛呈灼烧状，可能放射到整个乳房。有的时候宝宝也同时出现鹅口疮，或者有尿布疹。在妈妈或宝宝近期使用过抗生素的情况下，这种状况尤其可能出现。念珠菌感染需要母婴同治，需要请医生帮助开药，使用制霉菌素于宝宝口腔内涂抹，制霉菌素需要足量足疗程使用，否则容易耐药。妈妈同时遵医嘱使用氟康唑等抗真菌软膏涂抹乳头，必要的情况下还需要口服抗真菌药物。

乳腺炎

当妈妈发现自己的乳房发红、发热，乳房有肿块一碰就痛，体温 38.5° 或以上，就要考虑可能是乳腺炎了。前面说到的宝宝不含接乳房或者吃不上、生理性乳胀、乳头皲裂、乳汁淤积、小白点、血管痉挛、念珠菌感染所有这些的情况，都可能和乳腺炎有关。很多妈妈一开始以为自己是感冒了，因为乳腺炎常常还伴有像流感一样的全身酸痛和不适。乳腺炎有两种情况：一个是乳房某个区域出现肿胀或者乳腺管堵塞，发红、疼痛、发热可能都会出现，但是不一定会出现细菌感染，也叫作非感染性乳腺炎；另一种情况是伴随细菌感染，就是感染性乳腺炎。

从乳房乳腺管堵塞、肿胀，到非感染性乳腺炎，再到感染性乳腺炎，以及乳房脓肿，在应对措施不恰当的情况下，常常会出现这样一个连续的过程。应对得当，乳房也会很快恢复。乳腺管堵塞最后会不会发展到乳房脓肿，跟很多因素相关，例如，是不是好好喂奶保持乳腺管通畅，是不是遵医嘱用足了抗生素的疗程，是不是因为乳头皲裂感染了，是不是有暴力按揉导致的乳腺管损伤，等等。

哪些情况下妈妈容易出现乳腺炎呢?

1. 乳头受伤，尤其是伴随细菌感染的情况。

2. 喂奶次数不够频繁，过度添加配方奶，妈妈限定时间喂奶，突然减少喂奶次数，这些都会导致乳汁不能顺利排出，造成淤积而使乳腺管堵塞。

3. 妈妈虽然奶量正常，但是宝宝含接有问题、吸吮力差或者不协调，导致乳汁没法好好地吃到宝宝肚子里，淤积在乳房里了。

4. 多次大量排空乳房，或者过度使用吸奶器，造成奶量反常增加，宝宝却没有很好地将多出来的奶吃掉，造成淤积。

5. 乳房受到压迫，被宝宝踢了一脚，妈妈压力太大或者疲惫，妈妈自己感冒了等。

由于乳腺炎经常是乳汁淤积也就是堵奶了引发的，因此乳腺炎的最重要管理步骤就是频繁而有效地进行乳汁移除，即使没有堵奶，如果是乳头破了或被细菌感染了，也要保证乳汁频繁被排出来，把乳腺管“冲刷干净”。

1. 妈妈要更多次地喂奶，可以从出现问题那边乳房开始喂养。如果因为疼痛，乳汁流速不理想，或者不出“奶阵”，可以先从好的那侧乳房开始喂，等到喷乳反射出现的时候马上转换至淤积的那一侧喂。

2. 更换各种姿势，将宝宝的下巴或者鼻子对准乳房上堵塞的地方，将会有助于堵塞处的乳汁流出。半平板式哺乳姿势需要着重使用。

3. 在哺乳的同时自己按摩乳房，将食用油或者润滑油涂到手指上，妈妈自己可以顺着乳腺管的方向，用手从堵塞区域移动至乳头处按摩，也能够帮助促进乳汁移除。

4. 喂完奶后，可以根据情况考虑用手挤奶或者用吸奶器，增大乳汁的排出并且加速解决问题。但这个方法要在奶被顺利地吸出来的情况下使用，不见得对于每一个妈妈都有较好的效果，吸奶器的效果通常弱于宝宝的吸吮。如果无法吸出来，就不要盲目加大吸奶器的吸力，正确的用手挤奶方法更好。

对于健康足月的宝宝来说，患乳腺炎的妈妈持续进行哺乳并没有证据会导致什么疾病，妈妈们不需要担心，发烧的温度也不代表乳腺炎的严重程度，妈妈们也不需要在发烧超过某个温度却最需要哺乳的时候贸然停止。不能够持续哺乳的妈妈也要用手挤奶或者用吸奶器把奶挤出来，因为突然不喂奶了，发展成乳房脓肿的风险会更高。

除了有效移除乳汁，还需要有支持措施：

1. 好好休息不焦虑、多喝水，很多妈妈其实水的摄入量很不足。

2. 只在喂奶之前对乳房热敷几分钟，然后马上喂奶。或者喂奶前洗个热水澡可以帮助促进喷乳反射以及加快乳汁的流速。

3. 在喂完或者乳汁挤出来之后，使用冷敷包减轻疼痛和水肿，这时候尤其不能进行热敷。

患乳腺炎需要请医生指导用药：

1. 消炎止痛

妈妈们在乳腺管堵塞或者患乳腺炎时，如果不能把奶挤出来，应对疼痛使用哺乳期安全药物，是最为有效且副作用小的方式。在我国，哺乳期使用药物还不被广泛接受，大家比较喜欢选择通乳的方式。即使用药，妈妈们往往认为应对乳腺炎的消炎药指的是头孢之类，但其实负责消炎的是布洛芬，头孢类是抗生素，应对细菌感染的，没有出现感染是不需要的。消炎止痛药有助于妈妈喷乳反射的发生从而排出乳汁，在有需要时妈妈可以服用。布洛芬被广泛证明可有效降低炎症反应。一次剂量200毫克~400毫克，有研究证实即使使用到达1.6克/天的剂量，乳汁当中也不会检测到残留，因此被认为是非常安全的。

2. 抗生素

如果乳腺炎的症状轻微并且出现不超过24小时，保守应对（有效地移除乳汁和支持措施）就足够了。如果症状在24小时后没有变得好起来或者妈妈的症状加重，就要看医生，医生可能建议开始使用抗生素。临床上常用的抗生素是头孢类，大部分是哺乳期安全性比较高的药物。如果用药出现耐药的情况，可能需要做乳汁或者乳头细菌培养，针对性换用抗生素。妈妈需要遵医嘱用足疗程，避免出现乳腺炎复发。在使用抗生素并持续喂奶时，要观察宝宝是不是出现大便偏稀、鹅口疮之类的症状。

如果乳腺炎的症状在随后几天的合理治疗之后仍无好转，妈妈要再次就医，确认是不是细菌耐药、脓肿形成等。同一个部位反复地出现乳腺炎，就要好好找原因，建议找哺乳顾问做详细评估。

有两个比较重要的问题需要注意：

1. 避免断奶，也不要暂停哺乳

当妈妈患乳腺炎了，可能出现难以招架的乳房疼痛、发烧等症状，会让妈妈觉得，太难了，不要喂了，想要停止喂奶，又或者遵从一些建议暂停喂奶，但是，有效地移除乳汁是治疗乳腺炎最重要的部分。急剧停奶会使得乳腺炎症状加剧，乳汁一直停留在乳房里，会滋生细菌，增加乳腺脓肿的风险。因此，有效的治疗和专业人士、家庭对哺乳的支持在这个时候是非常重要的。

2、乳房脓肿

大多数的妈妈用药后症状都能很快缓解，少部分妈妈可能因为别的原因，乳房上仍有界限分明的区域持续发硬、发红，以及触痛，那么就要怀疑是脓肿。脓肿在患乳腺炎的女性当中发生率大约是3%，妈妈们不必因为害怕脓肿而不敢去医院而在家自行按揉，反而容易出问题。脓肿可以在B超引导下穿刺，对积液进行引流，这项操作本身既是诊断也是治疗，穿刺对乳房损伤小，也不影响哺乳。即使是传统的手术切开引流之后，乳房仍然是可以哺乳的。在脓肿引流之后，还要继续进行抗生素治疗。传统的切开引流对乳房的损伤较大，愈合比较慢，这个过程可能会让妈妈们觉得压力大，不堪忍受，医生也会建议断奶以便更快恢复，因此妈妈们需要找到支持哺乳的乳腺科医生，尽量使用穿刺的方式。尤其要避免暴力按揉，否则会导致脓肿向乳房深部发展扩大或者形成多发性脓肿，穿刺效果不佳，就要外科手术切开，治疗起来痛苦增加。

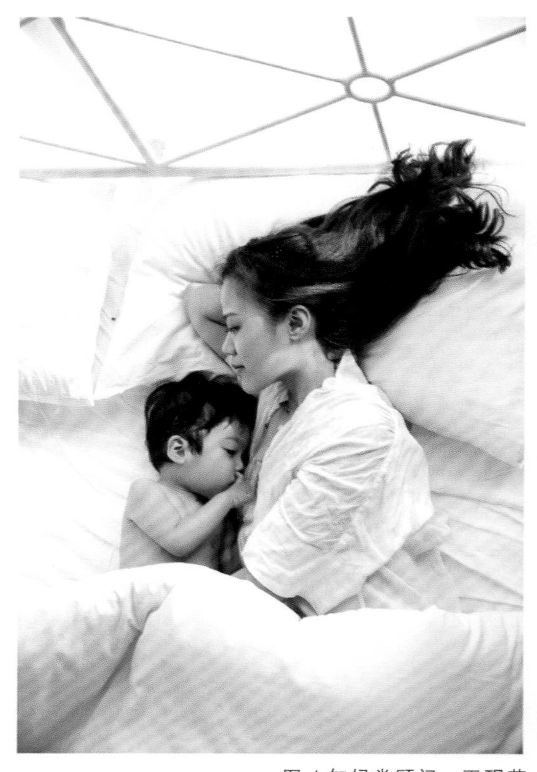

图 / 知妈堂顾问：王玥菲

当妈妈再次怀孕时

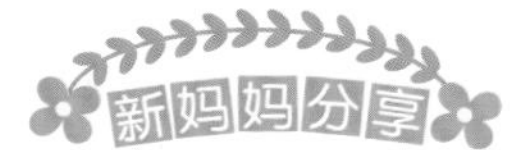

我的孕期哺乳和接力奶

我和我的先生都是独生子女，我们一直都打算生两个宝宝，笑笑1岁8个月的时候，我又怀孕了。我想要继续哺乳，我觉得这很自然，但一开始我并没有获得支持。我怀二宝孕期没有任何反应，我也很享受搂着笑笑亲密哺乳的样子，我决定持续喂奶。整个孕期我都喂得不错，到了产后挑战才真正开始，笑笑刚开始很大方地跟妹妹分一个“nainai”，我们也不愿意忽略她的需求，但是我发现小宝似乎吃不饱，或者小宝吃完后如果不睡，我就没有时间和笑笑好好玩，笑笑也逐渐不太接受妈妈长时间把注意力放在妹妹身上，开始更需要妈妈，这使得我渐渐不能平衡两个宝宝的喂养问题了，我开始逐渐限制笑笑吃奶的次数和时间，因为她已经2岁半了，她可以正常吃饭，我不需要担心她的营养问题。这段时间是我们比较辛苦的阶段，但是我们陪着两个宝宝走过来了。我很高兴，我实现了我的哺乳目标。

许多妈妈会对孕期哺乳表示质疑，她们担心这可能会给腹中胎儿带来风险，例如哺乳可能会引起宫缩从而导致流产或者早产。然而在怀孕时，宫缩本来就常常出现，甚至在孕期性生活时也会出现。而目前并没有明确的医学证据说明在某种情况下哺乳会产生何种风险，如果妈妈在孕期没有其他可能流产的迹象，孕期哺乳也并未感到不适，就可以根据自身的情况持续下去。还有一些人会担心妈妈在孕期哺乳，胎宝宝会缺失营养，其实也并没有证据表明胎儿会因为妈妈哺乳而营养不良。因此，当妈妈在哺乳期怀孕了，也并不意味着必须停止喂奶，选择持续哺乳还是断奶，是妈妈根据自己的情况而做的决定。

依依

有些妈妈在怀孕期间会发现乳头变得敏感，可以尝试调整宝宝吃奶的位置，减少对乳头的摩擦，如果妈妈曾经在第一次分娩前学习过分娩时的呼吸减痛技巧，这时候也可以派上用场，来改善乳头敏感而引起的不适。由于妈妈孕期需要额外的休息，躺喂将是不错的选择。

孕中期以后，妈妈们会发现奶量减少很多，变成初乳。如果妈妈怀孕时，吃奶的宝宝还比较小，需要评估他的体重来判断是否需要额外的添加。有一些妈妈的乳汁在怀孕时会发生味道变化，或者变得很浓稠和量少，比较大的宝宝可能会因此而不再吃奶，但如果宝宝愿意吃，妈妈身体允许，可以一直吃到小宝宝出生，例如笑笑的妈妈。

如果你的宝宝足够大能沟通，你可以告诉他吃奶的时候轻柔一点或者少吃一会儿。这样将有助于保护你敏感的乳头并且缓解你的疲劳感。

如果妈妈决定要给大宝断奶，也需要循序渐进，逐渐减少大宝吸吮乳房的次数，在大宝需要吃奶的时候尝试分散注意力，或者对适龄的宝宝提供辅食，同时要给予宝宝非常多的关注，并提前和大宝一起迎接小宝的到来。

小宝出生以后，如果大宝已经断奶，有的大宝不会再次要求吃奶，但可能会用其他的方式求得妈妈的关注，有的大宝可能会重新回到乳房上来。

像笑笑的妈妈这样，持续哺乳大宝到小宝出生，同时为一个初生婴儿和大宝哺乳，这叫作“手足哺乳”，也就是我们常说的接力奶。大宝在孕期持续吸吮，可以帮助小宝出生即刻便获得初乳，因为有了小宝，大宝可以再次吃到妈妈的初乳。笑笑妈妈的体会是，产后头几天因为小宝的频繁需求，妈妈更需要家人的帮助安抚大宝，让妈妈可以好好休息获得足够的睡眠，从而更有信心持续哺乳。有的妈妈可能会担心乳汁被大宝吃光，小宝吃不够，这时需要通过沟通来平衡，如果大宝平时的营养来源依靠正常的家庭食物，而乳汁并不作为主要营养来源，需要家人帮助引导他，也需要家人帮妈妈安抚小宝，让妈妈有时间和精力来和大宝单独相处，最大限度地避免他的“失落”感。

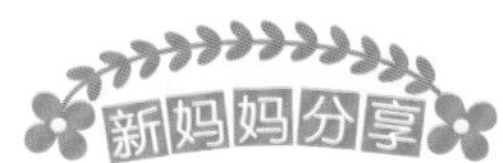

我的母乳之路：知识很重要，心态更重要

我家有俩娃，都是顺产，如今老大4岁半，老二2岁2个月。回忆起给这两个娃的哺乳之路，可谓是痛并快乐着的血泪史。母乳喂养的过程给予了我许多的幸福与满足，也让我认识与接纳了一个真实的自己。

各种疼痛——母乳喂养不简单，准备工作要做足

我是在哺乳初期就经历了疼痛的妈妈。生完老大，在产房的时候两个乳头就全被我家的大力娃给吸破了！更糟的是，娃的整个百天，我的双乳都处于持续的剧痛状态，经常疼得我都没

法躺下睡觉，每次喂奶好像上刑，心里都害怕。后来怀老二的时候去上沈老师的课，才知道孕期要做好知识储备，产后才知道怎么预防问题得出现。

吸奶器能帮你多少——新手妈妈务必慎用

生完老大，因为着急下奶，所以我频繁使用吸奶器，总想着借助机器的力量催奶。结果，我自酿了无数的苦果。有一次，我用大功率吸奶器吸了很久，奶倒是吸出不少，但到最后几乎都是清汤了，结果那天我的乳房给吸伤了，疼了一天一夜。后来上了沈老师的课才知道，估计当时是乳腺被刺激得水肿了。还有后来，因为我频繁堵奶，所以频繁地使用吸奶器，怕奶水“淤积”，结果有很长一段时间我的乳头乳晕分离严重，乳腺管受损，这导致堵奶更容易发生。这也是在与沈老师无数次的通乳过程中总结和交流经验得出的结论。这一切，全都是因为我太“急于求成”了。

堵奶——千万别慌，这和月经不调一样正常

老大的哺乳前半程，各种疼痛呼啸而过之后，便开始了三天一小堵、五天一大堵的噩梦。我粗算了一下，当时花在各种请通乳师、去中医馆扎针灸以及买各种型号的吸奶器上的花费得有几万元。我最长一次的通乳，在夜里进行了3个小时，当时疼得我把我妈妈的手都捏瘀青了。后来我几乎因此放弃母乳，甚至到医院开了断奶药。这时我因机缘巧合遇到了沈老师，才知道正常的通乳手法不会如此疼痛，我的堵奶恐怕也是在各种病急乱投医的通乳过程中造成恶性循环了。后来，在缓慢而艰难的调整和恢复中，我又开始追奶，又坚持近半年的母乳喂养。

怀老二的时候，由于孕期和产后护理得当，我只堵过一次奶，那一次的处理让我印象特别深刻。经历过给老大哺乳的暴风骤雨，那时的我心态好到了一定的境界。傍晚的时候奶就堵了，但我还是不慌不忙地把娃安顿好，夜里12点了才开始处理。按照从沈老师那儿学的手法，不慌不忙地推着揉着。当感觉差不多了，就开始用吸奶器。突然，我仿佛看到了我的乳腺如同淤塞的河道被疏通开了一样，乳汁在吸奶器的罩子里开始喷涌而出。在万籁俱寂的深夜，我坐在那里，看着四溢的乳汁，泪流满面。曾经让我惊恐万分的堵奶，就这样被我给战胜了。我终于体验到什么叫态度决定一切。

断还是断——一切取决于你

由于我的奶不多，老大吃到最后也就够“睡前一口”了，所以他1岁多的时候，决定给老大断奶。那时候，我仿佛内心被挖走了一大块似的，简直痛不欲生。特地为了断奶和先生出门旅行了一趟，结果每天被憋奶的疼痛与内心的纠结搞得兴致全无。旅行归来的时候，都感觉自己无法面对孩子。就像好多文章说过的那样，母乳，其实最割舍不下的是妈妈。当时的我，恐怕就是个母乳重度依赖者。

老二喂到1岁多，由于心态轻松，从没想过“到底啥时候断”的事儿。结果后来发现他几乎整夜都在“吃自助餐”，搞得我俩身心俱疲。于是老路重走，又和先生带着老大出门玩了一圈，带着吸奶器，胀得难受了就吸。结果这次回奶断断续续回了2个多月，直到第三个月的时候竟然还堵了一次，又是自己哼着歌鼓捣了1小时，再次泉涌了一番。等旅行归来，老二已经酣睡整宿了，就这样，我终于结束了几近三年的碎梦生涯，正式开启了高枕无忧模式。

邱晶

流产后的哺乳

我的宝宝刚1岁，我意外怀孕了，我想了解一下我需要断奶吗？我咨询了一下医生流产的问题，需要使用米索前列醇和米非司酮，我还可以喂奶吗？还是必须停止？

根据世界卫生组织的安全流产临床实践手册，药物流产目前联合使用米非司酮和米索前列醇，或者单独使用米索前列醇。有研究对哺乳妈妈做过实验，一个完全母乳喂养的宝宝从妈妈乳汁当中吃到的米非司酮药物剂量，相当于妈妈服药量的0.5%，研究者建议，妈妈服用单次200毫克的米非司酮时，不需要中断哺乳。米索前列醇在乳汁中本就有少量分泌，妈妈服药后进入乳汁的量也极少，使用时注意观察宝宝有没有不适。如果妈妈特别担心不愿意喂，由于米索前列醇半衰期是1.1个小时，妈妈服药后只需要等待5个半衰期也就是5.5个小时，就可以继续喂奶了。

第三节　如果你们生病了

当妈妈生病时

我是因为产后使用了药物，被告知前三天都不可以喂奶。所以宝宝吃了3天奶粉，我比较庆幸的是宝宝竟然很快就接受了乳头，没有混淆。朋友的宝宝乳头混淆非常严重，她几乎一直乳头皲裂，还疼了2个月。

产后早期妈妈用药确实是常会遇到的问题，首先，妈妈可以和医生商量，使用哺乳期安全药物进行替代，因为产后早期，宝宝对初乳摄入量少，药物摄入的总量并不多，同样一种药物有一些医院执行带药哺乳的标准，有一些医院要求暂停哺乳12小时到3天，但众所周知，产后前三天是建立良好母婴联结、母乳喂养关系的关键时期，保护妈妈和宝宝亲密接触和哺乳的权利是应该排在首位的，这也符合成功促进母乳喂养的十项原则。

哪些情况要完全避免哺乳

妈妈因各种原因失去意识，患有严重精神疾病（可能伤害宝宝），感染艾滋病病毒，人类嗜T淋巴细胞病毒感染Ⅰ型或Ⅱ型，或者普鲁氏菌病，持续使用抗肿瘤药物，以及妈妈存在严重药物滥用或者吸毒的情况。

为了保证新生儿健康及生长需要，需要长期避免哺乳。

注：HIV病毒感染世界卫生组织建议在某些地区可以纯母乳甚至妈妈在治疗时可以混合喂养，但我们国家建议不哺乳。

哪些情况需要丢掉乳汁

1. 妈妈在必要情况下使用含有放射性核素的药物

需要按照剂量的半衰期暂停母乳。哺乳期尽量避免使用放射性核素进行检查，必要的时候选用半衰期短的，一般在经过5个半衰期以后，可以恢复哺乳。

2. 妈妈在必要情况下短期使用对宝宝有明确伤害的药物

在保证妈妈健康的前提下，尽量避免使用对宝宝有伤害的药物，如有短期使用，需要根据药物代谢的半衰期，暂停哺乳5个半衰期。

哪些情况宝宝其实可以吃奶

妈妈患了爆发性结核还没有进行治疗，或者在治疗的前两周内。

暂停亲自哺乳，但乳汁可以用。吸出乳汁进行巴氏消毒（在家操作时，可以将乳汁加热到65℃，维持30分钟）再用奶瓶喂。接受抗结核菌药物治疗2周以上，可以根据身体状况恢复亲自哺乳。

单纯疱疹病毒、水痘-带状疱疹病毒、梅毒螺旋体、弓形虫等：

有单纯疱疹病毒、水痘-带状疱疹病毒感染的妈妈，如果在乳房上有病变，则不能直接用乳房喂奶，避免接触性传染。但是可以挤出乳汁进行巴氏消毒后喂养，乳房的病灶结痂不再具有传染性，就可以恢复亲喂。如果病灶一直就不在乳房上，那么避免宝宝接触病灶就可以亲喂。有梅毒螺旋体和弓形虫感染的妈妈需要积极治疗，待疾病恢复再亲自哺乳，治疗期间乳汁可用，但是需要进行巴氏消毒。

宝宝满月打疫苗时，儿保医生告知有些黄疸，便去了医院检查。医生说要检测乳汁，竟然发现乳汁里有巨细胞病毒！我当时很担忧，这还能喂奶吗？我咨询了老师，得到的答复竟然是可以，老师向我解释了原因，我简直太高兴了，继续喂养不会对宝宝有伤害，我可以不用停母乳！然后我就快乐地继续喂母乳了，现在宝宝已经1岁啦。

当妈妈感染巨细胞病毒之后，绝大多数妈妈的乳汁里都会有巨细胞病毒，但对于足月儿、大于等于32周或大于等于1500克的早产儿来说，母乳喂养导致感染一般并不引起疾病，也不影响生长发育，因此，不仅无须停止母乳喂养，而且应该鼓励母乳喂养。即使有感染的症状，宝宝使用抗病毒药物的同时也不需要断奶。小于32周的早产宝宝，体重小于1500克的宝宝，可能无法招架有巨细胞病毒的母乳，但是母乳当中的其他物质对孩子意义非凡，妈妈们可以将母乳进行巴氏消毒，或者在-20° C冻上几个小时，再加热到37°C喂，也不需要再做母乳检测了。妈妈们不用担心，乳汁里面含有针对巨细胞病毒的特异性抗体，足以保护宝宝。

我是乙肝大三阳，我现在最担心的问题就是我产后能不能喂奶。我很想用母乳喂养，但宝宝会不会被传染？

我国乙型肝炎病毒母婴传播预防临床指南指出，宝宝出生之后立即接种乙肝疫苗和乙肝免疫球蛋白，完全可以继续吃母乳。即使妈妈有乳房破损、乳头皲裂等情况，也没有证据证明感染的风险增加。患有甲肝、丙肝、戊肝的妈妈也都可以持续哺乳，尽管乳汁当中可能存在病毒，但同时也存在特异性抗体，乳汁当中还有某些成分可以与病毒相结合，减少感染的机会，中外很多研究证实，哺乳并不会增加额外的母婴传播。相比起哺乳，宝宝在宫内被感染的概率要大得多。乙肝大小三阳的妈妈如果状态稳定，均应与医生沟通，争取获得哺乳的支持。

普通感染性疾病例如感冒、胃肠道感染等：

当妈妈遇到外界的各种细菌或病毒时，常在症状出现前即传染给宝宝，体内会针对这些病菌产生特异性的分泌型免疫球蛋白A，持续哺喂母乳反而可以将母体内的抗体传给宝宝，减轻宝宝可能的症状。包括急性感染H1N1流感病毒的妈妈，如果宝宝没有出现症状，可以与宝宝暂时隔离，直到妈妈的身体状况好转，但是隔离期间可以给婴儿提供挤出来的乳汁，如果宝宝已经出现症状，那就同时进行治疗，并且不间断地持续哺乳。

其他慢性疾病的情况：

妈妈患有各种慢性疾病，比如糖尿病、抑郁、心脏病、慢性高血压、囊性纤维化、多发性硬化、癫痫、甲亢或甲减、红斑狼疮、类风湿性关节炎等。

包括但不仅限于以上疾病，在密切的医疗关注下都可以母乳喂养，疾病本身不会让乳汁发生什么变化，也不会危害到宝宝。尤其是如果妈妈有I型、II型糖尿病、妊娠期糖尿病，是鼓励哺乳的，相同摄入的情况下，哺乳妈妈能够消耗更多的能量，哺乳能促进糖代谢，帮助妈妈恢复。“糖妈妈”可以在医生的帮助下，监控自己的血糖和胰岛素状况，坚持母乳喂养。其他疾病即使不能纯母乳喂养，部分的母乳喂养也能给母婴带来益处，甚至能够降低宝宝成年后患病的风险，例如有系统性红斑狼疮或者其他免疫系统疾病的妈妈，哺乳可以降低宝宝患免疫系统疾病的风险。但从另外一方面来看，某些疾病例如心脏病等会使妈妈的身体变得虚弱，哺乳需要在综合考虑自身条件的情况下进行，妈妈的身体健康也很重要，需要结合自己的哺乳意愿，做出一些调整。

当妈妈因疾病使用哺乳期相对安全的药物时：

有非常多的妈妈因为服用药物而停止哺乳，甚至就此断奶，许多调查发现，有90%~99%的女性会在产后第一年内接受至少一种药物的治疗，关于哺乳期药物的使用也成为妈妈和相关医护人员所面临的最常见问题。绝大多数情况下可能仅仅参考药物包装中的说明书，或者在没有全面研究文献资料以找出正确合适的答案之前，就建议妈妈停止哺乳，而实际上，大多数妈妈都可以在服药期间持续哺乳，因为药物而放弃哺乳的风险前文已叙述，其实并不比服用药物来得更小。

药物进入乳汁的量非常少，大多数药物进入乳汁的水平不到妈妈服药量的1%，甚至无法被检测到，只有极少数药物转运至母乳的量可能超过妈妈用药的10%，但这样的药物很少，一般也不会用到。由于在哺乳妈妈身上做研究会涉及非常多的问题，例如伦理问题等，来自制药商本身的关于哺乳期用药安全性的研究很少，更新也比较慢，绝大多数的药物说明书上都会标注哺乳期禁用、哺乳期慎用，或者使用本药物需暂停哺乳等，哪怕这些药物被临床广泛证实是对母婴安全的，例如前面提到的布洛芬。

妈妈的身体健康同样重要，很多其他疾病在需要用药的情况下，建议妈妈们不要走极端硬扛着，这样会使得情况变得更糟糕。在使用药物时，妈妈们需要知道，并没有那么多的药物需要妈妈服用之后必须断奶，突然断奶对妈妈和宝宝都会造成伤害，并且会导致额外的健康风险，以及双方的情感都会出现问题，因此需要和医生充分地沟通。

哺乳期安全用药小贴士：

1. 告知医生你在哺乳期，需要服用哺乳期安全用药，你需要得到医生的帮助。

2. 你可以查阅相关书籍，或者咨询你的哺乳顾问，请对方代为查询。例如Dr.Thomas W. Hale著《药物与母乳喂养2016》（英文版）、由北大第一医院杨慧霞教授、上海一妇婴段涛教授主译的《妊娠期和哺乳期用药》第7版、《妊娠期哺乳期用药：医师案头参考》第2版等相关书籍与资料，或者登录美国国家图书馆（U.S.NLM）旗下数据库TOXNET的子库之一，药物与哺乳数据库LactMed寻找治疗疾病的哺乳期安全用药，并与你的医生协商药物使用事宜。如果医生开具的药物不够安全，你可以寻求医生帮助，找到同样疗效但更加安全的替代药物。

3. 当相关书籍不可获得，你可以下载APP用药助手，输入药物名称，查询哺乳期安全等级。需要说明的是，用药助手当中除了标注药物安全等级以外，还会附上药物说明书，由于说明书的更新落后，我们还是会看到很多药物被建议哺乳期慎用、禁用、暂停哺乳等，实际上，我们确认哺乳期安全等级即可。

4. 如果你所查询的药物没有安全等级，请选择有安全等级标注的药物进行替代，但如果不能，你也无法确认药物安全等级到底如何，那么以下几个要点是你需要掌握的技巧：

（1）选择孕妇可用药，以及儿科用药

大部分的药物如果孕期可用、婴儿可用，那么哺乳妈妈使用是相对安全的，进入乳汁的量一般无法达到宝宝用药的浓度，自然也不会对宝宝产生副作用。有一小部分药物可能影响较大，需要遵医嘱权衡使用。

（2）谨慎使用中草药、中成药

中草药和中成药因为没有进行实验研究，其对母婴的不良反应等“尚不明确”，服用后是否能哺乳、停药后多长时间可哺乳，这些都没有研究数据支持，因此，妈妈们需要权衡利弊，即使要用，也应在有资质的医师和药师指导下使用，不要超剂量使用，也不要使用不明成分的中草药混合制剂。

（3）如果可以只使用单方药物，请不要使用复方药物

单方药物指的是只有一种成分的药物，例如使用于乳腺炎的布洛芬，妈妈们可以用来应对感冒引起的发烧，安全与否较好判断。复方则指含有多种成分，例如感冒药泰诺，含有布洛芬、马来酸氯苯那敏、伪麻黄碱等不同成分，药物之间的相互作用未知，安全性可能需要重新衡量。

（4）选择口服生物利用度低的药物

如果这种药物必须使用静脉输液的方式给予，也就是口服之后难以吸收或者就不能吸收，那么这种药相对会更安全，因为宝宝接收到药物只有一种途径，就是通过乳汁，相当于是“口服”药物，口服吸收差，也就是生物利用度低，对宝宝的影响也越小。

（5）尽量选用半衰期短的药物

药物半衰期短，也就意味着药物在体内清除掉一半的时间短，药物就能够越快地被妈妈从血浆当中清除掉，乳汁当中的浓度也就会非常低。妈妈们可以翻看药物说明书，如果没有等级的信息，可选用半衰期短的药物。

（6）尽量选择分子量非常大的药物

一般来讲，分子量大于500道尔顿，药物体积就大，就很不容易进入乳汁当中了，有一些药物，例如胰岛素、肝素（低分子肝素的分子量基本也超过3000道尔顿了），还有一些免疫球蛋白，例如破伤风免疫球蛋白、丙种球蛋白等，分子量巨大，无法进入乳汁当中，也就无法影响宝宝。有糖尿病的妈妈使用胰岛素是不会影响到宝宝吃奶的。

（7）尽量选择药物说明书中，蛋白结合率高的药物

药物需要和蛋白质结合，才能发挥作用，一旦结合，体积就会变得十分庞大，同样就无法进入乳汁当中，结合得越多，剩下的能进入乳汁的就少。

（8）在能找到替代药物的情况下，不要选择脂溶性高的药物

大多数具有中枢活性的药物，例如抗惊厥、抗抑郁、抗精神病药的脂溶性较大，进入乳汁的量也大。当妈妈服用药物的益处大于风险时，需要在医生指导下使用，并密切观察宝宝的精神状态。尽量选择比较安全的中枢活性药物。

如果已经使用药物，担心药物的安全性，请与医生充分沟通后，暂停母乳，药物在体内一般经过5个半衰期以后，我们就可以认为清除基本完全，不再对母婴有影响了，这时再恢复母乳喂养，但在此之前一定要保持乳汁的排出，避免因为意外情况突然离乳而对乳房造成伤害。

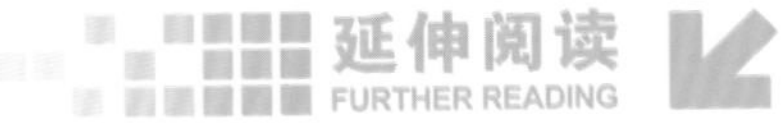

哺乳期药物安全等级的意义

《药物与母乳喂养》的作者Thomas Hale博士在他的书中，给出了哺乳期用药安全等级的意义，可供妈妈们参考。

L1级：最安全

许多哺乳妈妈服药后，没有观察到该药物对婴儿的副作用会增加。在哺乳女性身上进行的对照研究没有证实对婴儿有危险，可能对喂哺婴儿的危害甚微，或者该药物不能被婴儿口服吸收利用。

L2 级：较安全

在有限数量的对哺乳妈妈用药的研究中没有证据显示副作用增加。哺乳妈妈使用该种药物有危险性的证据很少。

L3 级：中等安全

没有在哺乳妇女中进行对照研究，喂哺婴儿出现不良反应的危害性可能存在，或者对照研究仅显示有很轻微的非致命性的副作用。本类药物要在权衡对宝宝的利大于弊后方可应用。没有发表相关数据的新药自动划分至该级别，不管其安全与否。

L4 级：可能危险

有对喂哺婴儿或母亲的危害性的明确证据。但哺乳母亲用药后的益处大于对婴儿的危害，例如母亲处在危及生命或严重疾病的情况下，而其他较安全的药物不能使用或无效。

L5 级：禁忌

对哺乳母亲的研究已证实，对婴儿有明显的危害或者该药物对婴儿产生明显损害的风险性高。本类药物禁用于哺乳期妇女。

对待一种药物，有时候并不是“能喂”或是“不能喂”那么简单的答案。药物的风险可能存在，而停喂的风险是必然存在的。究竟如何决定，需要妈妈们权衡利弊，自己选择。

如果妈妈做手术

哺乳期的妈妈如果做一些手术，手术中会使用麻醉药，对麻醉药物的担心让妈妈不清楚是否能持续哺乳。根据母乳喂养医学会发布的哺乳母亲麻醉与镇痛指南，手术当中使用的麻醉药物对产后哺乳的影响取决于很多因素，包括宝宝的年龄、宝宝身体状态、清除少量麻醉药物的能力。足月新生儿或者较大月龄婴儿的妈妈通常可以尽早恢复母乳喂养，只要她们清醒、稳定、警觉。恢复到正常的精神心理状态是一个标志，意味着妈妈的血浆和母乳中的药物水平很低。当然，为了妈妈的安全，对于这些手术，区域麻醉优于全身麻醉。

如果妈妈需要拔牙或做其他手术，使用单次剂量镇静和镇痛药物后，只要妈妈清醒和稳定就可以母乳喂养。美国儿科学会认为利多卡因是适用于哺乳妈妈的药物，在安全等级当中也是 L2（较安全级别），如果妈妈是做整形手术，如抽脂，因为需要使用大剂量的利多卡因，建议在恢复母乳喂养前，泵出和丢弃最初 12 小时的母乳。妈妈可以在手术前挤奶备用。

麻醉药物对大一点儿的宝宝很少或没有影响，但可能会导致新生儿出现潜在问题，特别是那些早产儿或患有呼吸暂停的新生宝宝。妈妈使用麻醉药后哺乳，如果宝宝出现呼吸暂停、低血压或张力减退时，建议停喂 12~24 小时，但一般情况下宝宝没有出现呼吸或者血压问题时，不需要预先停母乳。

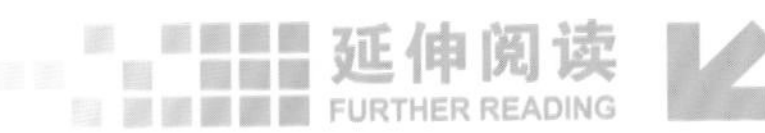

延伸阅读 FURTHER READING

剖宫产用了麻醉药可以马上哺乳吗

剖宫产的利弊在前面章节已经讲到，如果妈妈们做好孕期学习和体重管理，尽可能避免剖宫产。但如果进行剖宫产，使用区域麻醉（例如硬膜外麻醉）是优先于全身麻醉的，这也是剖宫产最常用的麻醉方式，由于剖宫产本身对泌乳的影响，产后早期尤其应该做好促进母乳喂养的措施。要尽量减少妈妈和宝宝的分离，只要有可能，母乳喂养应该尽快启动。事实上，在缝合腹部切口时，宝宝就可以在辅助下趴在妈妈的胸前。如果在产后观察室内就开始母乳喂养，还会有额外的优势，因为这时候，手术切口在麻醉的作用下，还没有痛觉，这是个喂养的好机会。除了剖宫产，哺乳期其他时候如果妈妈进行了全身麻醉，或者其他局部麻醉，只要能足够清醒地抱住宝宝，或者不存在过度镇静的情况，就可以母乳喂养。

当宝宝生病时

什么样的情况下不能吃奶

极少数先天性代谢异常的宝宝，不能接受母乳甚至一般母乳代用品，需要在医生的评估下，选择特殊配方奶喂养，如有半乳糖血症、枫糖尿病、先天性乳糖酶缺乏的宝宝。苯丙酮尿症的宝宝是可以在严密监测和计算母乳与配方奶比例的情况下部分母乳喂养的。也有研究证实，母乳当中的苯丙氨酸含量并不是太高，由于母乳喂养的巨大优势，部分母乳喂养优于全配方奶喂养，但介于监测管理成本较高，这样的宝宝需要获得更多的支持。

什么样的情况无法亲喂

宝宝因先天或者后天疾病而身体虚弱，吮吸困难，或者有先天畸形、口腔异常等状况，无法进行或者持续含接，从而不能自主进行吸吮。还有因为早产、重症需要住院，母婴分离的状况。

在医护人员的指导下，通过胃管、杯子或者勺子等其他容器给宝宝喂食挤出来的母乳或者捐赠母乳，或者使用乳旁辅助器让宝宝吸吮乳房，若无条件则使用配方奶。换句话讲，除了上面提到的几种先天性疾病，其他情况下的宝宝只是不能直接吸吮乳房，但完全可以接受乳汁，也是鼓励接受母乳的，因此妈妈想办法挤奶维持泌乳量是非常重要的。同时，不要放弃让宝宝吸吮乳房的尝试，只要宝宝状态稳定，妈妈都可以试着让宝宝吸吮乳房，替代喂养仅仅是一种短时间内的帮助性方法，最终还是要回归到正常的乳房喂养。

宝宝生病时哺乳的优势

除了不能接受乳汁的情况，宝宝生病了，母乳喂养的优势会非常明显。乳汁当中有抗感染抗病毒的成分，丰富的活细胞免疫球蛋白等，会直接给宝宝保护，促进他们从疾病当中恢复，降低并发其他疾病的风险。而且宝宝在生病时，如果妈妈能够让他吸吮乳房，本身就是一种非常棒的安抚方式。WHO 推荐母乳喂养作为一种“医疗设备”，在接受静脉注射、接种疫苗、抽取足跟血时，让宝宝吸吮妈妈乳房，可以稳定宝宝的心率，缩短哭泣时间，也能明显地减轻疼痛。

美国儿科学会支持对宝宝因病住院的妈妈进行母乳喂养，因为母乳喂养可以大大缩短宝宝的住院时间。宝宝生病了可能会变得食欲不佳，可能出现吃的次数减少，或者次数多，但是每次的量很少，还有可能因为疾病本身影响了吃奶，例如感冒了鼻塞，呼吸困难等情况，吃奶变得比较困难，宝宝可能会烦躁，会抗拒乳房，妈妈需要有更多的耐心，少量多次喂养，用各种方法减轻宝宝的不适。宝宝住院期间，日常生活应该尽量避免不受到打扰，妈妈尽可能给予足够的陪伴和安抚，宝宝回到家以后，可能会有一段时间变得比较“黏”，容易哭泣，总是要抱等情况，随着宝宝慢慢地从疾病当中完全恢复，这样的现象会慢慢消失。

如果宝宝需要接受手术，宝宝在手术前吃母乳，禁食时间是 4 小时，如果吃配方奶和其他固体食物，禁食时间为 6~8 小时，手术后尽快恢复哺乳也是稳定宝宝状态的好办法，如果宝宝有能力吃东西了，母乳总是优先的。

第四节　当你返回职场

全球权威组织均建议纯母乳喂养6个月，之后添加辅食，持续哺乳到1岁或者2岁甚至以上。即使妈妈白天需要上班，如果条件允许，也最好是亲自哺乳，如不能实现，妈妈提供挤出来的母乳用奶瓶喂，也优先于彻底放弃。因此，妈妈在决定返回职场后，需要根据宝宝的月龄准备好宝宝的口粮。

我们都知道，乳汁越吃越有，如果降低喂养的次数，奶就会越来越少，上班以后想要持续进行喂养，我们就要想办法把乳汁挤出来。即使不把奶背回家，而是扔掉，但只要一直保持乳汁排出，就会一直有奶。这样才能保证我们喂得更久，宝宝吃得更多。

持续挤奶让离开宝宝的妈妈仍然有母乳喂养的机会，也是让宝宝持续得到和妈妈亲密连接的方式。如果是一个全职妈妈，在宝宝生命早期给予足够的陪伴，当然是好的，宝宝长大了也能很好地与父母分离。如果妈妈选择了返回职场，我们需要给职场妈妈持续哺乳提供帮助，同时妈妈也要做好把“37℃母爱”带回家的准备。

用配方奶喂养对宝宝免疫系统没有保护，甚至有一定的负面作用，而哺乳妈妈较少因为宝宝生病而请假。这对于返回职场的哺乳妈妈来说是一件好事，对雇主来讲，支持妈妈哺乳是有利于增加员工稳定性和降低缺勤率的措施。我国劳动法《女职工劳动保护特别规定》第九条提到：对哺乳未满1周岁婴儿的女职工，用人单位应当在每天的劳动时间内为哺乳期女职工安排1小时哺乳时间，每多哺乳1个婴儿每天增加1小时哺乳时间。我国法律规定的产假根据各地各单位政策有所不同，在98天至180天，一般说来妈妈返回职场的时间大约在宝宝3个月大以后，很多妈妈的产假超过半年，相比产后2个月内就恢复工作的妈妈来讲，面临挤奶压力以及乳房问题的风险要小很多。在宝宝1岁前，哺乳妈妈需要考虑上班8小时内的挤奶时间，同时需要设定你的挤奶“闹钟”。提前安排好工作、会议、出差等事宜，注意避免过长时间不将乳汁排出而造成问题。

新妈妈分享

回想那段背奶的日子

生活的颜色该是什么样的？有人喜欢春天，可能会说生活是生机盎然的绿色，而有人喜欢夏天，可能会说生活是五彩斑斓的彩色。我想起2014年那个冬天开始的持续7个月京津两地每天上下班往返背奶的日子，现在说来觉得很是轻松，其实酸甜苦辣咸个中滋味只有亲身品尝、亲身经历才能体会！

记得开始背奶是在12月5日，那天的阳光很好，开始上班前的那天晚上有些失眠，晚上把哆宝哄睡后把第二天要带的吸奶器、奶瓶、冰包、蓝冰放到冰箱冻好，再在要背的双肩包里放上一些可能会用的东西，把包掂在手上，至少20斤。我有些担忧，也有些踌躇满志，想为哆宝提供最好的，在小小的宝贝还只有4个月不到的时候，什么是最好的，母乳是我能给予她的最好的东西，所以在决定回北京上班的时候，跨城背奶这个决定做得没有一丝犹豫。在后来长达7个月的跨城背奶时间里，工作日几乎每天早上7点钟准时出门，从来不会晚于7点10分，因为如果晚于7点10分就会赶不上去往北京的城际列车，那就势必会迟到。而为了能在上班前再给哆宝吃上一口新鲜的母乳，几乎都是6点前起床，洗漱、收拾，然后在上班前把哆宝抱到胸前给她美美地吃上一顿，然后再出发赶往火车站。

北京的地铁是出了名的拥挤，那时候工作的公司在东直门，每天从南站下车再坐地铁去往东直门要换乘，如果一切顺利基本上8:50能赶到办公室，在那段时间早上几乎没有迟到过，上火车、上地铁的时间也是都卡得严丝合缝，所以在路上都是用小跑或者快步走，很少溜溜达达的。在公司刚开始每天至少吸奶3次，上午1次、中午1次、下午下班前1次，吸完把温热的母乳放到冰包里保存。非常感谢公司老板对我的照顾，我比正常1小时哺乳假还能每天早走20分钟，这样我每天4:40下班，背着二三十斤的背包穿梭在北京地铁、京津城际、出租车、天津地铁或者老公接送的车上，这样可以在晚上7点钟左右进家门。因为我家离天津西站比较近，如果那时有合适时间点的车到天津西站，估计我还能早点儿到家。这样每天在天津北京往返的日子，哆宝的口粮一直保持得很稳定，母乳喂到1岁半才断，哆宝从断掉母乳后一直没有喝过奶粉。刚断奶那段时间我很焦虑，生怕没有母乳也不喝奶粉的哆宝会营养不良，好在哆宝快要3岁了，一直健康活泼，个头长得也很高，这才放下心来。想来哆宝能够如此，除了哆宝奶奶平日在我们上班时给哆宝无微不至的照顾，我那段时间的背奶日子的付出也是有所值的。

王晶

挤奶时间合理安排

母乳喂养一直被称为“按需喂养”，当妈妈和宝宝在一起的时候，宝宝什么时候想吃奶了，妈妈及时给予回应就是最好的喂养方式。但由于妈妈返回职场，家人或者育儿嫂帮助喂养宝宝，并不能像妈妈在时那样，随时让宝宝吸吮乳房，随时有最方便的喂养方式，如果宝宝也是随时需要吃奶，确实给喂养人增添了比较大的工作量。值得注意的是，我们国家的产假虽不算很长，却也基本能在宝宝 3 个月大以上，这个月龄的宝宝，吃奶的时间虽然模式相差也比较大，但也可以慢慢变得有规律起来，吃饱一顿之后，间隔 3~4 小时是可以满足其生理需求的。这也减轻了家人照看宝宝喂奶的负担，妈妈也能够把宝宝进餐的时间变为自己挤奶的时间。

我要上班了，我想知道我每天应该挤多少次奶？每次应该挤多少呢？之前都是让宝宝吸吮乳房，也没有计算过宝宝到底应该吃多少奶，那么家人到底应该给宝宝喂多少量呢？怕喂少了宝宝没吃饱，闹得厉害。

妈妈可以根据宝宝的月龄和对奶量需求的不同，相应地调整挤奶的时间和次数。例如，纯母乳亲喂的宝宝 1 岁前，一顿奶量平均为 60 毫升 ~120 毫升（个体差异大）。宝宝 6 个月之前，妈妈上班 8 小时内需要挤奶 3~4 次，每次 15~20 分钟，每天背回家的奶量为 240 毫升 ~480 毫升。宝宝满 6 个月之后，开始添加辅食，过了一段时间之后，妈妈也许就只需挤奶 2~3 次，每天背回家的奶量为 160 毫升 ~360 毫升。宝宝 1 岁之后，有的妈妈可能每天挤奶 1 次或 2 次就够了，背回家的奶量为 80 毫升 ~240 毫升。

随着宝宝月龄的增加，妈妈的挤奶次数是降低的，但是每一对妈妈和宝宝的情况都不相同，宝宝的食量差异特别大，妈妈也不要把推荐量当作标准，刚开始可能吸出来的量较少，持续坚持就会有稳定增加，如果宝宝白天摄入量少了，晚上会增加夜奶次数。但如果白天用奶瓶喂量过大了，妈妈可能压力会非常大，吸不出那么多的奶，白天就开始添加配方奶，而宝宝白天的摄入量大了，晚上就可能减少对吸吮妈妈乳房的需求，上班后的妈妈保持夜间吸奶是非常不容易实现的，没有了夜间喂养和吸奶，奶量会进一步下降，这对想要长期坚持喂养的妈妈来说，是需要避免的情况。科学进行用奶瓶喂养我们在前面章节也提到过，避免背奶后用奶瓶喂过量也很重要。

如果宝宝的需求突然增加（比如处于猛长期），妈妈可以适当增加挤奶次数。如果没办法每次挤奶20分钟，就算利用上厕所前后的时间挤个5分钟也能很好地避免乳房过度胀满。有一些妈妈产奶量比较大，或者刚开始使用手挤奶或吸奶器时，还不是很熟练，遇到胀奶厉害的话，也要适当增加挤奶次数，并在乳房胀满之前提前吸奶。在宝宝6个月前纯母乳喂养的阶段，妈妈每天的奶量有变动，宝宝每天的食量也有不同，一次两次少了20毫升或30毫升的奶量并不需要慌张，回家亲喂就能解决问题，宝宝也并非是“少一口都不行”，这需要家人耐心安抚。当给宝宝添加辅食以后，妈妈的背奶压力会逐渐小一点，背奶时间越长，妈妈肩上的担子就越来越轻。

我的宝宝3个半月了，再过一个月我就要去上班了，我希望持续母乳喂养，但我听很多妈妈说上班以后奶量就会减少，我实在是担心我吸不到足够的奶，宝宝会饿肚子啊，我需要提前囤奶吗？

当妈妈的哺乳进行得很顺利时，妈妈的奶量和宝宝的胃口匹配得很好，宝宝需要多少，妈妈就产多少奶，当宝宝不吃奶时，妈妈也不会产出过多的乳汁放在乳房里使得自己乳房不适，这是理想的状态，每个妈妈的乳房都会达到“按照宝宝的胃口来产奶”的状态，但所需要的时间并不相同。很多妈妈的经验是在3~4个月以后，但这样的理想状态可能会被一些妈妈误会为“奶不胀了”。由于担心奶不够宝宝吃，或者刚开始背奶时挤奶效率不佳，产量不高，想要提前吸奶囤在冰箱里，以备不时之需。

我的宝宝从出生一直亲喂，我也没用过吸奶器，但是我马上要上班了，我昨天试了试吸奶器，竟然好半天才吸出来30毫升，我一下子慌了。上班之后如果还是这样，那么我该怎么办？我必须得囤点奶吗？

妈妈们的担心客观存在，但提前囤积乳汁要分情况，我们之前学习过，如果妈妈在产出足够乳汁的同时，还在持续挤奶，大脑会收到增加产奶量的信号，持续挤奶的量越大，乳量增加得越多，反而越容易出现乳汁淤积。如果提前囤奶只是每天多挤出少量乳汁，在正确用手挤奶或者使用吸奶器的情况下，通常不会影响太大，也并不提倡妈妈过度挤奶，挤出几顿的奶量以备不时之需是完全可以的。

另外，妈妈返回工作岗位时，建议调整时间，从周三或者周四开始上班，先适应一下吸奶的节奏，不选择周一回到工作中，是为了避免造成一上班就面临五天工作时间的忙乱和焦虑。有一些妈妈发现自己用吸奶器吸得乳房不舒服，感觉没有吸干净，甚至造成乳汁淤积等，如果回家及时保证亲喂，还是可以让宝宝“解决掉”大部分的问题。如果持续5天乳汁移除效率不佳，乳房告急的风险就比较大了。挤奶时间安排的个体化和差异化都是存在的，只要适合妈妈和宝宝就行。

宝宝需要适应

当妈妈返回职场后，从宝宝的心理层面上，维持哺乳也有重要的意义。

我们每个人的一生，都面临不断的分离，宝宝面临的第一个最痛苦的和妈妈之间的分离是分娩。然而宝宝出生之后独立生活的那段时间，他还是认为妈妈和自己是一体的，饿了妈妈给吃的，冷了妈妈把他抱在怀里，妈妈无比敏感，随时都会知道宝宝的需要。随着宝宝渐渐长大，他会逐渐意识到，妈妈和自己是两个不同的人，这个心理上的分离，宝宝会有一个适应过程，可能会在一段时间内，无法接受妈妈离开自己，去工作，去学习，去到自己视线之外的地方，他们会担心被妈妈抛弃。有一些宝宝会变得脾气大，有一些宝宝会白天很少吃奶，夜间频繁醒过来确认妈妈的存在，甚至有些宝宝拒绝奶瓶等。

但是，无论分离有多么不适应，宝宝也必须学会接受分离，成为他自己。妈妈需要总结列出目前宝宝的进食、活动、睡眠的情况，以妈妈背奶时挤奶的时间为目标，逐渐使两者时间靠近到统一。这预计要花一到两周的时间，不可操之过急，而需慢慢调整。

妈妈的担忧：

我要上班了，试了好多次，宝宝根本不用奶瓶吃奶啊，这可怎么办呢？

听说很多宝宝会在妈妈上班以后不用奶瓶吃奶，我是不是需要提前几个月就每天给宝宝试试用奶瓶呢？

宝宝的自白：

出生以后，每天吃妈妈温暖的乳房，感受妈妈的心跳，闻到妈妈的味道，当我饿了当我想睡了，都可以吃到奶，对我来说，这个享受无可替代！但是突然有一天，一个陌生的东西塞到了我的嘴里，我又害怕又担心，我讨厌这个东西，不愿意从这里吃，以前我想吃的时候就可以找妈妈，我不想吃的时候就可以先好好地睡一觉，可是现在不可以了，我也不能自己决定了，这个讨厌的冷冰冰的家伙总是趁我不注意进到我嘴里，可我不想吃这个，而且每当这个东西出现的时候，我就发现妈妈不见了！我想妈妈了！

从宝宝的自白里，我们可以发现，宝宝不接受奶瓶喂养是因为害怕担心，也是因为想妈妈。

当妈妈上班想宝宝的时候，宝宝在家也会想妈妈！所以，当你决定返回职场，宝宝如果拒绝奶瓶，妈妈需要理解宝宝的不满甚至对于妈妈离开的“抗议”，宝宝需要时间来适应这个阶段。妈妈也需要特别注意和宝宝做好交流沟通。我们常认为，宝宝不懂事，宝宝听不懂我们说什么，但事实并不是这样，宝宝可以从你的语气、你的心跳、你的表情，领会到你想说什么，你是开开心心还是愁容满面，他都能懂。妈妈需要温柔地告诉宝宝，虽然宝宝会有一段时间看不到妈妈，但妈妈还是会回来的，妈妈并不是不爱宝宝了，也不会就此消失，当妈妈下班了，宝宝就会重新回到妈妈的怀抱，有他熟悉的味道。

而当妈妈真正离开时，选择突然消失也许不如和宝宝好好地告别更合适，温柔而坚定。虽然宝宝会哭着喊着不要妈妈离开，但妈妈如果流着泪，会让宝宝更加担心和不知所措，从而更害怕离开妈妈，分别虽然让人不舍，但也是独立的必经过程。还有一些宝宝虽然在妈妈离开的时候会哭闹，但也可以很快和其他的家人相处愉快，妈妈可以不必担心宝宝不适应。有的妈妈在下班以后，发现宝宝和家人在一起依然快乐，甚至还会有些失落。不必失落，这是多么好的一件事情！

关于要不要提前让宝宝使用奶瓶，小月龄的时候，母乳喂养当然没有必要吸出来喂，乳汁的营养会损失，宝宝也有可能会出现混淆。但妈妈上班前需不需要提前让宝宝适应，每个妈妈的想法都不同，一些妈妈可能会希望更多地抓住上班前的亲密时光，让宝宝在妈妈上班以后再适应。而有的妈妈一定要让宝宝适应好了才能放心去上班，这都是可以的。大多数吸吮乳房的宝宝虽然并不喜欢奶嘴，但完全不接受奶瓶的也只是少数，因为不用奶瓶吃奶而造成饥饿甚至影响生长发育的实在不多见。倒是妈妈的过度焦虑会影响产奶量。

如果需要提前尝试，请选择宝宝心情好的时候使用奶瓶，不要等宝宝饿急了才喂，也不要在宝宝哭闹的时候硬逼他，当宝宝饥饿或者生气的时候，是很难有心情去尝试一种他并不熟悉的吃奶方式的。如果宝宝拒绝，就请休息一下，如果强迫，宝宝接受起来可能更难，也可以先把奶瓶交给宝宝当玩具，让他们先熟悉一下，在条件允许的情况下，多换几个不同的奶嘴，看宝宝喜欢哪一个，同时还要留心对奶嘴的偏好仍然可能发生在大月龄的宝宝身上。当妈妈本人使用奶瓶喂养，有的宝宝可能会表达比较强烈的抗议，可以选择除妈妈以外宝宝最喜欢、最亲近的那个人来用奶瓶喂，也可以多轮换几个人，看看宝宝更愿意接受谁。也可以试试在宝宝入睡的时候，看是否愿意接受奶嘴。

无论什么方式，一定注意不要硬塞和强迫！这点很重要！妈妈在让宝宝用奶瓶的时候要与宝宝有充分的情绪或者语言的交流，让宝宝慢慢地熟悉这个提供乳汁的器具，宝宝把玩之下吸到嘴里，发现竟然也有熟悉的妈妈的味道，也不是那么讨厌，也许会慢慢接受。

当然，无论妈妈多么努力地尝试，也会有极少宝宝不愿意接受奶嘴，妈妈也不要灰心，杯子、勺子、滴管等可以继续尝试，我们的目的是让宝宝吃母乳，而不要纠结是否用奶瓶吃母乳。绝大多数的宝宝都能过渡得很好，即使不接受奶瓶，使用吸管杯或者杯子，都是很好的办法。

有的妈妈发现自己上班以后，宝宝白天只吃很少量的奶，眼巴巴等着妈妈下班回家，晚上吃奶次数比较多，而且容易醒过来找妈妈，很多之前已经睡长觉的宝宝也会出现频繁夜醒的状况。妈妈不必过度担忧，宝宝这是在补足白天没吃够的奶，妈妈及时响应宝宝的需求，宝宝就能够获得满足，妈妈也不需要担心自己的奶量不足，这个时候，符合“安睡七条”的母婴同眠，是最适合“上班妈”获得足够的休息的。

避免用奶瓶喂过量

当家人替代妈妈喂养宝宝的时候，最方便的是使用奶瓶，第一章第三节我们学习了吸吮乳房和用奶瓶吃奶两者之间的区别，我们知道用奶瓶喂也需要按需，知道奶嘴毕竟和妈妈的乳房不一样，尽管有一些奶瓶号称“模仿”妈妈的乳房，我们也可以看到更为宽大的底部设计，但奶嘴放到宝宝嘴里，他们却可以真实地辨别出，这和妈妈的乳房是完全无法相提并论的。我们要做的是让宝宝用奶瓶吃奶有像吸吮乳房那样的体验，减少宝宝对奶瓶的偏好，避免造成不认妈妈乳头，以及吃得太多。

前面我们讲到了，使用奶瓶喂养的时候，首先要让宝宝的身体尽量竖直起来靠在喂养人的手臂或者身体上，奶瓶要尽量放平，有一些妈妈担心奶瓶放平了宝宝容易吃进去太多气体造成胀气或者吐奶，而把奶瓶垂直，让奶液充满整个奶瓶下半部分。但其实不需要有这个担心，尤其是妈妈在返回职场时，宝宝大约3个月大甚至更大了，竖直身体本身并不会给宝宝造成太大的压力和不适，就像大人没法平躺着喝水一样，宝宝竖直身体吃奶，也会更舒服。

把奶瓶竖直起来会使得瓶内压一下子增加了很多，奶液流速将会变得非常快，流量也会很大，宝宝会持续不停狼吞虎咽，很容易在还没满足口欲的时候，就已经吃进去了过多的奶。

当我们快速喝下大量的水之后，通常都会打一个大大的嗝，排出胃里的气，对宝宝来说也是一样，胀气难受并打嗝吐奶，除了因为用奶瓶吃奶本来就会比吸吮乳房吸入更多空气，还因为吃得过快，气体没有来得及排出来。当宝宝小的时候，无法反抗过度喂养，增加了哭闹，但当宝宝慢慢长大，渐渐有了足够的能力，家人在喂养的时候，要让宝宝自己把控吸奶嘴的速度，当宝宝需要休息时，把奶瓶拿开，让他停一停，轻拍背部，竖直身体除了会减少吐奶，也会有利于宝宝掌控用奶瓶吃奶的过程，让他对进食的体验更好。

母乳的储存与使用

储存的容器

储存母乳最好的容器是干净的玻璃瓶与塑料瓶，其次是专门为储存母乳而设计的冷冻室储奶袋。但玻璃瓶和塑料瓶都不适合冷冻且玻璃瓶易碎，比较浪费空间，如果妈妈只是预先留出几顿口粮，而且是使用冷藏的方法，玻璃瓶和塑料瓶也是方便的。但需注意，塑料不应含有不安全的化学物质双酚A（BPA），要使用聚丙烯（瓶底标注PP字母或者5号字样）、聚醚砜树脂（标注PES的透明琥珀色材料）或者聚苯砜（标注PPSU的茶色透明材料）等安全材质。注意用安全的清洁剂洗干净，使用之前需要自然风干或者使用带烘干功能的蒸汽消毒锅。收集母乳之后，需要密封瓶盖，避免乳汁漏出。

市场上可以买到很多品牌的储奶袋，大家可以根据自己的情况来选择，有一些储奶袋设计简单，只有一个密封口供乳汁倒进倒出，另一些储奶袋可以一个密封口倒进，一个底部剪开倒出。还有一些储奶袋可以直接连接吸奶器的乳汁收集口，避免倒进倒出，减少污染和浪费。储奶袋的优点是相对节省空间，但需注意密封，在封袋前将空气挤出，同时留有一定空间，避免母乳冷冻后膨胀撑破储奶袋导致乳汁被污染，也要注意避免压迫使乳汁漏出来。另外，储奶袋需要直立放置，乳汁冻起来之前不能倾斜或者放倒。而且最好放到冰箱靠后的位置，尽量减少开关冰箱导致的温度不恒定。如果条件允许，用独立冰柜当然更好，如不能，使用家庭冰箱，则需要空出一整格单独储存乳汁，不要与生肉放在一起，避免串味和污染。储奶袋是一次性使用的，不可反复使用。市售的储奶袋用之前不必清洁。

其他的背奶用品

背奶的妈妈需要视工作条件准备物品，例如背奶包可能是都需要的，而且要挑选较厚的，保冷效果更好。如果妈妈工作的场所有冰箱，或者有车载冰箱，在上下班时间都可以保持乳汁在低温环境，那么可以不使用制冷冰，如果只是在上下班期间需要制冷，则可以买蓝冰排或者注水冰袋，前者的保冷时间更长。背奶妈妈用吸奶器吸完奶之后，用奶瓶收集乳汁，除了电机和导管，剩余的吸奶器部件都可以放在干净的保鲜袋当中，直接放入冰箱，准备下一次使用，保鲜袋需要每天更换。有些妈妈可能需要使用清洁湿巾，购买的时候确保不选用含蒸馏水以外化学物质的产品。

挤出母乳的存储温度

母乳挤出以后，需要尽快放到储奶容器中冷藏或者冷冻起来，储存温度不同，乳汁的保存时间也不相同。下表是美国疾病预防控制中心（CDC）关于乳汁储存的要点，广泛推荐给妈妈们使用。

母乳储存要点

地点	温度	时间	注意事项
室温（新鲜母乳）	19℃～26℃	4～6小时 *	应尽量将母乳容器加盖放置阴凉处；用湿毛巾包裹维持冷度。
单独放置的冷藏袋	-15℃～4℃	24小时	在容器内使用冰包；尽量减少打开袋子的时间。
冰箱冷藏室	<4℃	3～8天 **	用非常清洁的方式挤奶减少污染。将母乳存在冰箱的里面。
单门冰箱冷冻室	-15℃	2周	远离冷冻室的侧面，靠近后部的地方，温度比其他地方更加恒定，因此更加适合储存母乳。但是随着时间的流逝，母乳中的脂肪可能会被破坏。
双门独立冷冻室	-18℃	3～6个月	
专用冷柜	-20℃	6～12个月	

* 当母乳被挤出来之后，应立即冷藏或冷冻起来。

** 如果以非常干净避免污染的方式收集母乳，可以保存8天这个表格相对比较复杂，对于妈妈们来讲，母乳的储存还有一个“3-3-3”的最短储存时间原则，即室温下3小时，冷藏3天，冷冻3个月。这样的数字很方便记忆，具体储存时间由于温度不同而有变化。

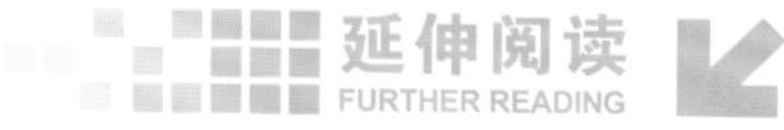

储存小贴士

虽然市面上的储奶袋容量有大有小，从100毫升到300毫升都有，但如果使用，最好选择一次储存60毫升至120毫升，宜少不宜多，6个月以内纯母乳喂养的宝宝胃容量并没有想象中那么大，每一次储奶袋装这个量，避免了浪费，也避免了反复加热引起的细菌聚集。

先前冷冻过的母乳在解冻后，如果没有加热，可以在冰箱内放24小时。解冻后的母乳不建议妈妈再次冷冻起来，避免污染。奶瓶中已经加热了却没吃完的母乳是否可以留作下顿使用，还是应该像配方奶那样丢掉，目前并没有统一的规定，建议妈妈们尽量不要热太多，避免浪费，热多了尽量2小时内消耗完。有的妈妈可能会遇到冰箱没电的情况，如果冰箱里冷冻的乳汁没有完全化开，就可以继续冷冻，按之前有效保存时间看待。如果全部化开且温度接近室内温度，就相当于按解冻后的母乳对待，尽快喝掉，否则就要丢弃。

使用母乳

从营养来讲，让宝宝吸吮乳房吃母乳当然是最好的，不仅仅是带着37℃体温，营养也是没有损失的。其次，冷藏的母乳营养损失会较冷冻过的母乳更少。母乳冷冻后会丧失某些抗体，但还是可以为宝宝提供很多的保护，比配方奶要好得多。

当母乳经过冷冻储存后，可能会形成上面脂肪、下面水分和其他成分这两层，这是正常现象。给宝宝喂食前，先轻轻摇匀乳汁，不要过度晃动。乳汁当中的颜色变化跟妈妈吃的食物有关系，只要正常地挤奶冷藏冷冻，通常不需要担心这个问题，因为宝宝在妈妈乳房上吃奶的时候，我们都不会注意到颜色的变化，而且乳汁有颜色变化通常也不会影响宝宝。有时候，妈妈可能会发现，乳汁出现一种奇怪的味道。很多妈妈担心解冻后的奶有“肥皂味”或者“腥味”会不会对宝宝不好，实际上，这是因为乳汁当中的脂肪酶将脂肪分解掉出现的味道，并不会对宝宝有伤害。如果味道特别腥，可以下一次挤出奶之后，把储奶瓶放到装有水的容器里隔水加热之后再冷藏或者冷冻。破坏脂肪酶后，脂肪酶将不会分解脂肪，然而这样的处理对宝宝来讲并无益处，并且，绝大多数的宝宝都不会嫌弃妈妈的乳汁，而更可能嫌弃用奶瓶喂养的方式，因此在一般情况下不需要特别处理。

乳汁的解冻与加热都需要注意。加热乳汁温度过高也会影响母乳中的许多有益成分。冷冻的母乳解冻时，容器要放在流动的冷水里。但这样的做法并不环保，可以在头一天晚上将母乳从冷冻室放到冷藏室里。加热时逐渐增加水的温度，让母乳升温至合适的喂养温度。或将装有奶的容器放到一锅已经在炉上加热过的水里，注意水温不要过高。母乳不可以直接在炉上加热，避免活性物质破坏严重。

不要用微波炉来加热母乳。除了可能会加热过度，还可能会杀灭母乳当中的抗感染物质，还有可能因为微波炉无法均匀地温热液体，盛奶容器会出现热量不均的现象，可能会烫到宝宝。

我头一天把冻奶从冷冻室里拿出来放到冷藏室，第二天热了给宝宝喝，可是宝宝每天都要出去活动，回来的时候饿了，家人如果提前把奶放在温奶器里加热，一下子要热几个小时，我担心温度过高了滋生细菌，可是回家再热吧，温奶器太慢，宝宝哭得厉害，一个人忙不过来，只能用一盆热水，把奶倒奶瓶里，奶瓶在水里晃动加热，但是我担心温度不够，宝宝会不会吃了凉奶拉肚子呢？

亲喂的乳汁温度是37℃，用温奶器温度一般设定40℃，如果家人照顾宝宝，不建议用温奶器热着奶时带宝宝出门玩耍，并不安全。家人可以使用电热水壶快速烧水，凉水开水各一半倒小盆里，这个水温50℃上下，用来温热化开的母乳。用热水加热时乳汁超过20℃基本上就不用担心太凉，每一次加热的奶温可能还不一样，但这并不会使得宝宝拉肚子。如果家人实在担心，可以买一个温度计，测试喝着温度合适的水温是多少度，然后加热到这个温度上下，宝宝通常也能接受。而大多数妈妈会发现，这个温度比37℃要低许多。

学会用手挤奶

每一个妈妈都应该学会用手挤奶的方法并熟练使用，在正常用乳房亲喂的时候，妈妈并不需要过度排空乳房，但是在返回职场，需要收集乳汁回家的时候，用手挤奶是一个非常好的方法。

每一次挤奶前，妈妈需要把双手洗干净。如果乳房或者乳头上涂了药物，妈妈可能需要用清水冲洗一下，但不需要每一次都特别清洗，尤其不需要使用肥皂水，也没有必要先挤出一些乳汁丢掉。

国际母乳会提供了用手挤奶的方法，用手挤奶分为两个步骤，一个是引发喷乳反射，第二个是用手挤奶。妈妈们在用手挤奶的时候，需要模仿宝宝的吸吮，给乳房以刺激，引发乳汁喷射，这样能够快速收集到乳汁。

第一步：协助喷乳反射，刺激乳汁的流出

1. 轻柔按摩乳房

- 从乳房外侧开始，轻轻地往胸壁压，用手指打圈按摩。
- 沿着乳腺管的方向从乳房外侧向乳头方向移动。
- 以此按摩方式环绕整个乳房，要逐渐朝向乳晕方向进行。
- 慢慢、轻柔做动作，大约 1 分钟的时间。

2. 从乳房上端往乳头方向抚摩

- 由胸壁往乳头方向抚摩整个乳房。这个方式有助于放松及刺激喷乳反射。
- 用按门铃的方式按压并揉动乳头，直到乳头挺立起来，或者出现乳房酥酥麻麻的感觉，大约需要半分钟以上的时间。

3. 轻轻地摇晃乳房，身体同时往前倾，借助地心引力帮助乳汁往外流动。

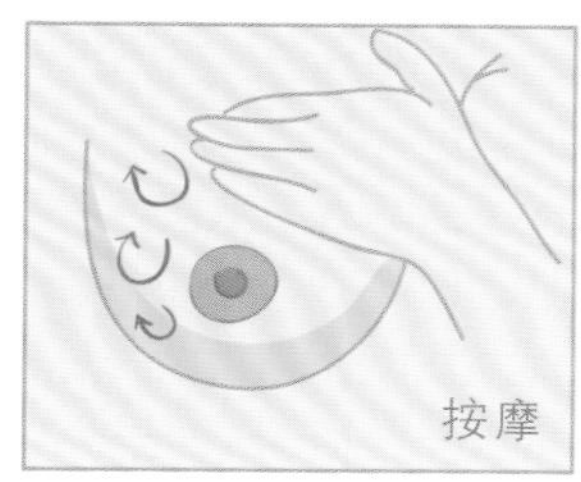
按摩

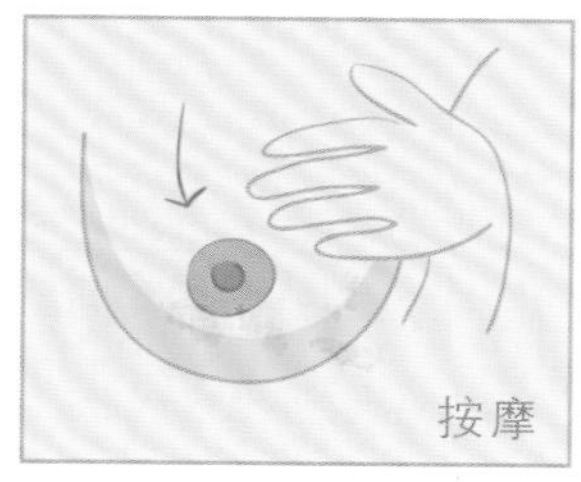
按摩

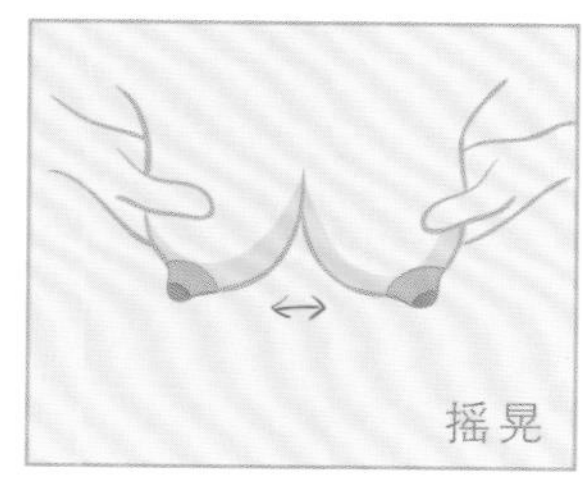
摇晃

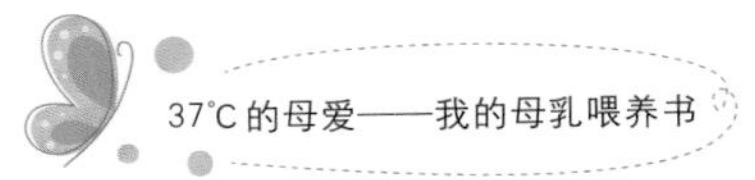

第二步：

1. 挤奶，将乳腺管中的奶排出来

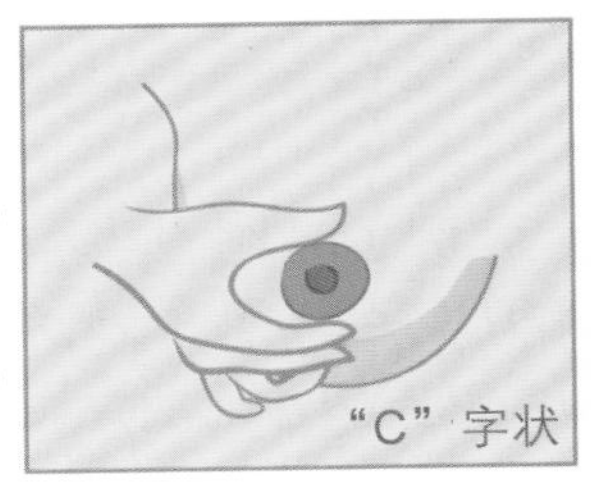

摆放好手指，将拇指、食指和中指摆在乳头后方，由于每个妈妈的乳晕大小不同，不能严格规定手指要放在乳晕的具体部位。

将拇指摆在乳头上方“12点钟”处，食指与中指于乳头下方“6点钟”处，形成一个“C”字状（见图）。

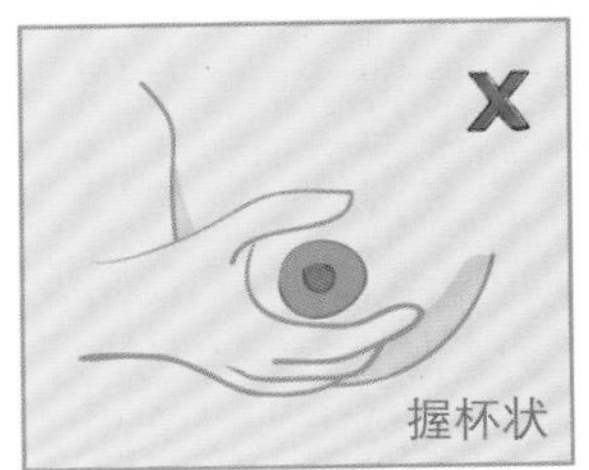

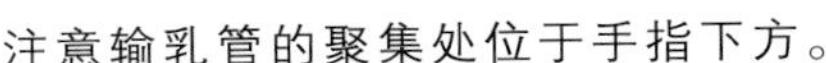
注意输乳管的聚集处位于手指下方。

妈妈的手要注意避免形成握杯状。不要从乳房根部用力挤压乳腺组织本身，用手挤奶的按压点在乳晕周围乳腺管的汇集处。

2. 往胸壁方向推

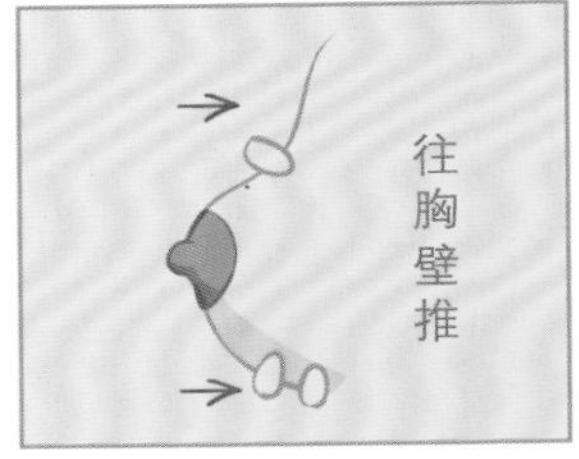

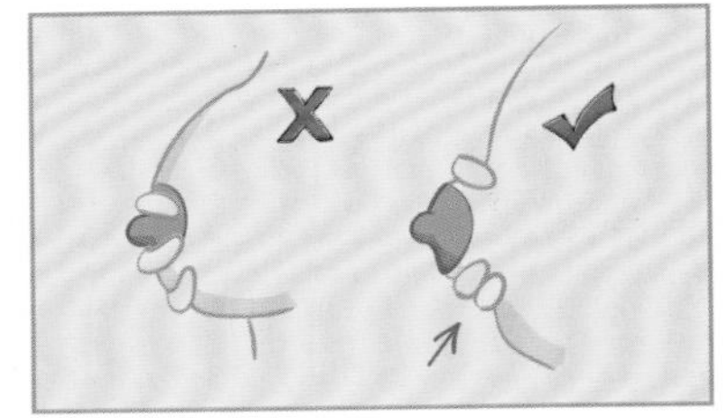

避免将手指分开。

如乳房较大，可先往上抬，再往胸壁推。

用手指挤压的部位是乳晕下方乳腺管的交汇点，不是乳头根部。

3. 滚动手指

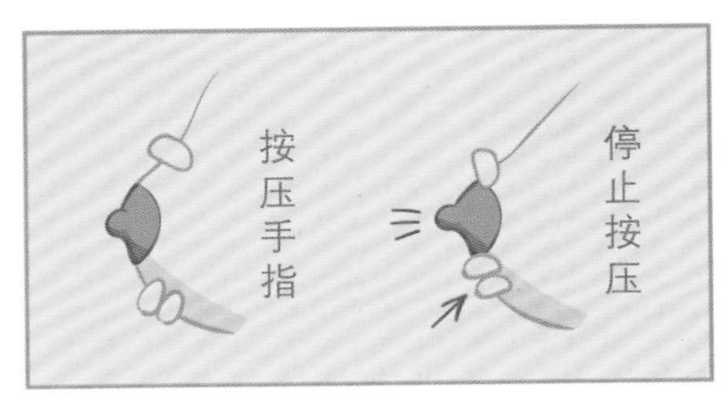

轻轻地往前压动拇指，挤压乳晕下方乳腺管的汇集处，再次强调不要挤压乳腺管的出口，那样反而阻碍了乳汁的流出。

拇指往胸壁方向的按压有类似婴儿舌头波浪般的刺激作用，而其他两指的压力则类似婴儿上颚的刺激。这个动作通过模仿婴儿的吸吮，压缩及排空输乳管，却不会伤害到敏感的乳房组织。

请注意图中拇指和食指的移动方向一定是朝胸壁方向按压，不是揪住乳头往上提。

4. 规律性地重复排空输乳管。

5. 轮流将拇指及手指摆在不同的位置，以便排空每个输乳管。同一侧的乳房可交替利用左右手来挤奶。旁边图示为交替利用左右手挤右侧乳房的位置图。

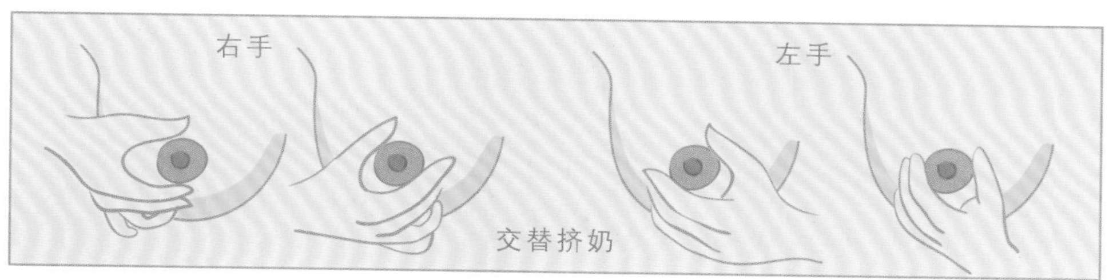

6. 避免以下的动作：

挤压乳房——可能造成瘀血。

拉扯乳房和乳头——可能造成对乳房组织的伤害。

在乳房上滑动——可能造成皮肤擦伤。

用手挤奶的优势在于方便有效，且随时可用，但需要妈妈勤加练习以便熟练掌握，在产后早期妈妈就可以练习用手挤奶了，尤其是在母婴分离的情况下，即使不需要挤出来收集，至少也能在一些情况下减轻乳房胀奶的不适，熟练掌握用手挤奶技巧的妈妈，甚至可以在宝宝不给力的情况下，自己解决乳汁淤积、乳腺管堵塞等问题。

正确选择和使用吸奶器

吸奶器目前是很多妈妈待产包里的必备产品，随着大家对母乳喂养的重视，普及程度越来越高，产后早期情况正常时，母乳不需要吸出来喂。吸奶器只建议用于以下几种情况：

1. 产后因为宝宝或者妈妈以及双方的原因母婴分离，或者没有分离但宝宝无法实现用乳房亲喂的时候，妈妈需要努力收集乳汁，或者增加奶量。

2. 妈妈返回职场，需要挤出乳汁喂养时。

通常情况下，吸奶器的使用可能远远超出以上两种情况。

我的宝宝满月了，之前从未用过吸奶器，但我想要出去办事，于是尝试着把奶吸出来喂给宝宝，可是我吸了半天都没有把奶吸出来，这是怎么回事？为什么会出现这种情况？

吸奶器的吸奶原理，是将喇叭罩扣在乳房上，启动电机使用负压引发喷乳反射和抽吸乳汁。而宝宝吃奶的方法，是依靠上下颌挤压乳晕后方，刺激乳头乳晕，引发喷乳反射，使用正压将乳汁挤出来，然后舌头下沉和蠕动，制造口腔内的真空，利用负压把挤出来的乳汁吸出并吞咽下去，既有正压又有负压，吸吮效率高于吸奶器。如果正确使用吸奶器，刺激奶阵的模式能有效地引发喷乳反射，乳汁能喷射出来，也能够成功收集乳汁。

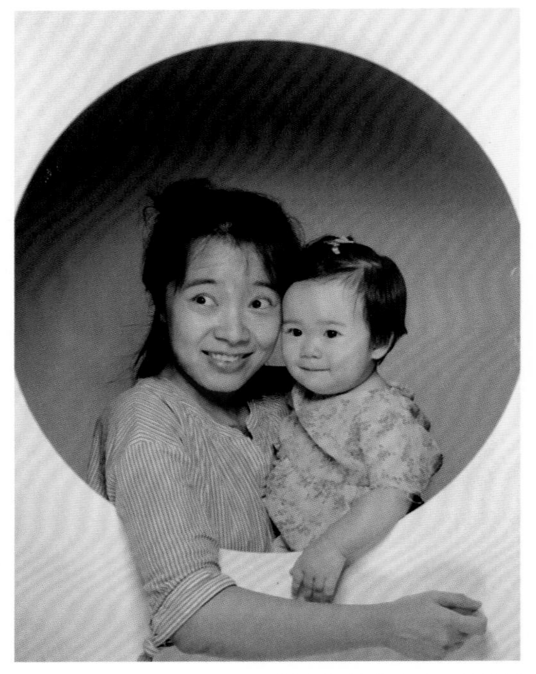

图 / 知妈堂会员：王维肖

那么新手妈妈到底应该如何选用吸奶器呢？

如果只是偶尔离开宝宝，妈妈学会手挤奶配合使用合适的手动吸奶器就可以满足需要。如果妈妈正常上下班，每天都需要用到吸奶器，使用电动吸奶器尤其是双边电动吸奶器更能提升吸奶效率。产后早期需要收集乳汁和提升奶量的妈妈，使用医院级别的双边电动吸奶器则更好。需要注意的是，除了医院级别的吸奶器可以租赁供多人使用（接触乳汁的配件部分需要单独使用和更换），市面上售卖的其他所有吸奶器都不建议多人使用。妈妈们不要使用二手吸奶器，一来可能因为机器的老化，吸奶效率差，二来可能会有残留的污染。注意选取市场上口碑较好的正规厂家合格产品，避免使用价廉而劣质的吸奶器。

电动吸奶器会分为两种模式来模拟宝宝吃奶时对乳房的刺激状态。一种是刺激奶阵的模式，表现为低负压的快速抽吸循环：呜—呜—呜—呜—呜—呜，短而快速。有一些吸奶器会设计出不同频率、不同强度的负压，以匹配妈妈刺激奶阵的感觉与效果。另一种是吸奶模式，表现为不同负压的慢速抽吸循环：呜—呜—呜—呜—呜—呜，长而慢速。吸奶模式的吸力也有不同的频率和强度可供选择，妈妈可以根据自己的需求，选择能使乳汁顺畅流出，但舒适度最佳的吸力，既不要太大，也不要太小。多挡频率、吸力设计的电动吸奶器可以让妈妈找到最佳模式。但使用手动吸奶器的妈妈，也可以调整手指用力的频率和大小，来模仿不同的模式，只是不如电动吸奶器省力。如果妈妈很熟练掌握用手挤奶的技巧，在挤奶之前用手刺激奶阵，之后使用吸奶器，效果会更佳。有一些吸奶器的刺激奶阵模式持续时间是固定的，例如 1 分钟，但是对于不同的妈妈，效果有所差异，有一些妈妈的奶阵来得很快，效果比较好，有一些妈妈的奶阵需要更长的时间，如果使用这样的吸奶器，可以提前用手刺激奶阵，或者每天使用吸奶器练习吸奶，让乳房有所适应。

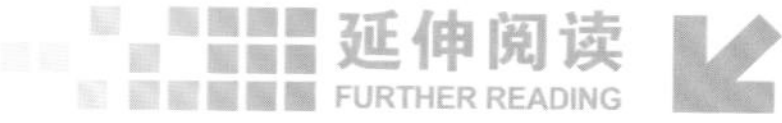

吸出来喂，真的好吗

“宝宝在医院的时候每次可以吃七八十毫升，回家之后我自己喂奶时他就总是哭，家人都说他没吃饱，我就用吸奶器吸出来，看看到底有多少，可是一次只能吸出二三十毫升，这肯定不够呀！该怎么办呢？”

“每天傍晚宝宝就不停地哭闹，不停地吃奶，每到傍晚奶就不够，我只能吸出来，一次给她多喂点儿，不然实在是哄不住。”

“听说晚上睡觉前给宝宝用奶瓶喂一次，宝宝会睡得更久一些，我想多吸点儿奶出来，但总是吸不出多少来，该怎么办呢？”

妈妈用乳房亲自喂养，是母乳喂养原本的形式，宝宝除了吃到奶，还会吃到皮肤表面的需氧菌和乳腺管当中的厌氧菌，这奠定了宝宝肠道菌群的基础，并保护和促进了宝宝免疫系统的发育和成熟。

其次，我们已经了解，在宝宝吮吸妈妈的乳房时，独特的深入含接大部分乳晕并依赖两颊脂肪垫，形成密闭空间的吮吸方式，与浅浅地吮吸并依靠重力与负压获得乳汁的方法，在促进宝宝口腔肌肉下颌骨的发育效果上，有天壤之别。前者使面部和口腔相关肌肉、骨骼以及神经都得到了很好的锻炼，对错牙合（最常见的是地包天）有很大的防护作用。而后者，反而是错牙合最大的风险因素之一。

所以说，母乳喂养的精髓在于其母婴之间的紧密联结，将乳汁吸出来用奶瓶喂，则人为地阻断了这样的正常联结，那么就一定会带来某些意想不到的副作用。

由于不能够正确地使用奶瓶喂养，过度喂养十分常见，吸出来用奶瓶喂的妈妈很快就会发现，自己吸出来的母乳量达不到宝宝的“需求”，尽管这样的需求比真实的量大了很多。同样的奶量在妈妈乳房上可能要用20分钟吃完，用奶瓶喂就可能只需要5分钟。加上妈妈使用吸奶器可能效果不佳，吸出来的量本身就少于真实奶量，使得妈妈觉得自己奶量“不足”。这会很大程度上打击妈妈的信心，从而错误地判断自己“奶少”！于是，开始添加配方奶，妈妈渐渐挤奶或吸奶也减少，必然导致真实的奶量减少。

用奶瓶喂相比亲喂，尽管还是会有活性成分存在，但总要损失一些营养和免疫成分。乳汁吸出保存后，巨噬细胞和中性粒细胞会黏附到盛放的容器壁上，还会发生细胞溶解，因此乳汁中的白细胞是降低的。另外，母乳经保存后pH值明显下降，可能与脂肪分解为游离脂肪酸有关系。母乳中最主要的免疫活性蛋白，冷冻之后活性有所降低。在妈妈返回职场之后，我们鼓励妈妈背奶，可以让宝宝获取更长时间和更多的母乳，以发挥其剂量—效应关系，但是当妈妈和宝宝在一起的时候，不必人为将母乳当中的营养和免疫成分降低。

另外，吸出来喂也无法真正地解决妈妈遇到的问题。

妈妈把奶吸出来用奶瓶喂通常是因为“每到黄昏，宝宝就频繁找奶”。这个时候，宝宝频繁要求吃奶的原因很多，很有可能不是因为饿。黄昏焦虑、环境变化导致的不适应、吃多了肠胃不舒服、某个猛长期都可能是原因。宝宝频繁要求“吃奶”并非每一次都是在“真正地”吃奶，很多时候仅仅是浅浅地吃，也就是满足吮吸需求。有些宝宝的哭闹，比如没有病理性原因的肠胀气，需要爸爸妈妈很耐心很好地陪伴和安抚。

妈妈如果把奶吸出来用奶瓶喂，会导致几个方面的结果。

第一，宝宝被撑胀，没有力气再向妈妈表达他的需求、他的焦虑、他的不适，他只能被灌得睡过去，犹如成人饱餐一顿后昏昏欲睡一样。

第二，如果妈妈努力地吸奶，每天吸出的奶量超过宝宝的需要，妈妈会让乳房得到错误的产奶信息，人为地增加了产奶量，更多产奶也增加乳房“工作”负担，并增加乳汁淤积的风险。如果妈妈努力吸奶，奶量却不能满足宝宝的需求，妈妈会以为自己真的奶少，从而添加配方奶，宝宝吃饱后减少了对乳房的吸吮，由于吸奶器不能吸到全部乳汁，奶留在妈妈乳房里更容易出现淤积，然后身体发现宝宝需要的并不多，就会逐渐减产。

第三，宝宝会越来越倾向于吃奶省力的奶瓶，而拒绝乳房，有些宝宝会在回到妈妈乳房上吃奶的时候变得很烦躁和抗拒，有些宝宝在这个时候选择睡觉，还有些宝宝会使用吃奶嘴的方式去吮吸，甚至咬妈妈的乳头，这会让宝宝和妈妈之间的距离渐行渐远。

因此，母婴在一起时，吸出来喂其实没有那么好，妈妈也非常辛苦。如果宝宝确实因为其他情况无法亲喂，使用吸奶器加用奶瓶喂也是暂时的，当宝宝手术恢复以后，妈妈同样需要尝试让宝宝直接吸吮乳房。

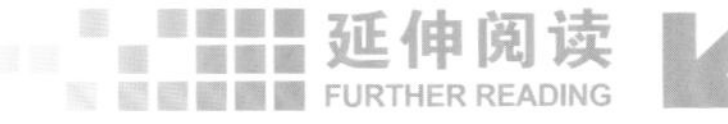

吸奶器挑选小贴士

吸力大小：正常使用吸奶器时，吸力都要从最小挡开始上调，到乳汁顺畅流出与舒适度平衡为最佳，找到适合自己的挡位。喇叭罩不要用力扣在乳房上，避免压迫乳房。刚开始使用时，可以每次单侧使用 5~10 分钟，产后母婴分离，要尽快开始用手挤奶并配合使用吸奶器，最好 2 小时使用一次，等乳房适应刺激之后，可以逐渐延长吸奶时间，但每侧单次最好不要超过 20 分钟。

喇叭罩：挑选吸奶器一定要注意喇叭罩内侧的直径，是否与乳头大小匹配。合适的喇叭罩内径会使得吸奶时乳头可以自由活动，乳晕不会被吸入喇叭罩口内，乳汁流出顺畅，乳晕无水肿。

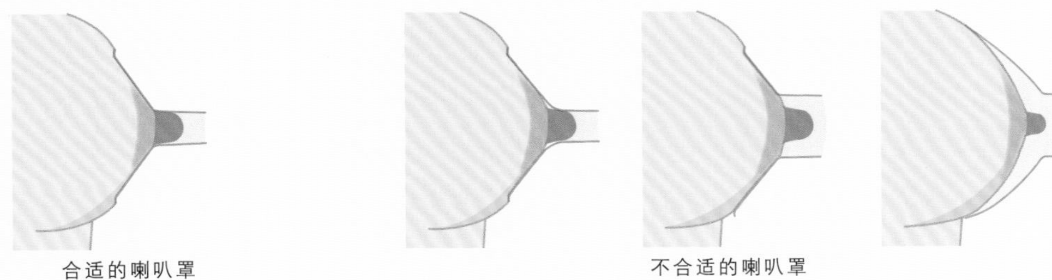

合适的喇叭罩　　不合适的喇叭罩

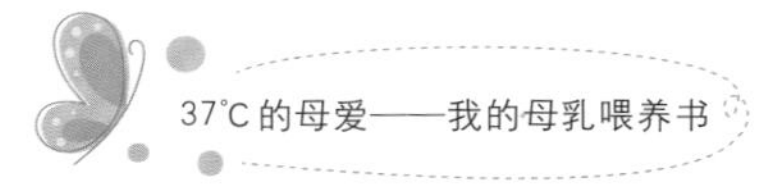

合适的喇叭罩大小是匹配乳头直径的。

不合适的喇叭罩，要么乳头太大不能自由移动，要么喇叭罩的内径太大，乳晕一并被吸入，导致水肿和受伤，甚至喇叭罩和乳房无法贴合，乳汁无法收集。目前市场上售卖的吸奶器喇叭罩尺寸从20毫米到31毫米，有些品牌喇叭罩有几种型号可供选择，某些品牌喇叭罩不可更换。某些品牌的吸奶器标准配置了24毫米的喇叭罩，可能对于很多妈妈来说稍微大了一些，妈妈们需要更换内径更小的喇叭罩。喇叭罩内径大约比乳头直径超过3毫米是比较合适的。注意，妈妈的乳头在吸奶时直径会略微变大一些，需要适当调整。

正确使用吸奶器的一般建议：

1. 妈妈们需要在使用任何吸奶器之前，首先认真阅读使用说明，然后确保正确安装、清洁。

2. 每一次吸奶前要先洗手。

3. 对于偶尔吸奶的妈妈，吸奶时间并没有严格规定，喂一边乳房吸另外一边乳房，或者在喂奶前吸奶都可以。喂奶之后吸奶，可能因为大部分的奶都被宝宝吃到肚子里去了，所剩不多，妈妈也不用太着急，这个时候乳房的产奶速度是最快的。如果妈妈喂完宝宝30~40分钟以后吸奶，效果要比刚喂完就吸奶更好。一般来说，从后半夜到早晨奶量相对较大，很多妈妈倾向于早上吸奶，中午到傍晚奶量相对较小，如果吸奶效果不佳也不要太焦虑。

对于离家在外的职场妈妈，吸奶的次数要与应该喂养的次数匹配，很多妈妈在产后3个月以后返回职场前，开始尝试着吸奶，却发现能吸出来的量很少，这并不是妈妈的奶量少，而是乳房的产量正好匹配宝宝的奶量，供需已经平衡，乳房里暂时没有多余的乳汁留下来而已。这并不需要担心，因为离开宝宝以后吸奶，相对宝宝吃完后要吸出“多余的”奶，压力自然小了很多。妈妈如果想要在返回职场前提前囤奶，则是让乳房多产出一些奶量，自然需要给身体一定的时间。

对于早产儿或者宝宝生病了不能吃奶的情况下，产后第1天到第14天，每24小时应该吸奶至少8次。如果没有特殊情况，最初开始吸奶的时间不要太晚，和宝宝吸吮一样，越早越好，最好产后1小时内就开始。频繁地吸奶除了更好地增加奶量，也可能避免出现乳房肿胀。

4. 持续时间：使用单边吸奶器的话，电动吸奶器的使用时间在10~15分钟，手动吸奶器10~20分钟，如果用双边电动吸奶器的话，7~15分钟是最佳的，上面的推荐并不是标准，妈妈们需要根据自己的情况调整吸奶时间。

使用吸奶器增加奶量的小妙招：

* 开始吸奶前刺激喷乳反射。
* 使用适当的吸力在乳汁流出的同时保持舒适。
* 在吸奶的过程中分别按摩乳房的四个象限以增加乳腺内的压力。
* 不要匆忙吸奶，放松愉悦，看宝宝照片以避免紧张。
* 尝试更换更合适直径的喇叭罩来获得乳头和吸奶器的最佳适配。
* 当奶流量已经很小或停止的时候，停下来换用手挤持续刺激喷乳反射。
* 避免长时间吸奶，控制单次吸奶总时间，增加吸奶频率。

有讲究的洗刷刷

母乳喂养是一种有菌喂养，宝宝吃母乳的同时也会接触到妈妈皮肤和乳腺管中的细菌。以我们的家庭条件来说，不可能也不需要完全达到“无菌”。当我们使用吸奶器时，各个部件保持安全清洁就好，一般情况下并不需要使用消毒剂消毒。

在洗之前要先确认哪些部件需要洗，并且把需要清洗的部件拆卸下来。如果不把可能接触到乳汁的部分拆下来分别清洗，就会造成卫生死角。

吸奶器需要用水冲洗每个接触过母乳的部件，这样能尽量不让母乳附着在吸奶器上。用中性清洁剂和大量流动的水分别清洗每个部件，不要让清洁剂残留。清洗后的部件晾干或用干净的无纺布巾擦干，但是注意如果使用其他布巾，上面可能会有细菌和微生物。尽量不要让手碰到有可能直接接触母乳的部件内部。准备一个带烘干功能的消毒锅可以同时蒸汽消毒和烘干，一举两得。

如果宝宝得了鹅口疮，而妈妈又使用吸奶器，最好在清洗吸奶器之后进行煮沸消毒：把吸奶器部件放在煮沸的水里 5~10 分钟（或者按照吸奶器说明书里提示的时间），然后再风干，或者开启吸奶器抽吸水汽。

如果妈妈使用微波炉消毒耐高温的部件，要注意避免微波炉当中其他食物加热后的残留，一般情况下尽量少用。

在实际操作中，有些妈妈如果工作时间紧张没有消毒的时间，可以在吸奶之后把吸奶器用干净的保鲜袋装好放进冰箱或者冰包里，当天下一次吸奶的时候直接使用，回到家以后进行清洗。因为母乳本身具有灭菌成分，又有冰箱冰包保护，本身乳汁在低温的情况下也有一定的保存时间，何况吸奶器上只是残留了少量的乳汁，所以这样做也几乎不会有什么问题，只需要妈妈记得同一天内使用消毒锅蒸汽消毒或者煮沸消毒一次即可。

背奶的常见问题和应对

【问题一】：我堵奶了

宝宝的小嘴是最好用的吸奶器，当妈妈返回职场，使用“替代品”吸奶器时，很可能因为挑选不合适，或者因为乳房还没有适应吸奶器的模式而无法将乳房当中的大部分乳汁都吸出来。还有的妈妈上班以后工作忙碌，压力较大，水的摄入严重不足，甚至忙得没有时间按时吸奶，于是造成乳房当中的乳汁滞留太多，乳房内压过大而堵奶。这个问题可以很有效地预防，首先要保持亲喂，让“宝宝牌吸奶器”正常工作，其次要保持良好的心情学会缓解压力，然后要制定吸奶闹钟，不要等到乳房胀奶太难受的时候才想起来，用手挤奶这个时候很重要，可以提前挤出奶来，堵奶的处理方法请查看第五章第二节。

【问题二】：乳头受伤

如果吸奶器的吸力过大或喇叭罩太大，很容易使乳头、乳晕出现水肿，甚至在乳头、乳晕交界处出现裂口，正确挑选和使用吸奶器尤其重要，有一些非产品原装的喇叭罩，为了减少内径尺寸，喇叭罩口设计并不贴合乳房，使用起来容易出现“吸力不足”或者负压破坏等现象，妈妈可能就会着急增加吸力和吸奶时间，从而导致乳头损伤。还有一些妈妈乳头受伤是因为宝宝在使用奶瓶之后，用吃奶嘴的方法去吃乳房了，这时候需要查看喂养方式，是否宝宝出现乳头混淆了，大月龄的宝宝尽管发生率降低，但也有乳头混淆的情况，要注意纠正含乳方式。

【问题三】：奶量越来越少

首先判断是真的奶少还是“觉得”奶少。要用正确的方法吸奶（挤奶），排除吸奶器的问题。妈妈背奶以后，如果晚上不再喂奶，是很容易减少奶量的。当妈妈发现偶尔有一天奶少，不需要太担心，奶量在正常情况下也是有起伏的，妈妈需要积极调整心态，增加水的摄入量，吸奶前刺激乳房，增加吸奶频率，坚持几天，奶量又会多起来。同时提醒家人，用奶瓶喂要适量，以免宝宝吃得过多，本来奶量是够的，喂太多反而增加妈妈挤奶的压力。如果妈妈的奶量是随月龄正常增加而减少，这是正常的。

【问题四】：夜奶增多

很多妈妈上班之后，发现宝宝吃夜奶增多，最大的原因是宝宝想妈妈了，宝宝晚上寻找妈妈安抚是一件很正常的事情，也可能是弥补白天摄入量的不足。但如果次数过多，夜奶的解决方式首先是，前期与家人和宝宝的沟通做得更理想，也有充分的思想准备；其次，让宝宝白天的生活丰富起来，尽可能多进行适合当前月龄的活动，让宝宝白天充分放电，晚上才能睡得好。充分回应宝宝对妈妈的依恋，大部分的宝宝慢慢适应以后，都会再次恢复到之前的状态，但如果宝宝正好面临生长发育的某些飞跃阶段，例如坐、爬行等，睡眠有可能本身就会变得更浅，加上妈妈上班的不适应，夜间醒来可能会更加频繁。妈妈因为第二天要上班，所以休息也很重要，学会躺喂，练成她吃她的、我睡我的“夜奶神功”最高境界。具体姿势要点，请参考“安睡七条”章节。这个阶段的妈妈比较辛苦，家人要充分支持妈妈并付出耐心和陪伴。

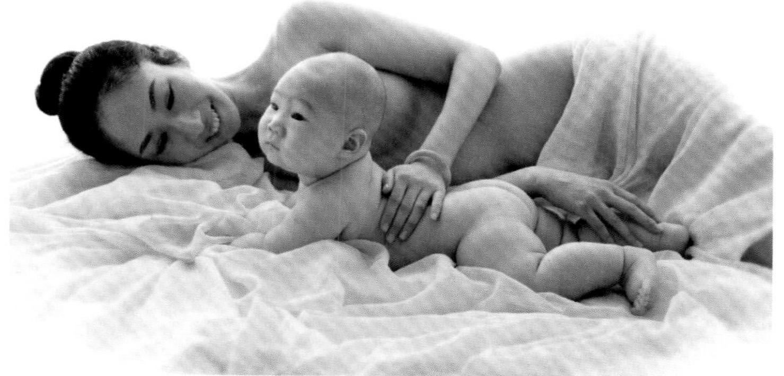

图 / 知妈堂会员：赵晓鸥

【问题五】：结束背奶时间

有的宝宝1岁以后，辅食接受得很好，生长发育也很不错，妈妈可以在白天直接给宝宝引入牛奶、酸奶或者奶酪，省去白天的背奶，也可以根据自己和宝宝的共同需求，持续挤出乳汁。背奶的时间可以从宝宝4个月之后一直持续，并没有硬性规定，由妈妈和宝宝共同决定。

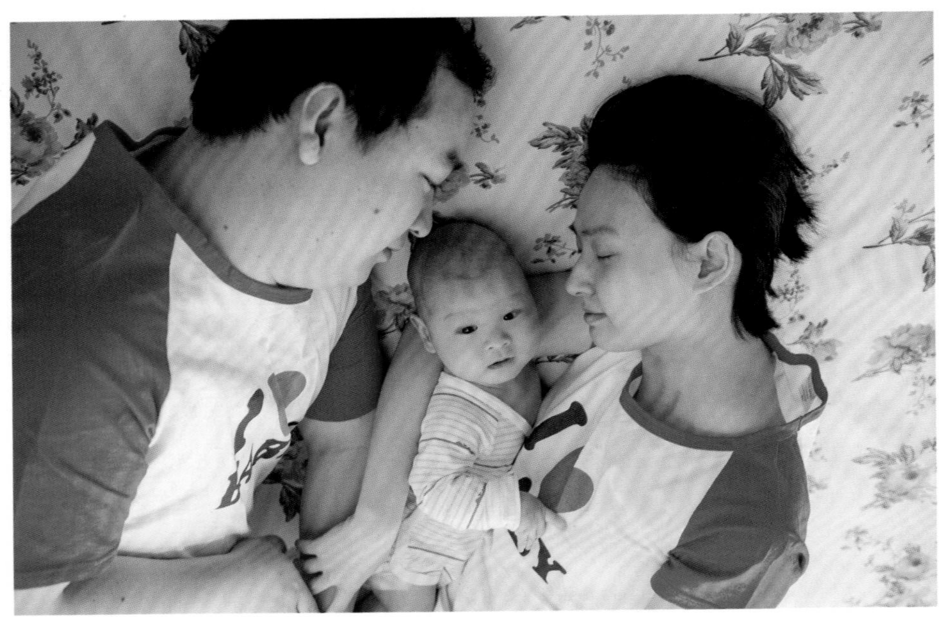

图 / 知妈堂会员：郑秋实

Chapter 6 第六章

离乳——和你想得不一样

第一节 正常离乳

当妈妈根据不同的生活习惯，逐渐地给宝宝引入符合自身家庭饮食习惯的食物的时候，即使持续母乳喂养，断奶也就开始了。断奶是从引入其他的食物来源开始的，而不是从最后一次母乳喂养开始的，这是一个过程，而非一个时间点。这个过程也称作离乳，在没有配方奶存在的年代，离开妈妈的乳房，意味着不再有乳制品的摄入，包括牛奶。在工业发达的今天，自从不吃母乳之后，大部分的宝宝可能还在用奶瓶吃奶，继续摄入牛奶。

世界卫生组织推荐宝宝在 6 个月内纯母乳喂养，然后继续添加辅食，持续母乳喂养到 2 岁或者 2 岁以上，这个建议获得了几乎所有的权威组织的认同。其实，从人类发展的历程来看，作为哺乳动物当中最高级的灵长类，宝宝吃母乳吃到自己不吃了，原本就是漫长进化过程当中通过考验并代代传递的行为模式，这样的方式是自然选择的，最适合人类的妈妈和宝宝。

人类学家曾研究过在自然状态下人类婴儿的断奶时间。对于哺乳动物来说，体型越大，有相对更长的哺乳期，如果等宝宝长到成年体重的 1/3 断奶，则是在 4~7 岁。如果宝宝的体重长到出生体重的 3 倍 ~4 倍时断奶，那么男宝宝大约是 27 个月，女宝宝大约是 30 个月。人类的近亲黑猩猩和大猩猩，母乳喂养的时间是怀孕周期的 6 倍左右，如果我们将母乳喂养同样地持续，人类自然断奶的年龄预计至少为 54 个月，即 4.5 岁。还有的研究发现很多灵长类哺乳动物在萌出第一颗恒牙之后断奶，现代人的第一磨牙萌出时间发生在 5.5 岁 ~6 岁，那么宝宝的断奶时间也应该是在这个时候。成年人的免疫系统会在 6 岁的时候完善，母乳提供给宝宝的免疫，也大约是在这个时候完成自己的使命，这是进化赋予人类的礼物，非常有趣。

6 个月以前的乳汁为宝宝提供了全部的营养和心理需求，在 6 个月之后，固体食物的引入，宝宝接受了更多类型的食物，也伴随着更进一步的生长发育，活动范围的增加，接触到更多的病原微生物，母乳当中的溶菌酶进一步增加，保护宝宝，乳汁成分依旧提供很好的营养来源，并持续给予宝宝更多的安全感和其他心理需求。母乳喂养对于母婴双方的益处是剂量效应关系，宝宝接收到的母乳量越多，母亲哺乳的时间越长，保护效应越大，超过 1 年甚至 2 年的哺乳并非是负担，而是自然。

受不同的文化和家庭背景影响，断奶的原因有所不同，例如非洲一些文化中，当宝宝学会走路了，就意味着宝宝可以离开妈妈的乳房了。还有一些西方国家认为，宝宝出牙了，就可以断奶了，因为宝宝的出牙时间，可能从 3 个月到 1 岁，宝宝的吃奶时间也可能会差异很大。还有一些家庭认为妈妈再次怀孕，就不能喂奶。而很多妈妈被建议断奶，是因为来月经了。在新巴布几内亚的某个民族当中，认为妈妈一旦恢复性生活，精液就会让乳汁中毒，这也是必须断奶的信号。事实上我们都能得出判断，这些情况都不必断奶。

不可否认的是，当今社会长期的母乳喂养并不容易，超过 1 岁继续喂养甚至面临方方面面的压力，能让宝宝吃到自然离乳的，更是少之又少。受到现代文明的很多观念影响，大多数的人不再认为哺乳是一件很自然的事。“宝宝都这么大了，你竟然还在喂奶？”成为妈妈们随时可遇到的尴尬。尽管权威的官方组织都推荐宝宝在引入固体食物之后，可以持续哺乳到 2 岁以上，但说到底，是否不再给宝宝提供乳汁，是妈妈和宝宝两个人的事，最重要的是根据宝宝的实际情况让妈妈来决定。妈妈需要获得足够的信息和帮助，充分了解宝宝目前的状态，长期母乳喂养对母婴的益处，破解那些“都怪你还在喂奶”的误会，才能更好地做出合理的判断。

第二节 形形色色的断奶压力

6 个月后母乳就没有营养了

听说母乳 6 个月后就没有营养了，这是真的吗？

我的宝宝 1 岁多了，家人都叫我断奶，说我的奶清得像水一样，6 个月后就没有营养了，这是真的吗？不是建议喂到 2 岁吗？

我一直是吃素的，但我吃鸡蛋和牛奶，我的宝宝 6 个月了，家人一直让我断奶，因为我不吃肉，他们认为我的奶没有营养，我该怎么办呢？

母乳的成分随着宝宝的生长发育会发生一定的变化，这个变化是符合宝宝需求的，宝宝需要什么，妈妈就产出什么。6 个月之后，宝宝需要慢慢通过固体食物获得更丰富的营养来源，以及适应更加多样化的进食方式。并不是因为“奶没有营养了”才要加辅食，也不是因为加了辅食，奶就一夜之间从包含所有的营养到没有营养要断掉。

通常认为的“6个月后奶就没有营养了”是一个不折不扣的误会，母乳断掉了，吃什么呢？吃配方奶，可是大家看过母乳和配方奶的成分比较就会知道，配方奶的成分比母乳要少很多，就算是所谓“二段配方奶”号称适合大月龄的宝宝，成分也不过是模仿这个阶段妈妈的乳汁，如果被模仿者都“没有营养了”，为什么配方奶厂家要去模仿呢？这是没有道理的，何况母乳的很多活性成分是无法模仿的。正常喂养的情况下，关注宝宝的生长发育就足矣，有很多宝宝尽管身高、体重已经都超过了大部分的宝宝，家人却依然觉得妈妈的母乳“不好”“营养不好”，这并不是母乳的问题，而是不合理的错误看法，需要改变的不是让妈妈断奶，而是家人的看法。

不断奶，没法好好吃饭

我家宝宝一直母乳喂养，很喜欢吃奶，一直吃饭就不太好，常常在吃饭的时候不吃，看着我想要吃奶，家人劝我把奶断掉，宝宝就可以好好吃饭了。

因为这样的原因，的确有很多的宝宝被强行断了奶，有些宝宝确实断奶之后就能好好吃饭了，但断奶之后这些宝宝没有重来的机会，也没有研究证明，这些宝宝确实就是因为没有断奶，才不能好好吃饭。反而有很多宝宝断奶之后仍然对其他食物兴趣不大，甚至生长发育不理想，妈妈不得不寻求再度泌乳的方法，或者很长一段时间之后才恢复到好好吃饭的行列当中。

当我们遇到这样的宝宝，需要想一想，宝宝到底是为什么不喜欢吃饭呢？宝宝是不是准备好了接受固体食物？宝宝是不是不喜欢被喂饭的进食方式，而喜欢自己动手？口味是不是不喜欢？是不是对某些食物不耐受甚至过敏？每一个宝宝对食物的接受度并不相同，有偏好是常见的，如果严重影响了正常的饮食，妈妈可以在给宝宝添加辅食之后，有意识地引导宝宝对固体食物的兴趣，不强迫宝宝一定吃多少。大月龄的宝宝可以进行沟通，妈妈需要制定好规则，例如吃辅食的时候就不吃奶了，如果宝宝这餐不饿，就不要因为怕宝宝没吃饱，而主动用母乳替代，这无疑给了宝宝一个错误的信号：不吃辅食，就吃奶。这同样不利于养成更好的习惯。很多宝宝并不是因为有奶吃而不好好吃饭，更多是因为家人的喂养方法宝宝不能接受，食物的味道宝宝不喜欢，如果不找到宝宝不好好吃饭的根本原因，粗暴地给宝宝断奶，是得不偿失的。

不吃奶粉，母乳又不够，要断奶吗

我一直在背奶，但是我白天吸出来的量不太多，不到300毫升，给宝宝最近加辅食了，听说一天至少要保证800毫升奶量，我觉得加上晚上夜奶的量还是不够这么多呀，可是我的宝宝不肯喝奶粉，这样下去肯定吃不到足够的奶量。最近我觉得宝宝体重长得也并不是很好，我想给宝宝断奶了，好让他吃奶粉。

尽管对于宝宝来讲，根据体重可以计算出需要多少热量，由热量来推导出需要多少配方奶，但实际上，每一个宝宝的奶量都有差异，从出生就纯母乳亲喂的宝宝，妈妈本身不需要担心宝宝的奶量是否能达到所谓的“推荐量”，而只需要看宝宝的排出量，看生长发育效果即可，在合理解读生长发育曲线的基础上，给宝宝提供足够的奶量和辅食量。如果硬性给宝宝定一个奶量标准线，按照这个数字进行喂养，实际上有违按需喂养的方式。6个月以后，许多宝宝开始想要自主进食，也有了控制进食量的能力，一些早期生长很快的宝宝开始慢慢调整自身的速度，曲线渐渐地变得平缓，短时间内体重长得慢了，只要没有急剧下跌，在正常范围之内，都不需要过度焦虑，这也并不完全说明宝宝是摄入不足，很可能宝宝的食量并没有变化，即使在纯母乳喂养的阶段，都可能达不到每天800毫升奶量。妈妈保持密集的亲喂和白天背奶，合理添加辅食，提供给宝宝丰富多样化的固体食物，引发宝宝对进食的兴趣，同时增加白天的活动量，要比强迫宝宝吃进过多的奶更有意义。即使断掉母乳，如果宝宝无法进食那么多的奶粉量，这样的硬性要求也是没法完成的。

来月经了，就不能喂奶了

我产后7个月时来月经了，听说来月经了奶就不好了，必须给宝宝断奶，那时我的奶量很大，生生憋了快一个月才回奶，现在回想起来体验可真不好，太辛苦了。月经来了真的必须断奶吗？

因为月经是身体流出的血液，而乳汁当中的成分来源于血液，所以人们认为：既然身体里有一些血液排出来了，想必是废弃的东西，而乳汁从血液当中产生，血液都废弃了，乳汁还能好到哪里去呢？

有了这个“想法”，因为来月经而断奶的妈妈很多，但这实在是个非常牵强的理由。妈妈来月经意味着生育力的恢复，意味着卵巢周期性地调控激素分泌了，甚至在月经复潮之前，妈妈已经排卵了。但无论哪种情况，月经复潮和乳汁分泌是不同的器官各自运作，相互之间没有影响，乳汁的分泌受到乳腺分泌细胞的调控，仍然有该有的成分。在另外一个地方，子宫内膜规律性的增生和剥落连带着毛细血管破裂出血，并不会让乳汁“变坏”。

有一些妈妈发现自己来月经时，奶量会变少，还有一些妈妈反而发现自己奶量会大增甚至堵奶，部分妈妈没有任何感觉，因此个体化的差异仍然存在。一般来说，随着月经期的结束，哺乳仍然不会受到影响。来月经也不是断奶的标准。

奶吃太久了会有严重后果

我家是男宝，听说奶吃太久了会让宝宝没有男子气概，甚至有娘娘腔，是吗？

我家是女宝，听说奶吃太久了会让以后白带太多，不干净，是吗？

是不是越早给宝宝断奶越好？否则不能独立，越大越不好断是吗？

听说乳汁是妈妈的精华，喂太久了会伤身体，甚至消耗妈妈的元气！

各种各样的说法让妈妈们担心，妈妈们要去辨别，“听说”来的观点并不足以相信。在人类漫长的哺乳年代中，宝宝的断奶时间从27个月到7岁，自然离乳的宝宝很常见。到了今天，母乳喂养的时间越来越短，很多宝宝不足1年甚至6个月，人们反而害怕长期哺乳会有不良后果。

通过母乳喂养，宝宝和妈妈更亲近，这原本并不是什么有害的事情，宝宝长大是否能独立也和哺乳时间的长短并无关系，家庭的养育方式更为关键。很多长期哺乳的妈妈会发现，1岁以后宝宝可能在分离焦虑出现时，会表现为特别依恋妈妈，还在吃奶的宝宝好像也常常要求吃奶。但当宝宝顺利地度过这个阶段，到2岁以后，妈妈想要断奶了，与宝宝的沟通往往会更加顺畅。我们常常会看到，小宝宝断奶时会有格外多的哭泣，2岁甚至3岁以后的大宝宝断奶，说说就不再吃了，断奶之快让妈妈都感到意外。乳汁来源于妈妈的血液，是有形物质，妈妈只要正常饮食，就不用担心产奶会伤害身体。在我们的祖父母辈甚至更早的祖先当中，女性通常会生很多个宝宝，哺乳时间非常长，并没有证据表明，哺乳时间越长的女性，身体会越差，相反，长期哺乳降低女性乳腺癌的风险，这是有确切研究证明的。

当妈妈完全理解了长期哺乳对母婴的益处，还是决定不给宝宝喂奶了，这并不应该受到谴责，这是妈妈自己的决定。只是当妈妈做出了这样的决定，我们需要有更好的离乳方法，确保将母婴的伤害降低到最小。

第三节　离乳是另一个开始

离乳的类型

*渐进式离乳：离乳逐步发生，持续几个星期或者几个月甚至几年，自然缓慢地降低乳汁产量，直到完全离乳。“自然离乳”通常也是渐进式的，只不过这个过程可能时间比较长，但妈妈和宝宝都是愉快而舒适的。渐进式离乳还包括一种方式，就是妈妈引导的离乳，也叫作“引导离乳”，在某个时间点，妈妈有自己的理由，有意识地开始结束母乳喂养。例如不主动让宝宝吸吮乳房，与宝宝商议减少吃奶的次数和时间，并逐渐断离，时间相对较短，但是母婴一般都能很好接受。

*强行离乳：妈妈因为各种主动或者被动的原因立刻停止母乳喂养，在某个时间点突然开始完全不哺乳，例如妈妈将还在吃奶的宝宝送到不能见到的地方，或者家人将宝宝带走，或者就此拒绝孩子吃奶。

在各种不同的文化当中，都可以看到渐进式离乳，包括引导离乳以及强行离乳的例子，逐渐断奶对妈妈和宝宝的创伤是最小的。而引导离乳通常更容易发生在大宝宝当中，宝宝可能已经准备好了不再吃母乳，相对而言，母婴都能较为平静地度过这个阶段。在很多经济并不发达的地区，母乳喂养对宝宝来说是很重要的保护，断奶之后，宝宝腹泻、感染、过敏等很多问题的发生风险都高了很多，甚至严重影响宝宝的健康。如果强行离乳，突然失去最熟悉的妈妈温暖的乳房，宝宝会有更多的哭泣和反抗，妈妈的乳房原本一直在正常产奶，突然不再哺乳，乳汁淤积甚至乳腺炎都可能会发生，这都是没有必要的。为了避免宝宝再吸吮乳房，很多妈妈会使用辣椒、芥末、生姜等刺激性物质涂在乳头上，让宝宝厌弃，甚至直接母婴隔离，这样的方法并不可取。

母乳喂养的开始和结束，都可以很温馨和充满爱意，充分考虑到母婴双方的感受和需求，成为共同的美好回忆。然而很多妈妈都没有感觉到离乳是一件快乐的事情，让宝宝也不能快乐地结束吃母乳。

6个月内的小宝宝如何离乳

对于6个月内的小宝宝来说，正常的喂养方式是纯母乳，除非有很特殊的原因（这样的原因很少见），不建议给这样的宝宝断奶，即使是渐进式离乳，也建议妈妈喂得尽可能久。即使是部分母乳喂养，也要优先于全盘放弃。宝宝的所有营养来源均是乳汁，如果妈妈不提供乳汁，需要选择母乳替代品。这个时候的宝宝并没有准备好离乳，哺乳除了提供营养，更重要的是提供了安抚，以及和妈妈之间的亲密与舒适。

如果妈妈确定不再哺乳，同样要寻找其他的方法提供安抚和陪伴，更多的相处时间，更多的对话与抚摸，更多的拥抱，更多的亲吻。让宝宝渐渐地适应没有妈妈乳房的日子。

这时候的妈妈泌乳量可能还比较大，24小时的乳汁分泌量可达600毫升~1000毫升（个体差异很大），按需哺乳的次数可能也会超过8次，妈妈的乳房在2~3小时就充盈了，时间再长就能感觉到乳房的胀痛感。这个时候停止哺乳，乳房遭遇乳汁淤积和乳腺炎的风险很大，如果可能，建议妈妈从减少亲喂次数开始回奶，如果不让宝宝吸吮乳房，那就一定需要挤出乳汁，逐渐降低奶量。是否采用药物抑制泌乳，需要听取医生的建议，曾经常用的抑制泌乳的药物溴隐亭，因为有严重的副作用，对妈妈危害较大，FDA已经撤出溴隐亭抑制泌乳素的适应证，不建议妈妈使用溴隐亭回奶。如果妈妈使用后想要重新喂奶，是完全可以的。只要宝宝愿意吸吮，可以随时继续。

产后3~8天乳汁大量分泌以后，乳汁的生成从内分泌转向自分泌，乳房当中奶的移出量决定后续产量，泌乳素水平的高低不决定产量，当妈妈使用药物后，泌乳素水平下降，乳汁的产生可能并没有马上随之下降，妈妈可能还会感到乳房的胀满甚至淤积。在医生指导下使用药物辅助回奶并非不可行，但同时也要根据乳房的具体状态适当将乳汁挤出来，例如，之前每24小时哺乳8次，则妈妈需要在停止亲喂后，每24小时挤奶6~7次，不需要将乳房完全排空，但要避免造成严重淤积甚至并发乳腺炎，使用冷敷使局部减产，布洛芬也可以缓解局部疼痛和水肿。持续一段时间之后，没有乳房过度胀硬的情况，再降低挤奶次数，在24小时内挤奶4次~5次，同样不要排空。在适当胀满和避免过度淤积之间找到平衡点。

由于乳汁越来越长时间地留在乳房当中，本身就会给乳房以减产的信号。当单次挤出来的奶明显少于之前，而乳房并没有明显胀硬时，就可以再减少挤奶的次数了。直到24小时不再挤奶乳房都不再有充盈感。适当长的断奶时间可以避免乳房当中的泌乳细胞在产奶高峰期突然停止泌乳而退化，对妈妈的乳房来说也更舒适，宝宝的适应也远比突然断奶要好。理想的情况下对纯母乳喂养的宝宝无伤害地离乳，最好花2~3个月的时间。

已加辅食的大月龄宝宝如何离乳

当宝宝开始进食固体食物，离乳就已经开始，随着宝宝逐渐长大，适应除母乳以外的食物之后，母乳的营养功能慢慢地降低，取而代之的是情感联结和免疫功能，量也开始逐步减少，妈妈需要考虑更多的并不是营养来源的问题，而是用其他的方式来替代母乳亲喂给予宝宝的安抚需求。

* 妈妈需要让宝宝的日常生活丰富起来，有好吃的一日三餐、充足的水分。妈妈甚至可以让宝宝发现，自己进食的过程非常有趣，让他找到更多的释放精力的地方，并且有妈妈的陪伴。除了饥饿和口渴，宝宝吃奶会有很多的原因，寻求亲密感，吸吮需求，生活太单调无聊了，生病不舒服，需要安抚，以及入睡时的信号，习惯等。妈妈要从这些方面逐渐替宝宝寻找替代吸吮乳房的方案。例如宝宝已经习惯入睡的时候吃奶睡，一旦失去了乳房的安抚，可能会吃手，可能会咬着睡衣，妈妈要确信，一种习惯的改变需要花掉一些时间，同时要接受宝宝的抗拒和沮丧，以及很多的哭闹，要给予更多的耐心和坚持。

* 不主动让宝宝吸吮乳房作为安抚，但是不必断然拒绝宝宝的要求。当宝宝哭闹，拒绝吃饭，或者需要安慰时，可能无法接受其他的食物，或者除了妈妈的乳房之外的其他安抚方法，这时候拒绝哺乳可能不是最佳选择。妈妈需要观察宝宝，在宝宝变得无聊、烦躁之前，提前给替代品或者固体食物，或者其他玩具转移注意力，在通常想要吃奶的时间里尝试让爸爸带着去做游戏或者吃饭，做宝宝喜欢的活动。根据宝宝能接受的状况选择可以提供的方案，即使他最后仍然哭闹得厉害，需要吃奶，也尽量拉长喂奶的间隔。大月龄的宝宝已经能够听懂妈妈和他的沟通，持续温柔而坚定的话语和陪伴会让宝宝知道，妈妈一直都在自己身边。

* 注意观察宝宝的反应并尊重他的偏好，尝试多种方式，选择最适合自己的。有的宝宝在外玩耍时，常常会忘记吃奶，而在家和妈妈在一起时，则总是想要吃奶。那么妈妈可以请家人常常带着宝宝出门玩耍。有的宝宝白天并不特别依赖妈妈吃奶，但晚上入睡前一定要吃，那么妈妈就不必先把入睡前的奶断掉。如果宝宝能够接受其他家人的安抚入睡，妈妈可以多尝试几次，减少他吃奶入睡的次数，持续一段时间再彻底断掉也未尝不可。在这种情况下有一个好处是，当发生特殊状况时，妈妈可以较有弹性地调整断奶的方案。例如，当宝宝生病了，可能会想要多次吃奶让自己舒服些，妈妈也不必扛着一次不喂，可以喂得更频繁一些，让宝宝的身体快点好起来，再重新继续根据宝宝状态尝试离乳。匆忙的离乳对母婴都没有好处，这对于母子双方而言都是很大的改变，有必要花上一段时间来调整。

对于大月龄的宝宝，妈妈可能在背奶，也可能本身喂养的次数和量都有所下降，如果妈妈24小时内亲喂加吸奶的次数一共不超过6次，或者次数虽然多，超过4小时才会感到乳房有充盈感，超过6小时才会有胀痛感，可以24小时内挤奶4次~6次，每次挤奶量可以略小于背奶的挤奶量。如果没有背奶，挤出来舒服即可，同样在适当胀满和避免过度淤积之间找到平衡点。持续一段时间之后，将挤奶次数往下减，到24小时内挤奶1~2次，乳房并没有胀硬感时，再降低挤奶次数或者量。这个时间每个妈妈不同，从几天到几周都有可能，取决于妈妈决定断奶的时候奶量的大小。最终达到24小时不挤奶，乳房没有胀硬感，再根据乳房的感受，延长最后挤奶的时间，直到完全不再需要额外挤奶。理想情况下，这样对乳房无伤害的离乳至少需要2周到1个月的时间。

当宝宝超过2岁，能够和妈妈之间有更好的沟通，离乳会变得更加顺畅，“越大越难断”的说法更多的是因为亲子关系出现问题，而不是母乳喂养本身。无论宝宝的月龄多大，停止给宝宝提供亲喂，都需要遵循几条原则：

（1）循序渐进，避免乳房严重胀痛，留下疾病隐患。

（2）避免以隔离母子的方式断奶，避免以在乳头上涂抹芥末、辣椒水等方式断奶，断奶只是改变喂养方式，并非“断妈”，别给宝宝留下心理创伤。

（3）断奶期需要妈妈的温柔和坚持，允许宝宝表达不舍，允许妈妈表达自己的不舍，要用更多的爱陪伴宝宝度过没有母乳的日子。妈妈一直向宝宝传递爱和回应，让宝宝知道，虽然妈妈不喂奶了，但依旧是爱他的，慢慢接受离乳，每个宝宝接受的时间都不一样，妈妈需要耐心等待。

（4）妈妈需要仔细观察宝宝的状态，如果出现一些比较奇怪的现象，说明宝宝可能还没有准备好离乳，例如持续哭闹，不接受任何替代品，突然变得更黏人、暴力，夜间频繁醒来，吃手或者咬东西的表现更多，以及其他之前没有过的表现。在条件允许的情况下，请暂缓离乳。

没有任何“正确的、必需的”断奶时间，只要宝宝和妈妈愿意，母乳可以一直进行到宝宝自己离开为止。

新妈妈分享

转眼他就离乳了

作为一个长期进行母乳喂养的妈妈，我曾想过很多种离乳的方式，有煽情的，有浪漫的，有梦幻的……然而，最没想到的是，在母乳喂养了47个月的时候，我的身体突然发生了点儿问题，这让我不得不把离乳提上日程。

我一直觉得对于一个曾经无比恋奶的娃来说，突然的离乳一定会使他崩溃，没想到当我认真告诉他："妈妈的身体出了点儿问题，需要用药，考虑到你这么大了，医生希望妈妈暂时不要喂奶了，宝贝你觉得可以吗？"站在我对面的小小男生点点头说好的。

第二天他帮我把药喂到嘴里让我乖乖吃药，从那个时候开始，他就再也没有吃过奶。

刚开始的几天他想nainai的时候会情不自禁地做出吃奶的动作，告诉我他真的很爱nainai，这个时候我也会把他拥在怀里告诉他nainai很爱他，nainai里面有个奶精灵，也很爱他，妈妈也爱他。有时候他会伤心地抱着我哭一会儿，作为妈妈我太能够理解他的不舍，因为我和他一样不舍。

这样的情绪持续了2天，他就变回了那个活泼可爱的小暖男，而且离乳的过程我一直陪着他，他哭的时候我陪着他流泪，他想nainai的时候我和他一起回忆属于我们的亲密时光……就这样我们离乳了，给了47个月的哺乳时光一个完美的结局。

特别感谢自己选择母乳喂养，母乳喂养带给我们亲密无间的亲子感情，使我们一起成长。

Tina和她的小暖男

Tina和她的小暖男的故事太让人感动了，母乳喂养的初始和结束，都可以是非常愉快的回忆。宝宝在妈妈的怀里获得了温暖和爱，妈妈在哺乳的过程中获得了作为母亲的自信和力量，这是大自然交给母子双方最天然的馈赠。

愿你有一个愉快的哺乳体验。

新妈妈分享

与七宝的母乳喂养之旅

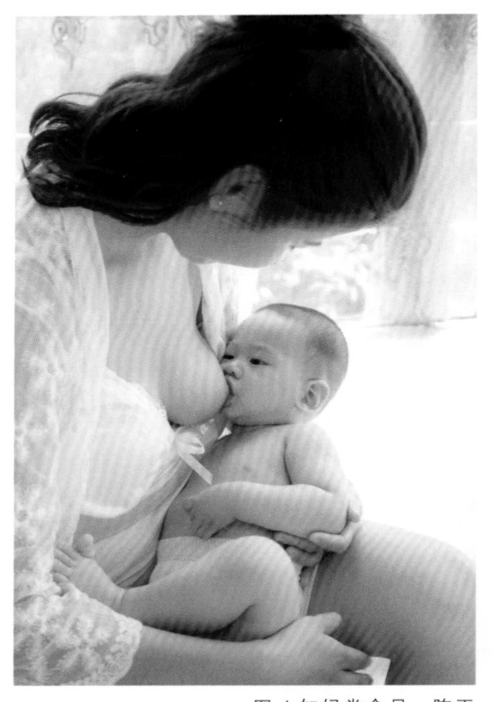
图 / 知妈堂会员：陈玉

都说父母与孩子的爱，是一场渐行渐远的分离。确实如此，我们与孩子最为亲密的时光，莫过于孕期280天的相依相伴。在孩子娩出妈妈的身体、剪断脐带的那一刻，是我们与孩子面对的第一次“分离”。很多妈妈在这一时刻，会感到莫名失落，而身体赋予了我们与孩子的另一种联结关系——母乳喂养。

为了迎接七宝的到来，我在孕期做了非常多的功课，认真学习了自然分娩和母乳喂养的相关知识。来自于孕产知识老师给我的正能量，让我放下了对产前B超估重近8斤的焦虑。41+的孕周后，顺产无侧切，顺利与7斤8两的小天使见面，感恩老师们的一路陪伴与鼓励。

分娩当天，我就有少量泌乳，我由衷地开心，曾经孕期付出的时间都是值得的，然而我却没有想到掉在了月嫂的坑里。七宝是凌晨时分来到我的身边，晚间袭来的哭闹，让月嫂坚定地判断是因为我泌乳不足，导致孩子饥饿。而我坚持拒绝加奶粉，那一夜我坚持了。第二晚七宝仍旧哭闹，我开始使用“5S安抚法”、记忆印痕摇篮曲，包括与七宝完全的肌肤接触，让他在我的怀中吸吮，这样的皮肤接触与怀抱让七宝似乎有了安全感，他开始变得安静。保持着同一个姿势一段时间，我感到非常疲惫，可孩子一旦离开怀抱便不能吸吮，就会立刻哭泣，此时月嫂重复地说我母乳不足，犹如一道魔咒。分娩后的疲惫与孩子的哭声最终让我妥协，于是孩子被月嫂喂进了10毫升奶粉。然而事实证明，孩子吃完奶粉依旧哭闹不已，在陆续加了一共3次奶粉孩子依旧哭闹后，我要求月嫂将七宝送回我的怀里，吸吮上乳汁的他立刻变得安静，那一刻，我的理智也回来了。

新生儿一般会出现一些哭闹，在分娩过程中孩子也十分艰苦，分娩后的他过于疲惫，所以在肺部与空气接触后带来的响亮哭声后，会进入睡眠休息状态。当他再醒来时，觉察到自己一直熟悉的宫内环境，一直包裹着他的羊水、子宫，甚至身上的胎脂都没有了，他突然来到了一个“冰冷”没有“包裹感”的世界，他会害怕、会紧张、会焦虑，继而会哭闹不已，而此时妈妈的怀抱、妈妈的乳汁，可以抚去他的不安，带给他最坚守有爱的港湾。（出院回家后的七宝，夜晚再没有过哭闹）

在整个哺乳期，我还走入了另一个深坑中，月嫂早期斩钉截铁地判定我母乳不足，于是每天坚持为我“催乳”两次，以至于乳汁越来越多。很多人都认为泌乳越多越好，其实不然，供需平衡才是最好的状态。

整个哺乳期，我一共帮助过 10 个需要母乳的孩子。每天亲喂完七宝后，还可以存下 800 毫升左右的母乳，有时候甚至更多，这足够一个孩子一天的摄取量。有多出的母乳可以帮助其他孩子，这是一件为人母后最为欣慰的事情，但同时，泌乳是由孩子吸吮刺激产生，孩子需要得多，我们的身体会配合产出相匹配其需求的量，完全没必要进行人为性质的“催乳”。每天如此“高产”带来的最直接的问题就是乳腺炎，乳腺炎的频发，让我在产后还会叨扰我的孕产知识老师，按照老师们指导的方法，乳腺炎后让孩子勤吸吮，利用包心菜、冰的土豆片冰敷等，同时自己轻柔地用手挤奶，慢慢等待恢复。在老师的帮助下，再次面对乳腺炎到来时，我已经轻车熟路，并开始学会保护自己避免乳腺炎，感恩老师们的关爱与陪伴。

现在，我的七宝已经 17 个月，我们没有了脐带的牵绊，也好好地与母乳说了再见，但我会一直记得与你的这段只属于我和你最亲密无间的时光。未来，我们还会大手牵小手，直至我目送你踏上你人生的新起点。

陈玉

新妈妈分享

原来，我也可以坚持母乳喂养这么久

没怀孕之前，对母乳喂养这事一点概念没有。大概因为我从小就没吃过母乳，是吃奶粉和牛奶长大的，并没有觉得对自己有什么影响。记得几年前闺密生完孩子我去看她，她在喂母乳，我当时说“喂母乳多麻烦啊，喂奶粉不就得了”。现在回想起来，怎么也想不到自己有一天会因为不能喂母乳而大哭。

孕期的时候，一直在“知妈堂”坚持运动和学习，了解到了关于顺产、母乳喂养等许多知识，对自己应该是一次洗脑吧。通过学习，坚定了自己想顺产和实现母乳喂养的决心。但是因为我自己并没有吃过母乳，从怀孕初期我就很担心这个会遗传，会不会我自己也没有奶。通过王老师的母乳喂养课以及其他课程，还有和群里妈妈们的交流，我知道，每个妈妈都会有奶的，这是最自然的事情。只不过有的妈妈下奶早，有的会晚。而且初乳量很少，所以有时候让人觉得没有奶。有了理论知识的储备，坚定了我母乳喂养的决心，但是母乳喂养的道路却不是那么一帆风顺。

母乳喂养开局不利

因为自己身体的原因，我没能顺产。医生跟我说要给我剖的时候，心里真的特别难过，还哭了一鼻子。觉得特别对不起孩子。我记得当时给倪老师发微信，老师开解我，让我很快平复了心情。毕竟安全是第一位的。不能顺产，母乳喂养对我来说的意义好像更重要了。听说剖宫产的妈妈们下奶会比较晚，所以我自己没有坚定纯母乳喂养，毕竟我担心孩子因为吃不到奶引起黄疸的问题。所以孩子出生的第一天，我也没抗住家里人的劝说，给孩子喂了奶粉。因为剖宫产的原因，我产后跟孩子皮肤接触的次数不是特别多，加上我的乳头有点平，孩子不是很好吸，在医院期间，让孩子吸吮乳头做得不是很好，虽然已经有奶了，但是孩子一直不能自己吃到，我也不太会喂。出了院回到家，我家月嫂看到我，说我的乳头太平了，不好喂。听到这句话，我的情绪又瞬间崩溃了。我想着，不能顺产，再不能喂母乳，我真的太对不起孩子了。我家月嫂看到我哭了，赶紧安慰我说，我的情况不算太坏，还有救。说真的，我特别感谢我家月嫂，要是没有她，我不知道我能不能实现母乳喂养。最初的一周，几乎每次喂奶前，我家月嫂都要用一个注射器把我的乳头吸出来，然后用手揪着喂到孩子嘴里。有时候孩子吃着吃着，乳头掉了，又要重新来一次。注射器吸的时候，真的挺疼的，但是想着为了实现母乳喂养，自己也要坚持。就这样，过了大概一周，不需要再用注射器吸乳头了，但是每次喂奶还是需要月嫂帮忙，孩子才能吃到。这种情况持续了大概一个月。我家阿姨临走前的一周，我还在担心，阿姨走了我们娘儿俩可怎么办呢？我自己能喂上奶吗？我家阿姨很有信心地跟我说，一定可以的。果然，在我家阿姨临走前的两三天，宝宝终于可以自己吃到奶了。我总算松了口气。

我也是个小奶牛

月子里，我一直担心自己奶不够，我家月嫂也觉得我奶不是特别多，每天都给我熬一锅汤，还有很多东西不让我吃，怕回奶。我自己觉得奶不够，是因为我除了夜里会有点胀奶，白天几乎不胀奶，而且夜里胀得也不是特别厉害。所以我一直觉得自己奶不多。直到有一天，我被孩子踢了一下，乳房里有个硬块，我赶紧联系了熟悉的通乳师来帮我通乳。她通乳的时候说我奶挺多的，我才知道，原来我自己也是小奶牛，只不过我很快进入了供需平衡。关于供需平衡这事情，大概是因为我比较懒，如果不是胀得很厉害，不太喜欢吸奶，所以慢慢就平衡了吧。

关于奶够不够这件事情，大概是困扰新妈妈的一个大事。几乎所有的妈妈在产后都会被问到，有没有奶，够不够吃。说实话，我觉得这件事情对产后妈妈的情绪影响还挺大的。至少我在听到别人质疑我的奶不够的时候，真的也会怀疑自己。王老师在课上讲过，孩子的体重增长和大小便情况是判断母乳是否够的金标准。虽然月子里我也困惑自己的奶够不够，但是因为我每天会给孩子量体重，记录大小便情况，看到孩子的体重每天稳定增长，大小便次数和量都正常，我想我的奶至少应该是够吃的吧。母乳喂养很难知道宝宝到底吃了多少，

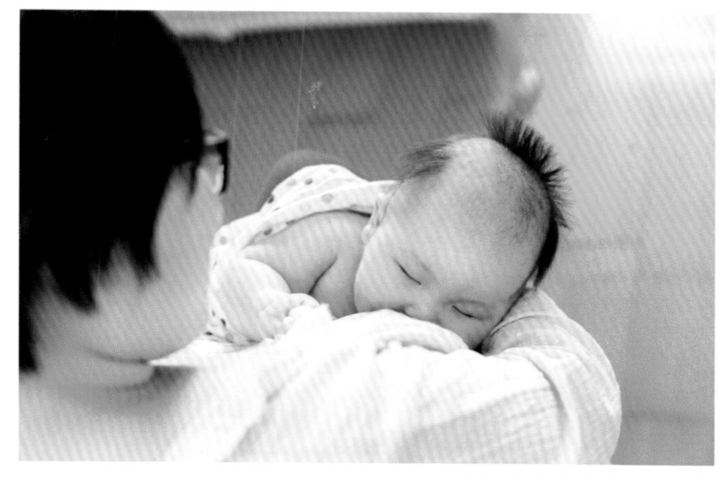

图 / 知妈堂会员：高士尧

所以新妈妈们不要再纠结，如果不放心，就测量体重吧，这样自己心里的疑虑就可以打消了，也可以用事实告诉身边的人，妈妈的奶是够吃的。

重返职场，做一个背奶妈妈

现在，在地铁上看到拿着奶包的妈妈，都会有一种亲切感，因为我们有一个共同的身份，背奶妈妈。宝宝四个半月的时候，我不得不返回工作岗位，这比我原计划复出的时间早了一个多月。因为很仓促，我的准备工作做得不是很充分，提前给宝宝预留的奶不是很多，自己的心理准备也没有到位。上班的第一周，各种忙碌紧张，导致我吸奶不是很顺利。第一天一次大概两侧只吸了不到100毫升。我真的是慌了。赶紧联系我的母乳指导老师，问她我是不是奶不够了。她告诉我让我多喝水，放松心情，慢慢就会好了。果然，过了大概1周的时间，我的吸奶量就上来了。一次两侧大概可以吸150毫升，有时候可以到200毫升，我这心里算是踏实了。

关于背奶，我的条件大概算是比较好的了。早上头8点亲喂一次然后上班，中午11点半左右吸一次，下午3点半左右吸一次，下班5点多到家就可以亲喂了。到现在为止，我已经背奶5个月了。最开始的时候，我想一定要在6个月内坚持母乳喂养。6个月以后，实在不行就加奶粉吧。然后就这样一个月一个月地熬过来了。现在宝宝已经九个半月了。除了在月子里每天夜里加一顿奶粉，出了满月一直到现在，都是全母乳喂养。即便现在添加了辅食，我也是尽量喂母乳，没有添加奶粉。

很多人都在问我打算喂到多大，也有些人说过了1岁母乳就没有营养了。但是我想，如果能喂的话，我还是想尽量多喂孩子一段时间。总有一天，她大了，就不吃母乳了。我不想人为地提前结束喂母乳，结束这只属于我们两个人的美好关系。我不知道有一天她不再需要母乳的时候，我会是怎样的心情。所谓的分离焦虑，不仅对宝宝，对妈妈们也是个考验，也需要有个过程吧。

写了这么多，文笔不算好，只是把自己真实的经历记录下来，算是个纪念吧。也真心祝愿所有的妈妈都能实现母乳喂养。

感谢“知妈堂”这个温暖的家，感谢所有的老师和工作人员，在孕期和产后给我们的无私帮助和支持。有时候已经下班了，还会发信息骚扰老师们，她们总是会尽力地帮助我们，给我们支持。真心感谢她们。

高士尧

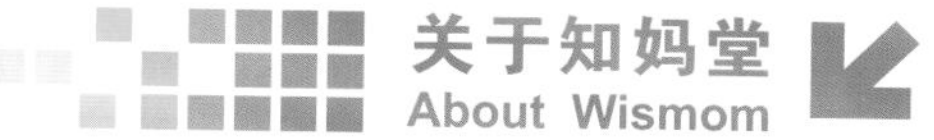

关于知妈堂 About Wismom

知妈堂是国内首家提出“孕期教育专家”服务概念的孕期家庭教育专业机构。自2010年运营以来，服务了成千上万个好孕家庭，知妈堂强大的专家师资团队为会员提供科学、实用的孕产知识、孕期运动和艺术胎教课程共百余节，通过系统的学习和孕期生活管理，帮助85%的孕期会员实现顺产，其中51%的无侧切率；88%的妈妈在产后半年内迅速恢复孕前体重；92%的母乳成功率以及数千位胎教宝宝在智能、体能和情商方面发育超前的优异效果，为每一个家庭的幸福加分！

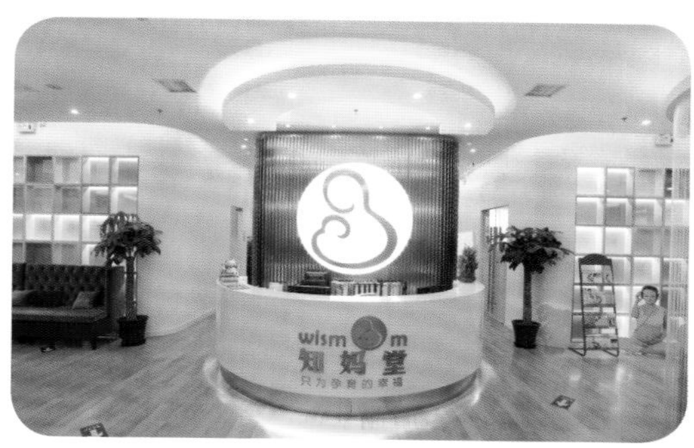

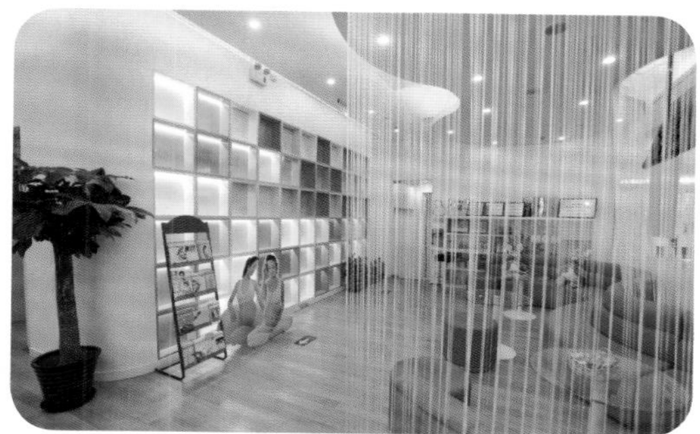

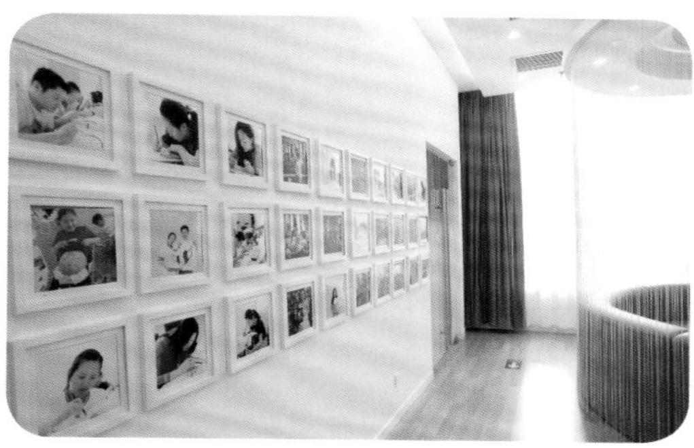

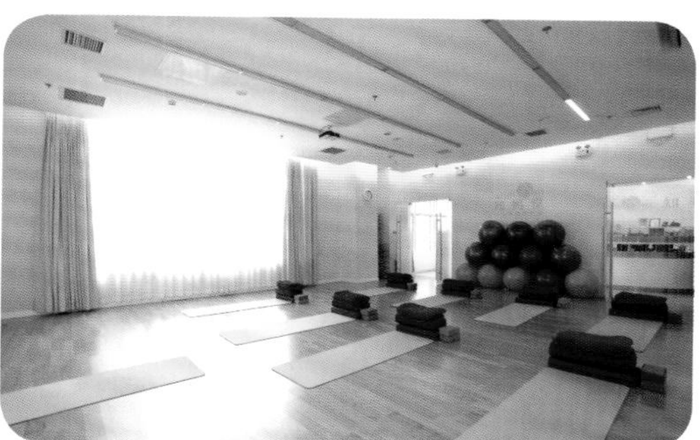

为什么选择知妈堂 

Why Wismom

无论是专家的权威性、课程内容的创新性以及服务的专业度，知妈堂都获得了业内专家、孕期家庭及合作伙伴的高度赞誉。未来知妈堂将不断创新课程，升级服务，传播孕期专业孕产知识、科学胎教及孕动，让更多孕期家庭享受健康、优质的孕期生活。

1. 专家团队呵护

知妈堂邀请全国知名专家呵护孕期家庭。孕产知识老师有 15 年 ~40 年丰富的妇产临床经验，一站式解决孕产育问题；运动老师均有国际认证资格，专业的教学为自然分娩做好全程助跑；艺术胎教均为专业领域人士，以多种形式传授科学胎教方法、照护身心健康。

2. 明星家庭青睐

知妈堂专业、实用的孕产课程与服务，一直是众多明星家庭度过优质孕期生活的选择，几年来刘孜、李小璐、谢楠、李思思、关凌、包文婧、弦子、朱敏等众多明星家庭选择知妈堂，更有来自美、俄、韩、日、德等国际家庭也选择在知妈堂度过孕期。

3. 科学孕育结果

知妈堂 85% 的会员妈妈成功顺产，其中无侧切率高达 51%；92% 的妈妈成功实现母乳喂养；88% 的妈妈产后半年迅速恢复孕前体重；96% 的家庭坚持胎教并看到宝宝出生后的优异表现：对音乐敏感、性格稳定爱笑、社交能力优秀、大运动和精细运动超前等显著特点。

4. 专业著作呈现

知妈堂在与会员长期面对面的一线教学教研中，积累了大量成功案例，在进行实践和效果跟踪后，每年都会形成不同专业专著，将先进有效的孕产生活和胎教方法带给更多准妈妈，不仅获得全国准妈妈的关注更获得国家专业人士和机构的认可。